临床护理一本通

# 中医科临床护理

主　审　张　鹏
主　编　丁淑贞　戴　红

副主编　庄丽娜　王　涛　倪雪莲　崔小岩
编　者（以姓氏笔画排序）：

丁淑贞　王　涛　王建荣　王淑云　庄丽娜
刘　菊　刘春鸣　李　岩　李　硕　杨　晶
张　杰　张　彤　张晓霞　张端凤　宫　颖
凌　峰　倪雪莲　桑　甜　秦秀宝　崔小岩
戴　红

U0218788

中国协和医科大学出版社

**图书在版编目（CIP）数据**

中医科临床护理／丁淑贞，戴红主编. —北京：中国协和医科大学出版社，2016.6

（临床护理一本通）

ISBN 978-7-5679-0533-7

Ⅰ．①中… Ⅱ．①丁… ②戴… Ⅲ．①中医学-护理学 Ⅳ．①R248

中国版本图书馆 CIP 数据核字（2016）第 066998 号

---

临床护理一本通

**中医科临床护理**

---

主　　编：丁淑贞　戴　红

责任编辑：吴桂梅

---

出版发行：**中国协和医科大学出版社**
　　　　　（北京东单三条九号　邮编 100730　电话 65260378）

网　　址：www. pumcp. com

经　　销：新华书店总店北京发行所

印　　刷：北京佳艺恒彩印刷有限公司

---

开　　本：710×1000　　1/16 开

印　　张：26.75

字　　数：350 千字

版　　次：2016 年 7 月第 1 版　　2016 年 7 月第 1 次印刷

印　　数：1—2000

定　　价：60.00 元

---

ISBN 978-7-5679-0533-7

# 前　言

　　护理学是将自然科学与社会科学紧密联系起来的为人类健康服务的综合性应用学科。随着医学科学的迅速发展和医学模式的转变，医学理论和诊疗护理不断更新，护理学科领域发生了很大的变化。"临床护理一本通"旨在为临床护理人员提供最新的专业理论和专业指导，帮助护理人员熟练掌握基本理论知识和临床护理技能，提高护理质量，是对各专科临床护理实践及技能给予指导的专业参考书。

　　中医护理是在中医基本理论指导下的护理工作，是中医学的重要组成部分。中医护理历史悠久，内容丰富。它在生活护理、情志护理、临证护理、饮食起居、康复指导、技术操作等方面有着丰富的内容并积累了宝贵的经验。如何将以患者为中心的优质服务贯穿于日常医护工作中，特别是讲究辨证施治的中医护理又有哪些要求和规范，一直是护理工作者积极探索的重要课题。为了使广大中医科医务人员在临床工作中更好地认识、掌握、普及和更新中医科的临床及护理知识，满足中医科专业人员以及广大基层医务工作者的临床需要，结合临床经验，我们编写了这本《中医科临床护理》。

　　本书基本包括了中医科的常见疾病和多发疾病，具体讲述相关疾病概述、临床表现、辅助检查、治疗原则、护理评估、护理诊断、护理措施及健康教育等内容。全书语言简洁，内容丰富，侧重实用性和可操作性，力求详尽准确。

　　本书适合中医科及相关专业广大医护人员使用。

　　由于时间仓促，编者经验水平有限，不足之处在所难免，恳请读者批评指正。

编　者
2016 年 1 月

# 目　录

# 第一章　中医护理的当然原则与方法

## 第一节　中医护理的原则

### 一、护理未病

治未病，是指采取一定的护理措施，防止疾病的发生和发展。中医学历来十分重视预防，早在《内经》中就提出了"治未病"的预防思想，强调"防患于未然""未雨绸缪"。《素问·四气调神大论》中记载："圣人不治已病治未病，不治已乱治未乱。……夫病已成而后药之，乱已成而后治之，譬犹渴而穿井，斗而铸锥，不亦晚乎"，明确指出了"治未病"的重要意义。治未病包括未病先防和既病防变两方面内容。预防是我国卫生工作四大方针之一，预防保健已成为护理工作的重要内容和发展方向，护理人员不仅要护理好已患疾病的患者，还要做好预防疾病的宣传教育工作以及实施预防疾病的具体措施。

### 【未病先防】

未病先防就是在疾病未发生之前，做好各种预防工作，防止疾病的发生。中医学认为人体疾病的发生是正气与邪气相斗争的结果。正气是人体对外界致病因素的防御能力，正气盛则人体不易生病；邪气是导致疾病发生的外部因素，外邪要通过内因而起作用。所以未病先防的要旨在于通过各种"内养外防"的综合调摄措施，慎避外来虚邪贼风的侵害，调摄补养体内的精气神，从而保持正气的旺盛充沛。由于正气具有抗御邪气、保卫机体并维持和促进机体生命活力的功能，故能在未病之际善于调养预防者，则正气充沛，身体健康。

#### 1. 调养身体，提高正气抗邪能力

要提高正气，关键要增强体质。《素问·遗篇·刺法论》说："正气

存内，邪不可干"。而人体正气的强弱是由体质所决定的。体质强壮者，正气旺盛；体质虚弱者，正气不足。正气不足则邪气偏盛，病邪容易侵入，因此采取各种方法来增强体质，使气血阴阳充盛和协调，是培养正气，提高抗病能力的关键。所以为了防止疾病的发生，必须注意精神的调摄、身体的锻炼、饮食起居护理、避免过度疲劳和适当的药物预防等方面。

（1）调摄精神：中医认为精神神志活动，与人体的生理、病理变化有密切的关系。突然强烈或反复、持续的精神刺激，可使人体气机逆乱、气血阴阳失调而发病。如过喜伤心、暴怒伤肝、过思伤脾、恐惧伤肾等。在疾病过程中，情绪波动或突然的精神刺激，均可导致病情加重，疾病恶化。而心情舒畅、精神愉快，则使气机通畅，气血和平，有利于疾病康复，人体健康。正如《素问·上古天真论》中说的："恬淡虚无，真气从之，精神内守，病安从来"。可见，做好情志护理，保持精神上安定、清静、愉快，不贪欲妄想，才能调和气血阴阳，正气充沛，真气和顺，从而达到提高正气，预防疾病的发生或发展的目的。正如《素问·生气通天论》说："清净则志意治，顺之则阳气固，虽有贼邪，弗之能害"。

（2）加强身体锻炼：生命在于运动，要想有强壮的身体，必须保持经常不断的身体锻炼。《素问·移精变气论》中提出"动作以避寒，阴居以避暑"。就是说在寒冷季节增强机体的活动有防寒的效果，在炎热的季节起居于阴凉之地，可有防暑的作用。汉代医家华佗根据"流水不腐，户枢不蠹"的道理，创造了"五禽戏"。模仿虎、鹿、熊、猿、鸟（鹤）五种动物的动作，促进血脉流通，关节灵活，能增强体质，减少疾病的发生。中国自古就有一句话，叫"药补不如食补，食补不如动补"。意思是说，活动是保持健康最有效的方法。华佗的"五禽戏"正是一种取法自然的古老运动。2000年后的今天，这源远流长的健身术，已经由最初的五个动作，加入虎、鹿、猿、熊、鸟（鹤）更多的姿态，丰富到了20个动作。根于生生不息的自然之源，"五禽戏"依然以它的神奇护佑着人们的健康。对慢性疾病，通过太极拳、八段锦、气功等健身锻炼，也有助于关节流利、气机通畅，达到早日康复。

（3）生活起居护理：要保持身体健康，精力充沛，益寿延年，就应懂得自然变化规律，适应自然环境的变化，对饮食起居、劳逸等有适当的节制和安排。不可过劳，以免损伤正气，另外房劳太过易伤肾精而产生疾病，应注意节制；但也不可过逸，因长期休息会使体质下降，正气虚弱，而病邪容易侵犯。如《素问·上古天真论》说的："其知道者，法于阴阳，和于术数，饮食有节，起居有常，不妄作劳，故能形与神俱，而尽终其天年，度百岁乃去"。反对"以酒为浆，以妄为常，醉以入房，以欲竭其精，以耗散其真，不知持满，不时御神，务快其心，逆于生乐，起居无节"。

（4）饮食有节，调配合理饮食：是人体生长发育必不可少的物质，是五脏六腑、四肢百骸得以濡养的源泉，也是人体气血津液的来源。《素问·平人气象论》早就指出"人以水谷为本，故人绝水谷则死"，说明了人以食为本的重要性。合理的饮食调配，不仅能保证脏腑功能的正常，维护人体健康，而且能调治疾病，达到补气养血，强筋健骨的作用。常言道"病从口入"，饮食失常、不洁都可引起疾病。因此，要预防疾病的发生，必须注意饮食卫生，五味调和，适时适量，切忌偏嗜和过饱过饥，做到"纵然适口莫乱食，只食八分便已是"。若饥饱无常，暴饮暴食，容易损伤脾胃，导致气血阴阳生化乏源，使正气虚弱，抗病能力下降，产生诸多疾病。

（5）药物预防：《素问·遗篇·刺法论》中有"小金丹……服十粒，无疫干也"预防疾病传染的记载。早在16世纪明清时代，人痘接种法已得到推广。还有用苍术、雄黄等烟熏以消毒防病等。近年来中草药预防疾病有了很大发展，取得很好效果。如用贯众、板蓝根或大青叶预防流感，用茵陈、栀子等预防肝炎，马齿苋预防痢疾，用六神丸预防小儿痱子，尤其是三伏天用中药敷贴进行冬病夏治法，在预防疾病上取得了令人满意的效果。"冬病夏治"疗法是我国传统中医药疗法中的特色疗法，它是根据《素问·四气调神论》中"春夏养阳"的原则，结合天灸疗法，在人体的穴位上进行药物敷贴，以鼓舞正气，增加抗病能力，从而达到防治疾病的目的。盛夏伏天，酷暑难耐，但对于患有支气管哮喘、慢性支气管炎、肺气肿、过敏性鼻炎、咽炎、咳嗽、反复感冒、免疫力低下等秋冬季容易复发和加重疾病的患者而言，却是"冬病夏治"的良好时机。

## 2. 防止病邪的侵害

要做好未病先防除了采用以上五方面措施外，还应防止病邪的侵害，因病邪是导致疾病发生的重要条件。如讲究卫生，防止水源、食物和环境的污染；对"虚邪贼风，避之有时"，对"五疫之至，皆相染易"

应"避其毒气";对生活起居方面,应起居有常、饮食有节、不妄作劳等,都是防止病邪侵害的有效方法。

（1）讲究卫生,预防传染病:人类生活在自然环境中,从周围环境不断获取生产和生活资料,同时外界环境中的各种有害因素,又不断地影响人体健康。所以,要防止疾病的发生,要求居处清洁,干燥,水源洁净,空气新鲜、流通。唐代孙思邈在《备急千金要方》一书中记载了传染病隔离消毒的护理措施,"凡衣服、巾、栉、镜不宜与人同之"。近年来,临床常用的银花甘草液或黄柏液漱口,以预防口腔糜烂,都是防治病邪侵害的有力措施。

（2）避免六淫、七情致病:六淫即风、寒、暑、湿、燥、火（热）六种外感病邪的统称。七情即喜、怒、忧、思、悲、恐、惊七种正常的情志活动,一般情况下不会导致或诱发疾病。只有强烈持久的情志刺激,超越了人体的生理和心理适应能力,才会导致或诱发疾病,称之为七情内伤。六淫七情是引起疾病的主要原因,要做到"起居有常,不妄作劳""虚邪贼风,避之有时""顺四时而适寒暑",注意寒温的变化,使机体与之相适应,使邪气无隙可乘。同时要做好情志护理,防止七情太过,情志失调而生病。

（3）饮食有节:古代对饮食卫生一直十分重视。早在周代,人们就已注意到熟食可以预防胃肠疾患。《礼纬·含文嘉》中记有"燧人氏始钻木取火,炮而生熟,令人无腹疾"。《素问·刺法论》说"无食一切生物"。同时,古代在长期的生活实践中,注意到食物与药物一样具有四性、五味,药食同源,即药膳,药膳是以药物和食物为原料,经过烹饪加工制成的一种具有食疗作用的膳食,它是中国传统的医学知识与烹调经验相结合的产物,在《华佗神方》中记载了许多食疗法,如茯苓酥、猪肚煎具有益气健脾、健胃消积的作用。又比如"饭前先喝汤,胜过良药方",从现代营养学来讲,也是有科学道理的,有助于食物的稀释和搅拌,从而有益于胃肠对食物的消化和吸收,减少对胃肠道的刺激,降低胃肠道肿瘤的发生率。又比如红薯熬粥营养好且可抗癌,由日本国家癌症中心公布的抗癌蔬菜榜中,红薯位居第一,在我国古典中医文献中,也有红薯具"补虚乏,益气力,健脾胃,强肾阳"的功能。

（4）防止外伤和虫兽伤害:人们在日常生活和工作中,有时会发生意外伤害,如机器压伤、电击伤、溺水、烧伤、车祸等。要做好安全生产,遵守操作规程,遵守交通规则,防止外伤发生。在生产和生活中留心防范,采取积极措施,防止虫兽伤害,为防止狂犬病应严禁养狗。

## 【既病防变】

做好未病先防是预防疾病积极而理想的措施。但如果疾病已经发生，则应密切观察病情变化，及时发现、处理各种并发症的发生，及时、果断采取一切护理措施，防止疾病的发展和传变。

1. 在疾病尚未明确诊断时，护理人员要加强观察，通过患者出现的症状、体征及有关情况的综合分析，为医师早期诊断、及时治疗提供可靠的依据，防止疾病的发展。

2. 捕捉并发症的先兆，防止疾病传变。在疾病发展过程中，常可出现病情突变或并发症发生。如高热患者出现热极动风或邪热内陷心包的抽风或昏迷等。若护理人员能及早发现，并采取适当措施，可挽回逆势，使病员转危为安。

3. 掌握疾病的传变规则和途径，及早采取有效的治疗和护理　《医学源流论》中说："……是故传经之邪，先夺其未至，则所以断敌之要道也，横暴之疾，而急保其未病，则所以守我之严疆也，挟宿食而病者，先除其食，则敌之资粮已焚……"《金匮要略》中首先提出："夫治未病者，见肝之病，知肝传脾，当先实脾"。说明对传经的病变，要掌握其规律和途径，在治疗和护理上采取适当措施，防止未受邪之地被病邪侵害。如肝病未及脾时，护理上要注意调理脾胃，给予一些健脾之品，以振中土，这样，不但可杜邪传脾，防患于未然，而且可通过实脾以制肝木之横逆。

## 二、施护求本

施护求本就是遵照"治病求本"的治疗原则，在了解疾病的全过程基础上，进行综合分析，透过现象看到本质，然后对疾病按其发病根本原因进行针对性的护理。如腹痛可以由多种疾病引起，要解除患者的腹痛，必须找出引起腹痛的原因，然后根据病因进行针对性的治疗和辨证护理；如护理头痛，肝阳上亢所致头痛（高血压病），应采取平肝潜阳的方法，给予菊花饮，并针刺风池、百会、涌泉穴；加强精神情志护理，保持心情愉快；降血压，才能从根本上解除头痛。外感风寒所致头痛，则应采取疏风散寒，解表之法，给予生姜红糖水热饮以祛除风寒之邪，则头痛随之自愈。正护与反护，就是在"施护求本"的根本原则指导下，针对疾病有无假象所制订的两种护理原则。临床疾病所反映的现象是很复杂的。大多数疾病，其本质与所反映的现象是一致的，而有些疾病，其本质与反映的现象却并不一致。所谓正护与反护，是指所用护法性质的寒热、补泻，与疾病现象之间的逆从关系而言。

## 【正护】

正护是逆其证候性质而护的一种常用护理原则，又称逆护法。如寒者热之，热者寒之，虚则补之，实则泻之，均为正护法。如寒证患者在护理上应采用保暖，室温宜高，最好住向阳病室，使患者感到温暖舒适有生机。中药应温热服。饮食可给性温的牛、羊之品，切忌生冷性凉食品等。而热证患者，则应采取与上述护法相反的原则。对虚证患者的应根据阴虚、阳虚之别，分别给以清补或温补的护法。

## 【反护】

反护是顺从疾病假象而护的一种护理方法，大多在特殊情况下使用。如"阴盛格阳"的真寒假热证、"阳盛格阴"的真热假寒证、脾虚不运所致的脘腹胀满或食积所致的腹泻等，分别采用"热因热用""寒因寒用""塞因塞用"和"通因通用"的护理方法。

### 1. 热因热用

即以热治热，是指用热性药物来治疗具有假热征象的病证。如里热盛极、阳盛格阴的热厥证，出现四肢厥冷、脉沉的假寒证时，除做好四肢保暖外，护理时应以清热降温为主，才能使热退假寒象方消。

### 2. 寒因寒用

即以寒治寒，是指用寒性药物来治疗具有假寒征象的病证。如对阴寒内盛，格阳于外的真寒假热证，应以温热的护法护其真寒。如给温热性食物、汤药温服，室温偏高而湿度宜低，注意保暖等护理措施。

### 3. 塞因塞用

即以补开塞，是指用补益药来治疗具有闭塞不通症状的虚证。如对脘腹胀满、纳呆、舌淡、脉虚无力的真虚假实证，就得用健脾益气，以补开塞的护法。给山药粥、茯苓粥、大枣粥等补中气，并配合针灸、推拿等疗法，以加强药效和振奋脾气，脾气健运则脘腹胀满自消，这称为"塞因塞用"。

### 4. 通因通用

即以通治通，是指用通利的药物来治疗具有通泻症状的实证。适用于因实邪内阻出现通泻症状的真实假虚证。如对食积所致的腹泻，护理时应消导泻下的护理措施，如控制食量、给消导通便的山楂、核桃仁、香蕉、蜂蜜等食品，以达"通因通用"之功效。

## 三、标本缓急

本和标是一个相对概念，主要说明病证各种矛盾的主次关系。从正邪关系来说，正气是本，邪气是标；从病因与症状来说，病因是本，症状是标；从疾病先后来说，旧病、原发病是本，新病、继发病为标。因此在复杂多变的病证中常有标本、主次的不同。护理上应采取急则护其标、缓则护其本的护理原则。

### 【急则护其标】

当标病甚急，可危及患者生命或影响本病治疗时，护理上应采取应急措施，解决其标的问题以解除危急症状，待病情稳定后，再处理本病。如高血压患者，当出现胃火上炎的牙痛，患者表现坐卧不安、失眠、烦躁时，护理上应针刺合谷穴以降火止痛。若不解决标的问题，不但患者疼痛难受，而且影响本的治疗，造成血压更高。又如溃疡病患者，当出现呕血、便血时，护理上应积极配合治疗，做好止血或血脱的抢救准备。

哮喘患者一旦哮喘发作，护理上应给端坐位、给氧和其他止喘的护理。

### 【缓则护其本】

对慢性病或恢复期患者，在标证不甚明显时，护理工作重点应护基本。如做好精神情志的调摄、加强锻炼以增强体质、适当的食补等。当本病已治愈，标病则自然消失。如子宫大出血，在采取了止血措施后，护理重点是调补患者的气血两虚，给予富含营养补气血食品或膳食，以扶正固本，并查找大出血的原因，进行相应的治疗和护理。如肺阴虚而产生的咳嗽，肺阴虚为本，咳嗽为标，护理上应采用滋阴润肺以扶正之法，给予清凉滋润之品，如梨、枇杷、鳖肉等，肺阴充足，咳嗽症状自然也消失了。

## 四、扶正祛邪

疾病的过程，在某种意义上说，是正气与邪气相争的过程，邪胜于正病进，正胜于邪病退。因此，为促进疾病向好的方向转化，护理的重点应放在邪正双方力量的对比上，通过扶正祛邪，使疾病向痊愈转化。

### 【扶正】

所谓扶正，即是扶助正气，增强体质，提高机体抗病能力。扶正多用补虚的方法。

**1. 食补与药补**

根据气虚、阳虚、阴虚、血虚的患者，分别采用补气、补阳、滋阴、补血的护理方法。如气虚可给人参、黄芪、山药、大枣等补气之品；血虚可给阿胶、猪肝、桂圆、大枣等补血之品；阴虚可给枸杞子、甲鱼、银耳等滋阴清补之物；阳虚可给牛肉、羊肉、狗肉、鸡等温补之品。

**2. 调摄精神情志**

精神情志的波动，常可使病情加重或恶化，护理上应加强精神护理，做好开导劝慰和鼓励工作，使患者情志舒畅愉快、气机调畅、气血和平，有利扶助正气、促进疾病早日康复。

**3. 动静相宜**

动和静应视病情轻重而定。如急性病期，应静卧休息，以培育正气和减少气血的耗损。随着病情的好转或慢性病期，可根据体力逐渐增加活动量，以调节气机、通利关节，增强体质和抗病的能力。

### 【祛邪】

所谓祛邪，即是祛除病邪，使邪去正安。祛邪多用泻实的方法。如外感表证者，宜用发汗解表；宿食停滞或食物中毒等，宜用消食导滞或吐法等。

### 五、同病异护和异病同护

中医学认为"证""症""病"是三个不同的概念。症：即症状，如咳嗽、头痛、失眠等。证：是机体在疾病发展过程中的某一阶段的病理概括，如感冒所表现的风寒证、风热证等。反映了疾病的阶段性本质，如感冒病分为风寒、风热、风燥、暑湿等几种类型。由于它包括了病变的部位、性质、原因及邪正关系，因此比症状更全面、更深刻，从而更正确地揭示了疾病的本质。病：即疾病，是致病邪气作用于人体，人体正气与之抗争而引起的机体阴阳失调、脏腑组织损伤或生理功能障碍的一个完整的生命过程。如麻疹、水痘、感冒、痢疾，皆属疾病的概念。清代医家徐灵胎说："病之总者为之病，而一病总有数证"，就是说病可概括证。如温热病分为卫分证、气分证、营分证、血分证。中医护理患者，既要辨病又要辨证。如初起发热、恶寒、头身痛、脉浮的感冒患者，由于致病因素和机体的反应性不同，分为风寒感冒和风热感冒不同的证，只有把感冒病所表现的证辨别清楚，才能确定施护的方法。如风寒感冒，则根据"寒者热之"的护理原则，护理上应注意避风寒保暖、室温宜偏高，给予生姜红糖水以辛温解表，汤剂宜温服；风热感冒则根据"热者寒之"的护理原则，室温宜偏低，使患者感到凉爽舒适，饮食宜给绿豆汤、西瓜、苦瓜等清热生津止渴之品，汤剂宜偏凉服。

临床上有时可见到一种病包括几种不同的证，又看到不同的病在其发展过程中可以出现同一种证。护理时应采用"同病异护"和"异病同护"的护理方法处理之。这种针对疾病发展过程中不同质的矛盾，用不同方法去解决的护法是辨证施护的精神实质。

### 【同病异护】

同一种病，由于发病的时间、地区以及患者机体反应性不同，或处在不同的发展阶段，其所表现的证不同，施护的方法亦各异。例如感冒，暑季感冒常兼暑湿之邪，护理上常采用一些祛暑化湿的方法：室内注意通风凉爽，饮食可给清热利湿之品，如西瓜、绿豆汤、番茄、苦瓜等，忌生冷、油腻和辛辣等助湿化热之物；冬令感冒，宜采用中药热服，给生姜红糖葱白汤等热饮料以助药力，服药后覆盖衣服，使其周身微微汗出，而达汗出表解之功效。可见，同属感冒病，由于其发病季节不同，施护的方法也不一样。

## 【异病同护】

不同的病，在其发展过程中，由于出现了相同的病机，因而也可采用同一方法护理。例如久痢脱肛和子宫下垂是不同的病，但如果均表现为中气下陷证，都可采用提升中气的护理方法：用黄芪、党参炖母鸡、薏苡仁粥、茯苓粥等益气健脾；注意休息，避免过劳，以培育中气；针刺百会、关元、长强等穴，以补中益气；保持会阴清洁，用五倍子、白矾煎水以促使回纳。

# 六、三因制宜

三因制宜是指因时、因地、因人制宜。要求护理疾病时要根据季节、地区及人的体质、性别、年龄等不同，而制订相宜的护理原则和措施。

## 【因时制宜】

根据四时气候变化特点，制订护理原则。六淫邪气的致病具有明显的季节特点，人体内部的阴阳气血和脏腑气机活动也随自然界的四时阴阳变化而变化，因此对病的易感性和感邪后的发病倾向有时令季节性差异，故需因时制宜：一是根据六淫致病的季节特点，因时制宜采取预防措施，避免其侵袭致病；二是按照自然界的四时阴阳消长规律及人体内部随之变化的生理状况，因时制宜进行养生保健，促进机体阴阳气血的旺盛充沛和平衡协调，增进身体健康。如同属外感风寒证，在春夏和秋冬季节发病，其护理原则不尽相同。春夏季节，阳气升发，人体腠理开泄，服解表药后不宜覆盖衣服或啜热饮料，以免开泄太过，耗伤津液。且夏天暑多夹湿，应考虑给些解暑化湿之品。秋冬季节，人体腠理致密，阳气内敛，感受风寒证时，解表药应温热服，还可给热粥以助药力。可见，不同季节情况下应采用相宜之护理。

## 【因地制宜】

根据不同地区的环境特点，来制订护理原则，如北方气候干燥、寒冷，冬天容易受风寒，同时做好保暖防寒的护理；南方气候潮湿、温暖、暑热多而湿，护理时注意室内空气流通，多食祛湿利尿的食物和清淡饮品配合治疗。由于地区不同，气候和生活习惯各异，在护理上也有所别。如西北高原地区，气候寒冷，干燥少雨，应多食肉食、酥油茶、牛羊乳品及生津止渴透表的水果和饮料，并且注意保暖，防止冻伤；东南地区，温热潮湿多雨，病多痈疡疖肿，护理上应做好防暑降温和祛湿等工作，并且讲究个人卫生，多食扁豆、绿豆、苦瓜、冬瓜、西瓜等祛暑利湿之品护理时要注意适当调节室内相对温度和湿度，多给予生津透表或温热性饮料。

### 【因人制宜】

指根据患者年龄、性别、体质和生活习惯等不同特点，考虑其护理原则。不同年龄和性别的群体以至不同的个体，具有不同体质特点，抗御疾病的能力和对疾病的易感性有很大差异，这就要求在实施防病保健的具体措施时必须因人制宜。如性别，由于有男女之别，妇女又有经、带、胎、产等情况，护理上应有所异。在年龄方面，老人功能减退、气血亏虚，行动不便和咀嚼不利，病多虚证等特点，护理上重在补虚扶正，搞好生活护理为原则。小儿脏腑娇嫩，形气未充，稚阴稚阳，机体功能均较脆弱，且易饥易饱、易虚易实、易寒易热，对疾病抵抗能力较差，加上寒暖不能自调，乳食不能自节，故护理上重在调护其饮食起居，应以薄衣淡食为宜，并加强病情观察。体质方面，有强弱和寒热之偏，阳虚、阴虚之体。要求护理上在安排病室，调节温、湿度，饮食、起居等方面均应有别。根据不同个体采取适宜的保健方法，才能收到良好的预防效果。

## 第二节　中医护理的方法

中医临床护理是运用中医理论，从整体观出发，运用四诊所收集的有关资料进行综合分析，判断疾病的病因、病位、性质、邪正盛衰等情况，辨明病证，从而制订护理计划，实施护理措施的过程。辨证是实施中医临床病证护理的前提和依据，施护是理论指导实践的体现。

### 1. 收集辨证资料

通过望、闻、问、切四诊方法收集患者健康与疾病的相关资料，分析判断病情，为提出护理问题、进行辨证施护提供依据。资料信息应包括患者的病史、症状、体征、医技辅助检查等，同时还应了解患者的生活习惯、饮食起居、情志状态、家庭状况、社会环境以及患者对疾病的认识等。总之，应正确运用望、闻、问、切的方法，收集可靠的资料，四诊合参进行辨证分析，为辨明疾病的证型打下基础。

### 2. 分析判断病证

临床上因病因病机不同，患者的病情复杂多变，表现形式也具个体差异，护理人员应通过四诊所得的健康与疾病的相关资料，运用八纲辨证、脏腑辨证等方法进行分析，辨清患者的病因、病位、病性，明确判断疾病的证型，找出患者现存的和潜在的健康问题，为制订护理计划提供依据。

### 3. 制订护理计划

根据四诊所获得的临床病证资料，在辨证分析的基础上，应用中医护理的知识和技能，按照主次顺序归纳出需要通过护理手段来减轻或解决的患者身心健康问题，并遵循辨证施护原则，制订出要达到的预期目标和详细的护理措施，为解决患者的健康问题明确方向。

### 4. 实施护理措施

按照"急则护标，缓则护本，标本同护"的护理原则，根据不同的证型实施相应的护理措施，并注意观察护理的效果以及病证转归情况，及时调整护理计划，在辨证施护原则指导下，因人、因时采取有效的护理措施，护理措施既要切实可行，又要真正体现以患者的健康为中心。

### 5. 客观评价记录

护理记录是患者在住院期间，护理人员对患者实施护理措施、进行护理全过程的记录，具有真实性、动态性，亦是评价患者健康问题是否好转或解决的依据。在实施护理计划的过程中应及时观察患者病情转归，通过各种反馈信息对护理效果进行评价，并及时、客观、准确地做好记录。

### 6. 进行健康宣教

健康宣教是护理工作的重要内容之一。宣教必须遵循因人、因时、因地制宜的原则，在生活起居、情志调节、饮食调理、用药指导、运动保健等方面，根据患者的个体情况开展教育。指导患者学会自我调养、自我保健，提高自我康复和保健的能力，从而提高健康教育的针对性和有效性。

　　因此，中医临床护理应以中医学理论为指导，再根据护理未病、施护求本、标本缓急、扶正祛邪、同病异护和异病同护、三因制宜的原则观察患者疾病的动态变化，并及时采取或调整护理措施。

# 第二章　中医内科病证的护理

## 第一节　肺系疾病的护理

### 一、感冒

感冒是指感受风邪，出现鼻塞、流涕、喷嚏、头痛、恶寒、发热、全身不适等症状的一种病证。其病情轻者也称"伤风"或"冒风""冒寒"；病情重者称为重伤风。在一个时期广泛流行，证候多相类似者，称为时行感冒。此病全年均发，尤以冬、春季节为多。本病不仅与咳嗽的发生、发展及慢性咳喘的急性发作关系密切，而且与心悸、胸痹心痛、浮肿、痹病等多种疾病的病情发展与恶化有关。因四季气候的变化和病邪之殊或体质强弱之异，在证候上有风寒、风热、暑湿及体虚感冒之别。

西医学中的上呼吸道感染、感冒、流行性感冒可参考本病辨证施护。

## 【辨证分型及临床表现】

| 1. 风寒感冒 | 2. 风热感冒 |
|---|---|
| 倦怠乏力、恶寒发热、无汗、头痛身疼、喷嚏、鼻塞流清涕、咳嗽痰稀白。舌苔薄白，脉浮紧。 | 恶风发热、头胀痛、鼻塞流黄涕、咽痛咽肿、声音嘶哑、咳嗽痰黄。舌红，苔薄黄，脉浮数。 |
| 3. 暑湿感冒 | 4. 气虚感冒 |
| 见于夏秋季节，周身酸困乏力、身热、无汗或少汗、头晕胀重、鼻塞流涕、胸闷泛恶。舌红，苔黄腻，脉濡数。 | 恶寒发热、自汗、头痛鼻塞、咳嗽痰白、倦怠乏力。舌淡苔白，脉浮无力。 |

**5. 阴虚感冒**

发热、微恶风寒、无汗或微汗、头痛咽痛、干咳少痰、手足心热、心烦。舌红，少苔或无苔，脉细数。

## 【治疗原则】

**1. 风寒感冒**

辛温解表。

**2. 风热感冒**

辛凉解表。

**3. 暑湿感冒**

清暑祛湿解表。

**4. 气虚感冒**

益气解表。

**5. 阴虚感冒**

滋阴解表。

## 【护理评估】

**1. 评估感冒的病因**

正气内虚，外感六淫和时行疫毒之邪乘虚而入肺卫，邪正相争而发病。

（1）外邪侵袭：四时不正之气太盛或时行病毒侵袭人体。前者主要是感受了以风邪为主的外邪，在不同季节时令，风邪往往与其他当令之时气相合而伤人，因此，感冒在临床上又有风寒、风热、夹暑、夹湿之不同证型；后者主要是指具有传染性的时行疫邪病毒，多由四时不正之气、天时疫疠之气流行而造成。

（2）正气虚弱：肺卫功能失常，若生活起居不慎，寒暖不调或过度疲劳，皆使肌腠不密，肺卫调节功能失常，卫外不固，遇外邪侵袭而发病。

**2. 评估感冒的病位**

主要在肺卫。

**3. 评估感冒的病性**

由于四时感邪不同，人体素质不同，在病变中可出现寒热转化或错杂、虚实夹杂等复杂情况。如感受时行疫毒者，病邪从表入里，传变迅速，则不仅病情急重，还有变生他证的可能。

### 4. 评估感冒的病程

感冒多为外感新病；流行性感冒，病邪易从表入里，传变迅速，病情急且重。

## 【护理诊断】

| 1. 恶寒、发热 | 2. 鼻塞、流涕 |
|---|---|
| 与外感六淫，卫表不和有关。 | 与邪犯肺卫，肺气失宣有关。 |
| 3. 潜在的心悸 | 4. 头痛 |
| 与外邪入内，内舍于心有关。 | 与外邪犯卫，清阳不展有关。 |
| 5. 知识缺乏 | 6. 有虚脱的危险 |
| 　缺乏自我调护知识。 | 　与鼻塞、流涕、喷嚏、头痛、恶寒、发热引起的全身不适、虚弱导致神志不清有关。 |

## 【护理措施】

### 1. 生活起居护理

（1）保持环境舒适、整洁。病室宜空气新鲜，避免直接吹风。

（2）生活起居有规律，注意休息。

（3）风寒感冒和体虚感冒者室温宜偏暖，可多加衣被；风热感冒和暑湿感冒者室内宜通风凉爽，发热身痛者应卧床休息；体虚感冒者平时应根据体质状况适当运动，以增强正气。

（4）对感受疫疠时邪者，注意做好消毒隔离工作，减少探视。

（5）患者咳嗽或打喷嚏时勿对着他人，使用的器具每天消毒；室内每日进行空气消毒，可用食醋熏蒸或紫外线灯照射。

### 2. 病情观察

（1）观察体温变化，每4小时测体温、脉搏、呼吸1次，高热者可以使用物理降温，如头部冷敷、头枕冰袋、酒精擦浴，或用32～34℃温水擦浴，冷盐水灌肠。但是外感初期，慎用冷敷、擦浴等物理降温办法。若高热持续不退，或大起大落，或持续性潮热，应引起警惕。

（2）观察用药后的反应，服发散药后可微微出汗，热解后汗止。若年老体虚，大汗淋漓，注意有无虚脱，如汗出热不解者，应注意有无并发症，及时报告医师。

（3）发热患者脉象浮数，病情好转时脉象转为和缓；若体温升高、脉象浮数或洪大，或出现胸闷心悸、脉结代时，应及时报告医师。

## 3. 体位与安全

多休息，高热者需要卧床休息，年老体弱者应注意安全、防止跌倒。

## 4. 清洁护理

（1）加强口腔护理，因高热患者常伴有口唇干裂，局部可以涂少量液状石蜡，伴口腔溃疡者，可以给予20%一枝黄花或银花甘草液于餐前、餐后含漱。

（2）加强皮肤护理，高热汗出较多时，及时用毛巾擦干，保持衣被床单整洁干燥。

## 5. 情志护理

（1）情志舒畅，乐观开朗有利于增强正气，祛邪外达。

（2）感冒恶寒发热、头身疼痛等症状较甚者，可有心烦、焦虑等表现，应做好解释和安慰，指导患者了解疾病的发生、发展过程，积极配合治疗。

（3）年老体虚患者，病情容易反复，应指导患者的生活起居，树立治疗的信心，合理调摄情志。

## 6. 饮食护理

（1）饮食宜清淡富营养、易消化。

（2）风寒感冒者宜热食，忌生冷、油腻，多喝热稀粥或饮生姜红糖茶，也可用糯米、生姜、连须葱白煮制葱姜粥，趁热食用；风热感冒者宜食凉润之品，多补充水分，多食蔬菜和水果，忌辛辣、油腻、煎炸之品；热盛口渴多汗者可给淡盐水、冬瓜汤、芦根茶等；暑湿感冒者宜清淡饮食，多食西瓜、薏苡仁粥、绿豆汤等清热解暑之品，忌食冷、甜、黏、油炸之品。

（3）体虚感冒者应根据不同的体质选用滋补类食物，气虚感冒者可选食山药粥、黄芪大枣粥、牛奶等健脾补气之品；阴虚感冒者可食用银耳、海参、甲鱼等滋阴清补之品。

### 7. 用药护理

（1）解表药多为辛散轻扬之品，有效成分易挥发，宜武火快煎，不宜久煎，过煮则降低药效。

（2）风寒感冒和体虚感冒者汤药宜热服，服药后再进热粥或热饮，卧床休息避风，盖被以利汗出，注意防过汗和汗出当风复感外邪。

（3）风热感冒者汤药宜温服，药后观察出汗、体温和伴随症状的变化。

（4）暑湿感冒者可给藿香正气口服液，注意用药后症状改善情况。

（5）服发汗药后，忌服酸醋生冷之品，以免收涩，影响发散效果，中病即止，不可过汗，以防伤阴。

### 8. 排泄护理

保持大小便通畅，汗出较多者，应及时用干毛巾擦身，汗湿衣裤及时更换。

### 9. 并发心悸的护理

（1）观察患者心律、心率、血压、呼吸、面唇色泽、汗出等变化；心悸发作与情志、进食、活动等关系是否密切。

（2）出现下列情况，立即汇报医生，配合处理：①脉结代、促，伴头晕甚则晕厥；②呼吸急促、面色苍白、口唇青紫、汗出肢冷等心阳欲脱之证；③心前区剧烈疼痛。

（3）中药汤剂宜温服，心阳不振者可热服，观察药后效果及反应。

（4）心悸发作时有恐惧感者，给予心理安慰。心虚胆怯、痰火扰心者应避免惊恐及忧思恼怒等不良情绪。

（5）心悸时，遵医嘱予耳穴埋籽，取心、交感、皮质下、神门、小肠等穴，每次按压3~5分钟，每日2~3次。

（6）心阳虚弱，水气凌心，喘促不得卧者，取半卧位休息，予吸氧；伴有水肿者，做好皮肤护理。

（7）瘀阻心脉、心阳不振、脉结代者，应正确测量短绌脉。

### 10. 临证（症）护理

（1）高热不退、无汗者，可物理降温或遵医嘱刮痧、拔罐、针刺。

（2）痰热壅肺，咳痰不爽者，给予叩击双肺部，遵医嘱给予雾化吸入以稀释痰液，必要时吸痰。

（3）呼吸困难、发绀者，遵医嘱给予吸氧。

（4）便秘结者，可按摩腹部，遵医嘱给予中药保留灌肠或番泻叶泡茶饮。

（5）高热多汗者，可遵医嘱给予鲜芦根煎水代茶饮。

## 【健康教育】

### 1. 生活起居

慎起居，避风寒，天暑地热之时，切忌坐卧湿地；坚持每日凉水洗脸，冷敷鼻部，增强耐寒能力；流行季节，避免去人口密集的公共场所，防止交叉感染，外出戴好口罩。

### 2. 饮食

多饮温开水，饮食有节，忌烟酒及生冷、辛辣、油腻的食物。

### 3. 情志

保持心情舒畅，多与人聊天，选择性听音乐。

### 4. 用药

服药期间不宜同时服用滋补性中药；服用发汗药后，注意观察出汗量，防止大汗虚脱，避免汗出当风。

### 5. 运动

感冒期间宜避免过劳，痊愈后加强锻炼以增强体质。

### 6. 定期复诊

遵医嘱定时复诊，若出现服解热药后体温骤降、面色苍白、出冷汗或服药后无汗、体温继续升高、咳嗽、胸痛、咯血，或热盛动风抽搐时及时就医。

## 二、咳嗽

咳嗽是以咳嗽、咳痰为主要症状的肺系疾病，多由外感六淫之邪或内伤脏腑、功能失调所致。病位在肺涉及脾、肾。临床根据病因咳嗽可分为外感咳嗽和内伤咳嗽。外感咳嗽病位浅，病情轻，及时正确治疗容易治愈。若延误失治，反复发作，则可由外感咳嗽转内伤咳嗽，病位由肺而及它脏，病程缠绵难愈，预后较差。

西医学中的上呼吸道感染、急性及慢性支气管炎、肺炎、支气管扩张、肺结核、肺脓肿等疾病，有咳嗽症候可参考本病辨证施护。

## 【辨证分型及临床表现】

### 1. 外感咳嗽

（1）风寒袭肺：咳嗽声重，痰清稀色白，气急咽痒，鼻塞流清涕，恶寒，发热，无汗，全身酸软。舌苔薄白，脉浮紧。

（2）风热犯肺：咳嗽频剧，咳痰不爽，痰黄黏稠，鼻塞流黄涕，头痛身热，恶风汗出。舌苔薄黄，脉浮数。

（3）风燥伤肺：干咳无痰，或痰少黏稠，或痰中带有血丝，咳引胸痛，恶风发热，鼻干咽燥。舌红少津，苔薄黄，脉细数。

### 2. 内伤咳嗽

（1）痰湿蕴肺：咳嗽痰多，尤以晨起咳甚，咳声重浊，痰白而黏，胸闷气憋，痰出则咳缓、憋闷减轻，纳差、腹胀。舌苔白腻，脉濡滑。

（2）痰热郁肺：咳嗽，痰多质稠色黄，咳吐不爽，甚或痰中带血，胸闷，口干，口苦，咽痛。舌苔黄腻，脉滑数。

（3）肝火犯肺：气逆作咳阵作，咳时面赤，咳引胸痛，可随情绪波动增减，咽干口苦，常感痰滞咽喉，量少质黏或如絮条。舌苔薄黄少津，脉弦数。

（4）肺阴亏耗：干咳，咳声短促，痰少黏白，或痰中夹血，或午后潮热，盗汗，日渐消瘦，口干咽燥。舌红少苔，脉细数。

## 【治疗原则】

### 1. 外感咳嗽

（1）风寒袭肺：疏风散寒，宣肺止咳。

（2）风热犯肺：疏风清热，宣肺止咳。

（3）风燥伤肺：疏风清肺，润燥止咳。

### 2. 内伤咳嗽

（1）痰湿蕴肺：燥湿化痰，理气止咳。

（2）痰热郁肺：清热肃肺，化痰止咳。

（3）肝火犯肺：清肺泻肝，化痰止咳。

（4）肺阴亏耗：养阴清热，润肺止咳。

## 【护理评估】

### 1. 评估咳嗽的病因

分为外感、内伤两大类。外感咳嗽为六淫外邪犯肺，多以风为先导，夹寒、热、燥等外邪，致使肺失宣降，气逆于上发为咳嗽；内伤咳嗽为脏腑功能失调，内邪干肺。

### 2. 评估咳嗽的病位

主要在肺，但与肝、脾两脏关系密切。

### 3. 评估咳嗽的病性

外感咳嗽为外邪壅塞肺气，以邪实为主；内伤咳嗽多属邪实与正虚并见。

### 4. 评估咳嗽的病程

久咳则为慢性支气管炎、结核等；新咳多为急性支气管炎、上呼吸道感染等。

## 【护理诊断】

### 1. 咳嗽

与外邪犯肺，肺失宣肃有关。

### 2. 咳痰

与外感时邪，脏腑失调，痰浊内生有关。

### 3. 咽痛、胸痛

与燥热犯肺或肺热津伤，肺失清润；剧咳，频咳，损伤肺气，气机不畅有关。

### 4. 体温过高

（1）与内燥外客，卫表不和有关。

（2）与外邪犯肺，热壅肺气有关。

（3）与内伤久咳，阴虚火旺有关。

### 5. 清理呼吸道低效

（1）与痰多黏稠难咳有关。

（2）与肺气虚弱，咳痰无力有关。

（3）与患者未掌握有效的咳痰方法有关。

### 6. 活动无耐力

与长期频繁咳嗽、营养摄入不足有关。

| 7. 焦虑 | 8. 知识缺乏 |
|---|---|
| 与咳嗽剧烈、排痰不畅而影响休息和工作有关。 | 缺乏自我调护知识。 |

### 9. 有咯血的危险

（1）与邪热亢盛、肺络受伤有关。

（2）与阴虚火旺、灼伤肺络有关。

（3）与咳剧损伤肺络有关。

## 【护理措施】

### 1. 生活起居护理

（1）保持室内空气清新流通，温湿度适宜，避免尘埃和烟雾等刺激。

（2）风寒袭肺者室内宜偏暖，切勿当风受凉；风热犯肺者衣被适中，不宜过暖；风燥伤肺者室内湿度宜稍高；痰湿蕴肺者室内温度应适宜，不宜太高；痰热郁肺者室内温度宜偏低；肝火犯肺和肺阴亏虚者室温宜偏低，湿度宜偏高。

（3）汗出多者应及时擦汗更衣。

（4）加强口腔护理，可用10%一枝黄花水或金银花液漱口。

（5）嘱患者注意休息，可适当户外活动。

### 2. 病情观察

（1）咳嗽的性质：①干咳或刺激性咳嗽：急性或慢性咽喉炎、喉癌、急性支气管炎初期、胸膜病变等；②咳嗽伴咳痰：慢性支气管炎、支气管扩张等。

（2）咳嗽的时间与规律：①突发性咳嗽：吸入刺激性气体、淋巴结或肿瘤压迫气管或支气管分叉；②发作性咳嗽：支气管内膜结核；③慢性咳嗽：咳嗽变异型哮喘、嗜酸性粒细胞支气管炎；④夜间咳嗽：左心衰竭和肺结核患者。

（3）咳嗽的声音：①声音嘶哑：声带炎症或肿瘤压迫喉返神经；②金属音：纵隔肿瘤、主动脉瘤或癌肿直接压迫气管所致；③声音低微或无力：严重肺气肿、声带麻痹或极度衰弱者。

（4）痰的颜色、性质、量，是否易咳出：①黏液性痰：急性支气管炎、支气管哮喘等；②浆液性痰：肺水肿；③脓性痰：化脓性细菌性下呼吸道感染。

（5）伴随症状：是否伴有发热、胸痛、呼吸困难、咯血。

（6）年老久病，痰不易咳出，出现体温骤降、汗出、尿少、头晕、心悸、嗜睡、四肢不温等脱证表现时，立即报告医师，配合处理。

### 3. 体位与安全

咳痰不畅可以取半卧位，并且轻拍背部，使痰液易于咳出，还可用中药做蒸气或超声雾化吸入。

### 4. 清洁护理

咳痰多、呼吸有浊气，应加强口腔护理，可用20%一枝黄花液或甘草银花液漱口，每日3~4次。

### 5. 饮食护理

（1）饮食宜清淡、易消化、富营养，忌辛辣刺激、过咸、肥甘厚味，戒烟酒，多食新鲜果蔬，多饮水。

（2）风寒袭肺者宜热饮，忌生冷饮食及瓜果。

（3）风热犯肺、风燥伤肺、肝火犯肺者，可食绿豆百合粥、雪梨等。

（4）痰湿蕴肺者，可食陈皮萝卜粥、薏仁杏仁饮。

（5）肺阴亏耗者可用麦冬煎水代茶饮。

### 6. 情志护理

（1）病程较长者应予安慰和鼓励，消除思想顾虑，增强治疗的信心。

（2）保持心情愉悦，避免精神刺激，指导患者学会自我情绪调节。

（3）对肝火犯肺者要劝慰其戒怒，宽容，保持心情舒畅，避免因情绪波动而加重病情。

### 7. 用药护理

（1）外感咳嗽者，忌用敛肺、收涩的镇咳药，以免肺气郁遏不得宣畅，不能达邪外出，服用的汤药多为发散之品，不宜久煎，以免降低药效。

（2）汤药服用时温凉适宜，热证凉服，寒证、虚证温服。

（3）服药后注意观察药后寒热、汗出、咳嗽及咳痰情况，寒证服药后加盖衣被或同时进热饮，注意观察畏寒、汗出情况；热证应注意服药后身热、咽痛、咳声嘶哑、喉痒等症状改善情况；肺阴亏耗者注意服药后潮热，盗汗，口干咽燥，手足心热等症状的缓解情况。

（4）指导患者遵医嘱服用祛痰、止咳的药物，并观察服药后的效果，咳嗽剧烈时即刻给药，服用化痰止咳药液后，不要立即饮水以免冲淡药液降低疗效。

### 8. 排泄护理

（1）保持大便通畅，咳甚尿溢的老年患者，应做好会阴护理。

（2）咳嗽痰多的患者给予消毒痰杯，痰杯24小时更换消毒。

### 9. 并发高热的护理

（1）病室应安静、舒适、定时开窗通风，勿着凉。

（2）烦躁不安的患者应稳定情绪，给予疾病知识宣教，鼓励患者配合治疗。

（3）中药宜温服，用药期间注意汗出、退热等情况。

（4）大量出汗，退热后，及时更换衣物，并注意保暖。

（5）给予清淡、易消化、高热量、高蛋白、高维生素的食品，多食蔬菜水果，忌食煎炸、油腻之品。

（6）密切观察体温、脉搏、呼吸变化及发热的热型、时间、舌苔、脉象的变化，防止虚脱现象。

### 10. 临证（症）护理

（1）风寒束肺咳甚者，遵医嘱给予背部拔火罐或镇咳药。

（2）风热、燥邪犯肺咳嗽，干咳少痰、黏稠难咳，遵医嘱给予中药雾化吸入。

（3）痰多咳嗽无力者，协助翻身拍背，以助排痰，必要时吸痰。

（4）咳甚时可遵医嘱配合针灸、拔罐和中西药物雾化吸入等治疗方法，以利止咳祛痰。

## 【健康教育】

### 1. 生活起居

保持空气新鲜，戒烟，消除烟尘及有害气体的污染，慎起居、避风寒，防止外感时邪。

### 2. 饮食

饮食宜清淡，易消化、富有营养的食物，鼓励多饮水，忌辛辣刺激、过咸、过甜、油腻食物。

### 3. 情志

指导患者选择聊天、听音乐、散步等方法自我调理。特别是久病体虚的患者要帮助其树立治疗信心。

### 4. 用药

祛痰、止咳药饭后服，服药后勿立即进食水。

## 5. 运动

缓解期鼓励患者坚持锻炼，如散步、慢跑、打太极拳等，以增强体质，改善卫外功能。

## 6. 定期复诊

遵医嘱复诊，对于持续时间长于2周的咳嗽，干咳无痰、痰中带血的患者，宜尽早就诊，明确诊断。

## 三、哮病

哮病是由于宿痰伏肺，遇诱因或感邪引触，导致痰阻气道，气道挛急，肺失肃降，肺气上逆所致的发作性痰鸣气喘疾患。发作时喉中哮鸣有声，呼吸气促困难，甚则喘息不能平卧为主要表现。本病在古代文献中有"喘鸣""喘息""哮吼"等病名。

哮病可分为3期：①急性发作期：指喘息、气急、咳嗽、胸闷等症状突然发生，或原有症状急剧加重，常有呼吸困难，以呼气流量降低为其特征，常因接触变应原等刺激物或治疗不当等所致；②慢性持续期：是指每周均不同频度和（或）不同程度地出现症状（喘息、气急、胸闷、咳嗽等）；③缓解期：指经过治疗或未经治疗症状、体征消失，肺功能恢复到急性发作前水平，并维持3个月以上。

由于哮必兼喘，故一般通称为哮喘，而简称为哮病。西医学中的支气管哮喘、喘息性支气管炎或其他肺部过敏性疾患所致的哮喘均可参考本病辨证施护。

## 【辨证分型及临床表现】

### 1. 寒哮

呼吸急促，喉中哮鸣有声，胸膈满闷如塞，咳不甚，痰少、咳吐不爽，口不渴或口渴喜热饮，面色晦滞带青，形寒畏冷。舌淡苔白滑，脉浮紧或弦紧。

### 2. 热哮

气粗息涌，喉中痰鸣如吼，胸高胁胀，咳呛阵作，咳痰色白或黄，黏稠厚浊，咳吐不利，烦闷不安，面赤汗出，口苦，口渴喜饮。舌红苔黄腻，脉滑数或弦滑。

### 3. 肺虚

气短声低，咳痰清稀色白，喉中常有轻度哮鸣音，每因气候变化而诱发，面色㿠白。舌淡苔薄白，脉细弱或虚大。

### 4. 脾虚

气短不足以息，少气懒言，每因饮食不当而引发。舌淡苔薄腻或白滑，脉细弱。

### 5. 肾虚

平素气息短促，动则为甚，腰酸腿软，脑转耳鸣，不耐劳累，下肢欠温，小便清长。舌淡，脉沉细。

## 【治疗原则】

### 1. 寒哮

温肺散寒、化痰平喘。

### 2. 热哮

清热肃肺、化痰定喘。

### 3. 肺虚

补肺固卫。

### 4. 脾虚

健脾化痰。

### 5. 肾虚

补肾纳气。

## 【护理评估】

### 1. 评估哮病的病因

由于痰内伏于肺，形成本病的潜在病理因素，如遇饮食不节及气候突变、情志失调、劳累等多种诱因，均可以引起复发。这些诱因，多相互联系，其中尤以气候为主。

### 2. 评估哮病的病位

肺、脾、肾。

### 3. 评估哮病的病性

本病属本虚标实。标实为痰浊，本虚为肺脾肾虚，发作时以标实为主，表现为痰鸣气喘。缓解期以肺脾肾虚为主，表现为短气、乏力等。且本虚标实互为因果，相互影响，故本病难以速愈和根治。

**4. 评估哮病的病程**

久哮可见支气管哮喘、喘息性支气管炎；新哮可为过敏性疾患所致的哮喘。

## 【护理诊断】

**1. 胸闷气喘**

与痰气搏结、痰阻气道、肺气肃降有关。

**2. 咳痰不爽**

与痰浊壅塞、痰液黏稠、气虚无力有关。

**3. 潜在外感**

与肺、脾、肾三脏虚弱，卫外功能不固有关。

**4. 发热**

与痰热壅肺有关。

**5. 生活自理缺陷**

与气血虚弱、行为无力有关。

**6. 舒适改变：胸憋、喘促不得卧**

（1）与外邪伤肺，痰阻气道有关。

（2）与禀赋不足或久病肾虚，肾不纳气有关。

（3）与接触致敏物质，引起过敏有关。

**7. 清理呼吸道低效**

（1）与外邪袭肺，痰液过多有关。

（2）与脾虚湿盛，痰液黏稠有关。

（3）与年老体虚，咳痰无力有关。

**8. 活动无耐力**

（1）与久病体弱有关。

（2）与年老体虚、正气不足有关。

**9. 情志异常：忧思**

（1）与对疾病认识不足、病情迁延不愈、担心预后有关。

（2）与疾病反复发作、失去信心有关。

**10. 知识缺乏**

缺乏自我调护知识。

**11. 有痰阻气道的危险**

（1）与哮喘发作、气道受阻有关。

（2）与年老体弱、咳嗽无力有关。

（3）与痰液黏稠、咳痰不爽有关。

## 【护理措施】

**1. 生活起居护理**

（1）室内空气新鲜，温湿度适宜。

（2）冷哮病室宜阳光充足，热哮病室宜凉爽通风。

（3）环境整洁、安静、安全，避免接触花粉、动物皮毛等致敏物质及烟尘异味刺激。

（4）哮证发作时绝对卧床休息，给氧。

（5）哮证缓解期适当下床活动，循序渐进地加强身体锻炼。

（6）肺阴亏虚者易感外邪，应注意防寒保暖。

（7）肾气亏虚者宜起居有常，节制房事，避免劳欲过度。

**2. 病情观察**

（1）密切观察病情变化，注意发作时持续时间、面色、神志、呼吸、脉搏、血压情况，注意观察有无脱水、电解质酸碱平衡失调、呼吸衰竭、自发性气胸等并发症。

（2）观察哮病发作前驱症状，如打喷嚏，流鼻涕，干咳、鼻咽部作痒等黏膜过敏现象。以便及时用药，减轻或预防发作。观察哮病发作有无诱发因素，如是否受凉、过热、饮食不当、疲劳过度，或烟酒、异味刺激等，避免诱因，减少发作。

（3）观察呼吸频率、节律、深浅、呼气与吸气的时间比。咳嗽痰多，咯痰困难者，应经常翻身拍背，行深呼吸，有利于排痰。痰液黏稠者，给予竹沥油、祛痰灵等超声雾化或蒸气吸入。必要时给予吸痰，防止窒息。

（4）哮病发作时给予氧气吸入。做好吸氧护理，操作前清除鼻腔内分泌物，防止管腔堵塞。给氧过程中，保持导管通畅；长期吸氧者，两侧鼻孔交替插管，以免一侧长时间吸入冷气，使鼻黏膜干燥出血，湿化瓶中可以盛温开水以温暖湿化供氧。定时更换鼻导管。观察吸氧后症状是否改善。

（5）哮病发作时，发现以下情况应立即报告医师。

1）哮病发作持续 24 小时以上，出现呼吸困难、发绀、大汗淋漓、面色苍白、肢冷、脉细而数，甚至烦躁昏迷，提示喘脱危重，需要及时抢救。

2）当患者出现头痛、呕吐，意识障碍，$PCO_2 > 5.3kPa$，提示 $CO_2$ 潴留，应行气管插管或气管切开及呼吸机以辅助呼吸。

（6）哮病伴有表证发热时不宜用物理降温，可用药物穴位注射，鼓励患者多饮芦根茶、薄荷茶、菊花茶、陈皮茶、杏仁茶等，以理气宣肺化痰。

### 3. 体位与安全

（1）发作时给予端坐位或半卧位，发作时间较长者，为减轻患者的疲劳，用一小桌横跨于患者的腿部，让患者伏于桌上，有一个较舒适的坐卧位，睡眠时半卧位。出现烦躁时，床边应设置床档，防止跌仆和损伤。

（2）通常哮病发作最严重时间常在晚饭后至次日上午 10 时左右，尤其是次晨 3 时。因而必须在这段时间内加强巡视，并且找出发病规律，提供防护措施。

### 4. 清洁护理

（1）保持口腔清洁，每天用 20% 一枝黄花液或其他漱口液漱口。

（2）病重者每天 2 次口腔内擦拭。口唇干裂者，可用温开水湿润双唇或涂防裂油。

（3）用含激素的气雾剂吸入时，注意观察口腔是否有真菌感染，并且在吸入后，立即用 20% 一枝黄花液或其他漱口液漱口，减少感染；保持皮肤清洁、干燥；及时更换汗湿衣被；保持床单位清洁、干燥、平整。

### 5. 饮食护理

饮食宜清淡，富营养，少食多餐，不宜过饱。忌生冷、辛辣、鱼腥发物、烟酒等食物。

（1）寒哮：宜进食温热宣通之品，以葱、姜、胡椒等辛温调味，以助散寒宣肺，忌生冷、海腥、油腻等食物。食疗方：麻黄干姜粥（麻黄、干姜、甘草、粳米煮粥服用）。

（2）热哮：宜食清淡、易消化的半流饮食，多饮果汁，如梨汁。食疗方：加味贝母梨膏（川贝母、杏仁、前胡、生石膏、甘草、橘红、雪梨熬成糊状服用）。

（3）肺虚：宜食动物肺、蜂蜜、银耳、百合、黄芪膏等补肺气之品。食疗方：黄芪炖乳鸽，黄芪炖燕窝等。

（4）脾虚：宜食如莲子、山药、糯米、南瓜、芡实等清淡，易消化、补脾之品，注意少食多餐。食疗方：参芪粥、山药半夏粥。

（5）肾虚：宜食木耳、核桃、胡桃、杏仁等补肾纳气之品。食疗方：白果核桃粥、五味子蛋（五味子煮汁腌鸡蛋）。

## 6. 情志护理

（1）哮病易反复发作，患者常有悲观失望情绪，要多予以关心、安慰，消除不良情绪。

（2）哮喘发作时来势凶猛，患者多表现为惊恐万分，然"恐则气下""惊则气乱"，故应安慰患者及家属，以防症状加重。

（3）在哮病缓解期注意情志调养，避免急躁易怒、忧愁郁闷等不良情绪，培养其乐观、积极、豁达、宽容的心理素质。

## 7. 用药护理

（1）中药汤剂一般宜温热服用，冷哮宜热服。

（2）哮病发作时暂勿服药，间歇时服。哮喘发作有规律者，可在发作前1~2小时服药以缓解症状，服药后观察其效果和反应。

（3）慎用镇静药。

（4）氨茶碱静脉使用时，应经稀释后缓慢滴注，同时观察有无恶心、呕吐、头痛、血压、心率变化。

（5）指导患者正确使用各种气雾剂，使其了解药物作用和不良反应。

## 8. 排泄护理

（1）保持二便通畅。大便秘结时用番泻叶泡水当茶饮，切忌排便时努责。

（2）平时应多饮水，多食含粗纤维的食物，或每天于晨起一匙蜂蜜冲饮。

## 9. 并发症护理

（1）喘证：①若发现患者呼吸急促而不整，张口抬肩，鼻翼扇动，端坐不能平卧，稍动则喘剧气不得续，烦躁不安，面青唇紫，肢冷汗出、体温、血压骤降，脉微欲绝或浮大无根、或见结代，多为肺气将绝、心肾阳衰的喘脱危象，应立即报告医生，并做好抢救准备；②急性发作期应绝对卧床休息，取半卧位，有利于增加肺通气量，减轻肺瘀血，减少回心血量，并且鼓励做小腿轻度活动，以防止下肢静脉血栓形成。缓解期注意休息，体位以患者舒适为宜；③出现神志恍惚、烦躁不安等精神神经症状时，应注意采取安全防范措施：剪短指甲，取下义齿，床边设床档，防止跌伤；④喘证患者禁用镇静剂，慎用强烈的镇咳剂，以防痰液阻塞引起窒息而死亡。

（2）脱证：①取半卧位，立即给予氧气吸入；②病室温度适宜，注意保暖；③密切观察生命体征、尿量等变化，给予心电监护，必要时遵医嘱予以独参汤，以回阳救逆。

### 10. 临证（症）护理

（1）哮病发作时给予氧气吸入，并观察吸氧后气促症状是否改善。

（2）痰热阻肺，痰色黄黏稠时，遵医嘱给予中药雾化吸入，翻身拍背。

（3）哮病伴有表证发热时，不宜使用物理降温，可遵医嘱给予针刺，或服用芦根茶、菊花茶等。出汗甚者，用干毛巾擦干，及时更换衣被。

（4）当呕吐频繁、腹痛剧烈、便血时，应及时报告医生。

## 【健康教育】

### 1. 生活起居

注意气候变化，做好防寒保暖，防止外邪诱发；避免接触刺激性气体及灰尘；忌吸烟、饮酒。随身携带吸入制剂。

### 2. 饮食

宜清淡，忌油腻；宜温和，忌过冷、过热；宜少食多餐，不宜过饱；忌过甜、过咸；不吃冷饮及人工配制的含气饮料；避免吃刺激性食物和产气食物。

### 3. 情志

保持情绪稳定，勿急躁、焦虑；避免情绪刺激诱发哮喘。

### 4. 用药

掌握常用吸入制剂的用法、用量，急性发作时能正确地使用，以快速缓解支气管痉挛。

### 5. 运动

加强体质训练，根据个人情况，选择太极拳、内养功、八段锦、慢跑、呼吸操等方法长期锻炼，避免剧烈运动。

### 6. 定期复诊

遵医嘱定期复诊。

### 7. 预防

做好哮喘日记，记录发病的症状、发作规律、先兆症状、用药情况及用药后反应；积极寻找过敏源，预防哮病复发。

## 四、喘证

喘病是因久患肺系病证或他脏病变影响，致肺气上逆，肃降无权，出现气短喘促、呼吸困难，甚则张口抬肩、不能平卧等症。严重者可由喘致脱，出现喘脱之危重症。此病多因外感六淫侵袭肺系，或饮食不当、情志失调、劳欲久病所致。

西医学中的喘息性支气管炎、慢性阻塞性肺气肿、肺部感染、慢性肺源性心脏病、硅沉着病及癔症性喘息等，出现以呼吸困难为主要临床表现时可参考本病辨证施护。

## 【辨证分型及临床表现】

### 1. 风寒闭肺

喘咳气急，胸部胀闷，痰多稀薄色白，伴有头痛，恶寒，或伴发热，口不渴无汗。舌苔薄白，脉浮紧。

### 2. 表寒里热

喘逆上气，胸胀或痛，鼻煽，咳而不爽、痰吐黏稠，伴有形寒，身热，烦闷，身痛，有汗或无汗，口渴。舌红苔薄白或黄，脉浮数。

### 3. 痰热遏肺

喘咳气涌，胸部胀痛，痰多黏稠色黄，或痰中带血，或目睛胀突，胸中烦热，面红，身热有汗、尿赤。舌红苔黄或黄腻，脉滑数。

### 4. 痰浊阻肺

喘而胸满闷窒，甚则胸盈仰息，咳嗽痰多黏腻色白，咳吐不利，兼有呕恶，纳呆，口黏不渴。苔厚腻，脉滑。

### 5. 肺气虚

喘促气短，气怯声低，喉有鼾声，咳声低弱，痰吐稀薄，自汗畏风。舌淡苔薄，脉细弱。

## 【治疗原则】

### 1. 风寒闭肺

治以宣肺散寒。

### 2. 表寒里热

宣肺泻热。

### 3. 痰热遏肺

清泄痰热。

### 4. 痰浊阻肺

化痰降逆。

### 5. 肺气虚

补肺益气。

## 【护理评估】

### 1. 评估喘证的病因

喘病的病因很复杂，外邪侵袭、情志失调、饮食不当、久病劳欲等均可致喘。

### 2. 评估喘证的病位

在肺、肾，与肝、脾、心有关。

### 3. 评估喘证的病性

实喘在肺，虚喘当责之于肺、肾两脏，但在病情发展的不同阶段，每可下虚上实并见，或虚实夹杂，或相互转化。

### 4. 评估喘证的病程

久喘多为慢性阻塞性肺气肿、慢性肺源性心脏病、硅沉着病等；新喘可见肺部感染等。

## 【护理诊断】

### 1. 胸闷气促

与邪气壅肺、气失宣降或精气不足、肺肾摄纳失常有关。

### 2. 潜在谵妄、烦躁

与痰热内扰、蒙闭心窍有关。

### 3. 潜在喘脱

与肺气欲竭、心阳虚衰有关。

### 4. 潜在心悸

与水凌心肺、心阳虚衰有关。

### 5. 咳嗽、咯痰

与邪气壅肺、气失宣降有关。

### 6. 生活自理下降

与肺肾两虚、喘促难平、无力施为有关。

### 7. 寒热异常：恶寒发热

与痰热壅肺有关。

### 8. 潜在窒息

与痰阻气道、无力咳出有关。

### 9. 不舒适——喘息不得平卧

因久患肺系病证或他脏病变影响，致肺气上逆，肃降无权，出现气短喘促、呼吸困难，甚至不能平卧等症。

### 10. 清理呼吸道低效

（1）与外邪袭肺、痰液过多有关。
（2）与脾虚湿盛、痰液黏稠有关。
（3）与年老体虚、咳痰无力有关。

### 11. 活动无耐力

（1）与久病体弱有关。
（2）与年老体虚、正气不足有关。

### 12. 情志异常：忧思

（1）与对疾病认识不足、病情迁延不愈、担心预后有关。
（2）与疾病反复发作、失去信心有关。

### 13. 知识缺乏

缺乏自我调护知识。

### 14. 有发生压疮的危险

与急性发作期绝对卧床休息有关。

## 【护理措施】

### 1. 生活起居护理

（1）病室环境应整洁、安静、空气新鲜，温湿度适宜。
（2）室内严禁吸烟，避免粉尘和特殊气味的刺激。
（3）风寒壅肺、虚证患者病室温度宜偏高，注意防寒保暖；表寒里热、痰热郁肺、痰浊阻肺、肺气郁痹患者病室宜温度适宜，空气新鲜，卧床休息。
（4）喘证发作时取半坐卧位或端坐卧位，必要时设置跨床小桌，以便患者伏桌休息。

（5）有痰的患者要保持呼吸道通畅，痰多黏稠不易咯出者，可协助翻身拍背或雾化吸入，以利于排痰。

### 2. 病情观察

（1）观察喘证发作特点、持续时间、诱发因素及呼吸、痰液、神志、面色、缺氧等情况，如呼吸困难类型、呼吸频率、节律、深度、体温、脉搏、汗出等伴随症状。

（2）若患者咳嗽痰白清稀者，为风寒袭肺；痰多色白黏腻者，多为痰浊阻肺；色黄稠者多为痰热郁肺。

（3）水凌心肺者注意观察浮肿、尿量情况，并记录24小时液体出入量。

（4）若发现患者呼吸急促而不整，张口抬肩，鼻翼扇动，端坐不能平卧，稍动则喘剧气不得续，烦躁不安，面青唇紫，肢冷汗出，体温、血压骤降，脉微欲绝或浮大无根、或见结代，多为肺气将绝、心肾阳衰的喘脱危象，应立即报告医生，并做好抢救准备。

### 3. 体位与安全

（1）急性发作期应绝对卧床休息，取半卧位，有利于增加肺通气量，减轻肺瘀血，减少回心血量，并且鼓励做小腿轻度活动，以防止下肢静脉血栓形成。缓解期注意休息，体位以患者舒适为宜。

（2）出现神志恍惚、烦躁不安等精神神经症状时，应注意采取安全防范措施：剪短指甲，取下义齿，床边设床档，防止跌伤。

### 4. 饮食护理

（1）给予高热量、高蛋白、多维生素、容易消化的饮食，少量多餐为宜。

（2）喘证有外感时饮食宜清淡，使用有助于解表的食品；风寒喘者，可以加用葱白、生姜等调味品；风热喘者，可以饮用丝瓜花蜜饮；痰湿喘者，可以常服化痰利湿之品。

（3）忌吃辛辣、刺激、生冷、油腻和产气食物，禁喝烈性酒和吸烟，水肿患者应适当限制钠盐摄入。

### 5. 清洁护理

（1）保持口腔清洁卫生，神志清者，早、晚刷牙，饭前、饭后用20%一支黄花液或温开水漱口。意识障碍者，每天4次口腔护理。注意观察口腔黏膜的变化，出现口腔溃疡者，局部涂锡类散或青黛散；口唇干裂者，涂以防裂油或用温开水湿润。

（2）长期卧床和水肿者，局部组织受压，血液循环不良，容易发生压疮。定时用复方活血液按摩受压部位，并且外敷三石散或六一散，每2小时翻身一次，以促进局部气血运行，活血化瘀。保持皮肤清洁、干燥、保持床单位干净平整、柔软，及时更换湿污衣被。

## 6. 情志护理

（1）喘病是一种反复发作的慢性疾病，患者多年老体弱，丧失工作能力和生活自理能力，对个人及家庭造成很大的困难。患者常常对治疗丧失信心，对生活失去希望，容易焦虑、悲观、易怒。

（2）护士在解除患者躯体痛苦的同时，要关心、理解、同情患者，使其得到温暖，同时指导患者认识疾病特点，配合治疗。

## 7. 用药护理

（1）中药汤剂寒证、虚证宜温热服，热证宜温服。

（2）病重者宜少量频服。麻黄汤不宜久煎以免降低药效，麻杏石甘汤中生石膏宜先煎30分钟。

（3）服药后注意避免风寒，观察气促、胸闷、咳痰、发绀等症状是否改善，注意汗出情况。

（4）喘证患者禁用镇静剂，慎用强烈的镇咳剂，以防痰液阻塞引起窒息而死亡。

## 8. 排泄护理

（1）保持大便通畅，大便秘结应注意饮食调护，鼓励多食蜂蜜、水果、粗纤维蔬菜，必要时可用开塞露塞肛，或番泻叶15g泡茶饮。注意观察大便的颜色、性状，必要时做粪便隐血试验，观察有无消化道出血症状出现。

（2）出现尿失禁或尿潴留时，给予留置导尿，保持会阴部皮肤清洁干燥，每天更换引流袋1次；每天用1:5000呋喃西林棉球清洁消毒尿道口，每天2次，预防尿路感染，根据医嘱行膀胱冲洗。使用便器时动作要轻，避免拖拉，防止局部皮肤的破损。

## 9. 并发自发性气胸的护理

（1）取半卧位或坐位，尽量避免翻身搬动，合理吸氧。

（2）机械通气患者注意观察气管插管位置，避免继发性加重气胸。

（3）观察呼吸频率和节律等，如进行性呼吸困难、严重发绀、大汗淋漓，立即报告医师，配合抢救。

（4）排气术中、术后密切观察生命体征。

## 10. 临证（症）护理

（1）穴位贴敷：实喘取大椎、风门、肺俞等；虚喘取肺俞、气海、关元等并可加艾灸。

（2）痰热郁肺症见痰液色黄黏稠，给予雾化吸入、翻身拍背。

（3）缓解期可予耳穴埋籽。取气管、肺、神门、交感、肾上腺、内分泌等穴或艾灸肺俞、足三里、肾俞、关元、脾俞、中脘等穴。

## 【健康教育】

### 1. 生活起居

戒烟，避免接触刺激性气体及灰尘；注意四时气候变化，随时增减衣被，以防外邪从皮毛口鼻侵入；注意休息，防止过劳。

### 2. 饮食

合理膳食，增加营养，增加机体抵抗力，少量多餐，忌烟酒。

### 3. 情志

保持良好情绪，防止七情内伤。

### 4. 用药

遵医嘱按时服药，不可随意增减药量或停药，正确掌握吸入制剂的方法。

### 5. 运动

可进行散步、打太极拳等有氧运动，增强体质。

### 6. 定期复诊

遵医嘱按时服药，定时来医院复查，出现喘憋、气短、乏力等症状及时就诊。

## 五、肺痨

肺痨是正气虚弱，感染痨虫，侵入肺脏所致，以咳嗽、咯血、潮热、盗汗及身体逐渐消瘦等为主要临床表现的一种具有传染性的慢性疾病。多见于中青年。本病致病因素分为外因与内因，外因系指痨虫传染，内因系指正气虚弱，二者往往互为因果。肺痨的转归与预后取决于正气的盛衰，如早期诊断、早期治疗，病情可得到控制或治愈。

西医学中的肺结核及肺外结核可参考本病辨证施护。

## 【辨证分型及临床表现】

### 1. 肺阴亏虚

干咳少痰或痰中带血、胸痛、潮热、颧红，或有轻微盗汗，口干舌燥。舌红苔薄黄、少津，脉细或兼数。

### 2. 阴虚火旺

呛咳气急，痰少质黏或量多，难咳，时时咯血，色鲜红，午后潮热，五心烦热，骨蒸，颧红，口渴，心烦，失眠盗汗，急躁易怒，胸胁掣痛。舌红干、苔薄黄或剥，脉细数。

### 3. 气阴耗伤

咳嗽无力，气短声低，或咯血（色淡红），午后潮热，畏风怕冷自汗，纳少便溏，面色㿠白，颧红。舌质嫩红，边有齿痕，苔薄，脉细弱数。

### 4. 阴阳两虚

痰中或见夹血、血色黯淡，咳逆喘息少气，形体羸弱，劳热骨蒸，面浮肢肿，潮热，形寒，自汗。舌光质红少津，脉细数或兼数。

## 【治疗原则】

### 1. 肺阴亏虚

滋阴润肺，清热杀虫。

### 2. 阴虚火旺

补益肺肾，滋阴降火。

### 3. 气阴耗伤

养阴润肺、益气健脾。

### 4. 阴阳两虚

温补脾肾，滋养精血。

## 【护理评估】

### 1. 评估肺痨的病因

肺痨的发生有互为因果的内外两种因素，外因感染痨虫是致病的必要条件；内因正气虚弱是引起发病的基础和关键。

### 2. 评估肺痨的病位

主要在肺，病久可以进一步影响其他脏器，可兼见五脏形证，其中尤以脾肾两脏见症最为突出。

### 3. 评估肺痨的病性

本病初期在肺，肺体受损，肺阴亏耗而失于滋润，表现为肺阴亏虚；

继则肺肾同病，兼及心肝而致阴虚火旺，或肺脾同病，阴伤及气而致气阴两虚；后期肺、脾、肾三脏同病，阴损及阳，出现阴阳两虚的重证。

### 4. 评估肺痨的病程

病程短、程度轻多见于肺结核局部病灶；病程长、程度重多为肺结核合并并发症。

## 【护理诊断】

### 1. 低热、盗汗
与阴虚内热、营阴外泄有关。

### 2. 干咳少痰
与阴虚肺燥、肺失滋润有关。

### 3. 咳血
与阴虚火旺、肺络受损有关。

### 4. 舒适改变：咳嗽
（1）与阴虚肺燥、肺失滋润有关。

（2）与肺肾阴亏、虚火内灼有关。

### 5. 疼痛：胸痛
（1）与痨虫蚀肺、肺络损伤有关。

（2）与情志不遂、肝肺络脉不和有关。

（3）与咳嗽剧烈有关。

### 6. 体温升高
（1）与肺痨活动期有关。

（2）与阴虚内热有关。

### 7. 情志异常——忧思
与久病不愈，对疾病缺乏正确认识有关。

### 8. 有血脱的危险
与大咯血有关。

### 9. 有窒息的危险
与咯血量大、瘀血阻塞气道、误吸有关。

### 10. 有饮食调护的需要
与气阴两虚，生化乏源有关。

### 11. 潜在感染
与肺气虚，容易感外邪有关。

### 12. 知识缺乏
与初次患病，平时很少接触相关知识有关。

## 【护理措施】

### 1. 生活起居护理

（1）病室安静整洁，阳光充足，空气清新，避免阴冷、潮湿。

（2）室内禁止吸烟，防止灰尘、烟味刺激导致咳嗽加重。

（3）对有结核病灶者须严格执行呼吸道隔离，以防止传染，病床之间距离不少于1.6m，病室需要定期喷洒消毒剂，消毒地面、空气。

（4）衣被适中，汗出湿衣应及时用于毛巾擦干，避风更衣，以防当风受凉。

（5）注意休息，不宜过度活动、劳累，可适当散步和做呼吸操等，病情较重者宜卧床休息。

（6）咳喘少气，呼吸困难者予氧气吸入。

### 2. 病情观察

（1）观察患者病证特点、主要症状表现及病情变化。

（2）观察患者咳嗽、咯痰情况，咯血的色、质、量及时间，潮热的时间和热势，有无胸痛、盗汗，消瘦的情况，以及舌苔、脉象的变化等，做好记录。

（3）若患者出现胸闷、咽痒有血腥味等咯血先兆或咯血量多、汗出肢冷、面色苍白、血压下降、脉微欲绝等气随血脱征象，或热势有增无减，咯血不止等，均需立即通知医师，并配合抢救处理。

（4）患者咯血量多时应保持呼吸道通畅，防止窒息。

### 3. 体位与安全

（1）注意卧床休息，咯血者可取半卧位，不要高声讲话及剧烈咳嗽，大量咯血时绝对卧床休息，头偏向一侧，防窒息。

（2）肺痨者不一定住院休养，护理人员指导患者建立适宜的休养制度。既充分休息，又参加一些有益治疗的康复活动，如散步、练太极拳、听音乐、读报等。

（3）减少探视，儿童绝对不能探视，避免传染。

### 4. 清洁护理

（1）盗汗量多者，棉被勿太厚，衣被汗浸湿后，应及时更换。

（2）用温水擦身，保持皮肤清洁，同时加强口腔护理，用20%一枝黄花液漱口，每天4~6次，尤其在咯血后，以保持口腔清洁。

### 5. 饮食护理

（1）饮食宜富营养，高蛋白和高热量，多食奶类、蛋类、鱼虾、瘦肉、豆制品等食物，多食新鲜蔬果，忌辛辣、动火伤阴之品，禁烟酒。

（2）肺阴亏损者可食百合、梨、藕、枇杷、银耳、燕窝、蜂蜜等以滋阴润肺；虚火灼肺出现骨蒸盗汗者可多食荸荠、藕等或用浮小麦、瘪桃干煎汤代茶饮；痰中带血或咯血者可食鲜藕汁、鲜百合汁和冰糖蒸梨，不宜过食生冷；气阴耗伤者饮食宜补脾养肺，少食多餐，可选食山药、黄芪、白扁豆、薏苡仁、百合、莲子肉、银耳、虫草等煨鸭、煨粥；便溏者可食用山药鸡蛋黄粥、黄芪薏苡仁粥等，忌肥甘厚腻生冷之物；阴阳虚损者可适当服用紫河车、冬虫夏草、蛤蚧、灵芝等。

### 6. 用药护理

（1）应按时服药：肺阴亏损者中药汤剂宜早、晚空腹温服；虚火灼肺者宜饭后稍凉服；气阴耗伤者宜饭后温服；阴阳虚损者中药汤剂宜用文火煎，温服。

（2）服药后应注意观察药后反应：咳嗽、潮热、盗汗和咯血症状减轻是疾病经治后改善的表现，反之，诸症不减反加重应及时报告医师，查找原因，加强综合治疗。服用抗结核药的患者应遵医嘱服药，不可自行随意减药，以免影响治疗效果。

### 7. 情志护理

因病情迁延，患者长期养病，生活单调乏味，家庭关系及经济等均影响患者的精神状态，产生忧虑、悲观、易怒等不良情绪。故要针对性给予安慰和劝导，消除不安，树立战胜疾病的信心。

### 8. 排泄护理

（1）督促患者切勿随地吐痰，外出必须戴口罩，不去公共场所。

（2）使用消毒痰杯，痰血经严格消毒后倒入污物池，痰杯需要每日更换消毒或痰液吐在纸杯内烧毁处理。

### 9. 并发大咯血的护理

（1）观察患者咯血的时间、性质，咯出血的颜色、数量。

（2）注意大咯血的先兆症状，如胸闷、咽痒、烦躁、口中有血腥味等。

（3）发现患者咯全口血时立即报告医师，同时警惕血阻气道而窒息或气随血脱的险证发生。

（4）劝慰患者尽量消除烦躁、善怒心绪。

（5）大咯血时取头高脚底位，头偏向一侧，绝对卧床休息，注意保持呼吸道通畅。

### 10. 临证（症）护理

（1）大咯血时按血证护理常规进行，嘱患者卧床休息，头偏向一侧，勿大声说话，不要剧烈咳嗽，避免精神紧张。保持呼吸道通畅，同时建立静脉通道，协助医生抢救。

（2）干咳不止或咳嗽影响睡眠时，遵医嘱给予镇咳药。

（3）胸痛较甚者可取患侧卧位。

（4）肝火犯肺、咯血量多者，随时观察生命体征，做好抢救准备。

（5）脾肺虚衰所致咯血者，宜多食补气养血食物。

（6）咯血时可遵医嘱给予针刺止血。

（7）盗汗者可用浮小麦泡茶饮用，也可在入睡前肚脐处敷五倍子粉以收敛止汗。

## 【健康教育】

### 1. 生活起居

痰培养阳性时，有一定传染性，适当戴口罩隔离；痰培养阴性后，传染性较小。每日增加开窗通风时间。注意气候的变化，防止复感外邪，加重病情。注意休息，防止过劳。养成不随地吐痰的习惯，患者使用的痰具等用具均应消毒。戒烟，远房事。

### 2. 饮食

宜清淡，养阴清热之品，加强营养，多饮水，忌食辛辣刺激之品。

### 3. 情志

保持良好心态，避免恼怒、悲伤、恐惧。

### 4. 用药

坚持服用抗结核药，严格遵医嘱服药，保证治疗的全程、联合、规律，严禁擅自停药、加药或减药，以防复发。服药期间注意不良反应，定期检查肝肾功能。

### 5. 运动

注意锻炼身体，可进行散步、打太极拳等有氧运动，增强体质。

### 6. 定期复诊

遵医嘱定期复查，如出现咳嗽、乏力、消瘦、发热等症状应及时就医。

## 六、悬饮

悬饮是指肺气不足，外邪乘虚侵袭，肺失宣通，胸络郁滞，气不布津，以致饮停胸胁，以咳唾胸胁引痛，或见胁肋饱满为主要临床表现。病位在胸胁。

西医学中的结核性渗出性胸膜炎、胸肺肿瘤病参照本病辨证施护。

## 【辨证分型及临床表现】

### 1. 邪郁少阳

寒热往来，或恶寒、发热，胸胁疼痛，咳嗽痰少。舌苔薄白或黄、脉弦数。

### 2. 饮停胸胁

咳时胸胁引痛，转侧不利，偏卧于病侧则痛缓，肋间胀满，呼吸急促。舌苔薄白、脉象沉弦。

### 3. 肺络不畅

胸胁疼痛，呼吸不畅，或闷咳、迁延不愈。舌苔薄白、脉弦细。

## 【护理评估】

### 1. 评估胸胁痛的性质、程度、部位

胸胁为气机升降之道，饮邪停聚，脉络受阻，气机不利，不通则痛，故胸胁痛是悬饮证的突出症状之一。然病情的轻重不同和疾病的不同阶段，其疼痛的性质程度和部位又有不同。初起，其痛剧烈，并且随病情之加重而加重，但是饮邪积聚甚多时，则疼痛反不显著，而以喘促为主，当饮邪开始消退时，胸胁痛又起，直至积饮消退，转为肺脾气虚时，疼痛方减轻或消失。疼痛的性质，初起为刀割或撕裂样，呼吸动作大时加重，故患者不敢呼吸；进而发展为持续性胀痛，咳唾转侧更甚。饮邪消退时则多为闷痛、隐痛或胀闷不适；疼痛的部位多发生于一侧胸胁，如发生于两侧者，病情多较严重，如初为一侧，后发展为两侧，提示病情加重，应引起警惕。

### 2. 评估证候：标本虚实

掌握本病阳虚阴盛，本虚标实的特点。本虚为正气不足（阳虚），标

实为水饮留聚（阴盛）。标本虚实常相互联系，但是有主次之分，无论病之新久，要根据症状辨别二者主次。

## 【护理诊断】

### 1. 呼吸困难

与饮停胸胁，气机升降输布受阻有关。

### 2. 胸闷胸痛

与饮邪停积胸胁，脉络受阻，气机不利有关。

### 3. 体温升高

（1）与时邪外袭、郁滞少阳、枢机不和有关。

（2）与水饮化热、壅阻肺气有关。

（3）与久病伤阴、虚热内蕴有关。

### 4. 忧虑、恐惧

（1）与缺乏对疾病的认识有关。

（2）与久病不愈有关。

### 5. 自理缺陷

（1）与饮停胸胁，气喘息促有关。

（2）与胸穿后，正气耗伤有关。

（3）与久病阴伤有关。

### 6. 有外感的危险

与病后体虚、卫外不固、外邪易袭有关。

### 7. 药物副作用

与使用峻下逐水剂有关。

## 【护理措施】

### 1. 病情观察

（1）观察生命体征、舌苔、脉象、面色、二便及胸痛情况。体温：轻症时，不发热或低热；饮邪积聚，日久化热，则表现为持续低热或午后潮热；重症时见高热；体温突然升高，可能是有合并症。因此必须注意体温变化，每日测体温不少于3次。呼吸：常因呼吸动作引起胸胁疼痛而不敢呼吸，呈浅而数。若呼吸困难、张口抬肩、面色紫黯，此为危象，立即报告医生，配合抢救。

（2）在胸腔抽液时，应配合医生按操作规程进行，同时观察患者有无头晕、心悸、出汗、手足发冷等不良反应。如有，提示胸膜反应，立即停止抽液，患者平卧、吸氧，做好抢救准备。

（3）胸痛剧烈时，可以做热敷。热可以流通气血，舒畅气机，有良好的镇痛作用。或用白芥子末、面粉等量，凉水调敷痛处，每日换药1次，有祛痛逐饮作用。

## 2. 生活起居护理

（1）饮为阴邪，遇寒则聚，得温则散，除高热者外，注意保暖。

（2）病室应安静清洁，阳光充足，定时开窗通风，避免患者直接吹风。

（3）保持室内空气新鲜，一般室温保持在 18～22℃（夏秋季为24～28℃），湿度保持在 50%～60%。

## 3. 体位与安全

（1）病重者应卧床休息，出现呼吸急促者取半卧位或坐位。积液量多者，适宜向患侧取半卧位；积液量少者，体位以患者舒适为度。

（2）被确诊为肺结核活动者，应给予隔离，痰杯每日用 2000ml 消毒灵溶液浸泡消毒。

## 4. 清洁护理

（1）保持口腔清洁，在晨起、饭后、睡前用 20% 一枝黄花液漱口，以减少呼吸道感染的发生。高热者，每日 4 次口腔护理，注意观察口腔黏膜的情况。

（2）保持皮肤清洁干燥，保持床单位的清洁平整，定时更换病衣。使用便盆时，动作要轻巧，防止擦破皮肤。

## 5. 饮食护理

（1）饮为阴邪，故食性可以偏温。饮食宜清淡富有营养，不宜过食辛辣刺激煎炸及甘腻生湿之品。少进生冷食物，如水果、果汁、饮料，适当限制水分。

（2）发热时进食偏凉清淡之品，如蛋花汤、藕粉、鸭汤等。高热患者可以暂时进偏凉食物。忌食或少食酸性食物，因有收敛作用致邪恋难除。

## 6. 情志护理

悬饮病变部位在胸胁，脉络受伤，气机不利，胸胁引痛严重，又加逐水治疗反应，患者容易产生恐惧、紧张、不安的心理。要耐心地做好各项解释、宣教工作，解除患者思想顾虑，增强战胜疾病的信心，提高治疗护理效果。

## 7. 排泄护理

保持大便通畅，对服用逐水药而引起腹泻者，要注意保护肛门及臀部皮肤，便后用温水清洗肛门周围。

## 8. 用药护理

（1）中药汤剂一般适宜温热服，以助温阳利水之药力提高疗效。

（2）使用逐水药需做好服药前准备工作，如：明确胸腔积液部位、程度和液量，以便进行判断疗效。

（3）向患者讲清逐水药的作用、服法、服后产生的反应及注意事项。

（4）准时准量正确给患者服用逐水剂，观察服药后效果与反应，药后记录泻水时间、次数、排出液性质、颜色、量等。

（5）饮邪亢盛时，每次服药量适宜少，多次频服，以减轻不良反应和避免加重病情，有利脾、肾运化传输。

## 9. 并发急性脓胸的护理

（1）病室保持整洁、安静，每日定时开窗通风。急性期卧床休息。

（2）饮食给予高蛋白、高热量、易消化的半流质或软食。

（3）行胸腔穿刺抽液术时，做好穿刺前准备工作，穿刺中加强观察，如出现剧烈咳嗽、气急、心慌、出冷汗等应暂停抽液，遵医嘱及时处理。穿刺后注意观察是否咯血、呼吸困难，发现异常情况应及时报告医生。

（4）去枕平卧位、保暖、吸氧、建立静脉通道，做好输液、输血等抢救准备，并配合治疗原发病。控制活动量，减少机体消耗，遵医嘱给予氧气吸入，以缓解缺氧症状。

（5）观察生命体征的变化，注意痰液的色、质、量，以了解感染控制情况。遵医嘱及时留取痰标本送检。

（6）保持胸腔闭式引流管通畅，记录引流液的色、质、量，防止引流管滑脱。按医嘱及时给药，注意观察水、电解质平衡情况，如有异常及时报告医师。

## 10. 临证（症）护理

（1）胸痛剧烈时，可取患侧卧位，局部用热敷或遵医嘱用宽胶布在呼气状态下紧束胸部，减小呼吸运动幅度，减轻疼痛。

（2）水饮积聚较多，呼吸困难明显，遵医嘱做好胸腔穿刺术术前准备及术后的护理。

（3）有恶心欲呕时，可食稠米汤或稀粥、大枣汤以和胃气。

（4）当呕吐频繁、腹痛剧烈、便血时，应及时报告医师。

（5）患者喘促、气急、呼吸困难，遵医嘱给予氧气吸入。

## 【健康教育】

### 1. 生活起居

生活起居有规律，不饮酒、不贪凉、不坐卧湿地，避免外邪入侵。谨慎起居，预防感冒。避免吸入刺激性气体，戒烟。

### 2. 饮食

增加营养，补充机体能量，多食健脾益肺补肾之品。

### 3. 情志

学会自我心理调节，保持心情舒畅，七情有节，避免不良情绪的刺激。

### 4. 用药

中药汤剂宜温热、分次频服。服用逐水祛饮药时，应向患者讲明服药方法、药物作用及服后可能发生的反应，并做好记录。服药时可配服米汤，以缓和药物刺激。孕妇忌服逐水祛饮类药物。

### 5. 运动

劳逸结合，选择适当的锻炼方法，以增强体质，改善肺功能。恢复期应根据体力、病情，选择适当的锻炼方法，如散步、太极拳、呼吸操等，促进康复。

### 6. 定期复诊

定期到医院随诊复查，及早防治各种呼吸道疾病。

## 七、肺胀

肺胀是多种慢性肺系疾患反复发作迁延不愈，导致肺气胀满，不能敛降的一种疾病。临床以胸中胀满、痰涎壅盛、咳喘上气、动后尤显，甚者面色唇舌发绀、心慌、浮肿为主症。

肺胀可分为急性加重期及缓解期。①急性加重期：指疾病的过程中，患者短期内咳嗽、咳痰和（或）呼吸困难加重，痰量增多，呈脓性或黏液脓性，可伴发热等炎症明显加重的表现；②缓解期：指患者咳嗽、咳痰、呼吸困难等症状稳定或症状轻微阶段。

西医学中的慢性气管炎、肺气肿、肺源性心脏病等有上述表现可参考本病辨证施护。

## 【辨证分型及临床表现】

### 1. 寒饮束肺

咳嗽气急，甚则喘鸣有声，痰多易咳，色白清稀多泡沫，胸膈满闷，形寒背冷，喜热饮，咳多持续，时有轻重。舌质淡、苔白滑，脉细弦或沉弦。

### 2. 痰浊阻肺

胸满，咳嗽痰多，咳痰白黏或带泡沫，气喘，劳则加重，怕风易汗脘腹痞胀，便溏，倦怠乏力。舌体淡胖，或紫黯，舌苔薄腻或浊腻，脉细滑。

### 3. 痰热壅肺

但热不寒，气急胀满，咳喘、烦躁，痰黄黏稠但不易咳出，面红，口干但饮水不多，舌质红、苔黄腻，脉象浮数。

### 4. 阳虚水泛

面浮足肿，腹满尿少，心悸喘咳不得卧，咳清稀痰，形寒怕冷，气短动则甚，面唇发绀。舌胖质黯、苔白滑，脉沉细数或结代。

### 5. 痰蒙神窍

咳逆喘满不得卧，痰鸣声响，意识蒙眬，表情淡漠，或谵妄、烦躁不安，严重者昏迷，或肢体震颤、抽搐。舌质黯红或紫绛、苔白腻或黄腻，脉细滑数。

### 6. 肺脾气虚

咳嗽、气喘，面白少华，少气懒言，乏力纳差，易于感冒。舌淡胖、苔薄白或白腻，脉细弱或沉细。

### 7. 气阴两虚

咳喘时作，干咳声低，气短难续，无痰或少痰、痰夹血丝，口咽干燥，大便干结。舌质红、少苔，脉细数。

### 8. 肺肾气虚

胸满气短，语声低怯，动则气喘，或见面色晦黯，或见面目浮肿。舌质淡、苔白，脉沉细。

## 【护理评估】

1. 评估患者的神志、体温、脉搏、呼吸、血压情况。
2. 评估患者的喘息情况。
3. 评估患者的咳嗽、咳痰情况，并观察痰的量、性质、颜色和气味。
4. 评估患者的心理状态。
5. 评估患者对疾病相关知识的了解情况。

## 【护理诊断】

### 1. 舒适改变：咳喘
（1）与外邪侵肺，肺气不宣有关。

（2）与痰饮停肺，肺气上逆有关。

（3）与肺肾两虚，受纳无权有关。

### 2. 呼吸困难
（1）与气滞血瘀，气机不畅有关。

（2）与外感寒邪，卫阳被遏有关。

（3）与缺氧有关。

### 3. 体温升高
（1）与外感六淫疫疠之邪有关。

（2）与痰浊内阻，痰热壅肺有关。

### 4. 活动无耐力
（1）与呼吸困难有关。

（2）与年老体弱有关。

（3）与气虚动则咳喘加重有关。

### 5. 知识缺乏
与接触医学书刊和相关知识，及缺乏健康指导有关。

### 6. 清理呼吸道无效
（1）与痰热壅肺，阻塞气道有关。

（2）与肺气虚弱，咳痰无力有关。

## 【护理措施】

### 1. 生活起居护理
（1）病室应经常通风，保持空气新鲜，温湿度适宜，避免寒冷或干燥空气、烟尘及特殊异味的气体刺激。

（2）痰浊壅肺、阳虚水泛、痰蒙神窍者室温可稍高，安排在向阳的房间，防寒保暖。

（3）痰热郁肺者室内宜凉爽、湿润，避免直接吹风。

（4）加强病室消毒，禁止吸烟。

（5）患者宜安静卧床休息，取半卧位或身体前倾坐位。

（6）缓解期适当进行活动，可先在室内活动，根据病情逐渐增加活动量，如打太极拳、做呼吸操等以增强体质，改善肺功能。

### 2. 病情观察
（1）注意观察神志、肤色、体温、呼吸、咳嗽、咯痰、血压情况，观察痰的色、质、量，汗出及缺氧以及舌苔、脉象等情况。

（2）呼吸困难者给予持续低流量给氧，保持呼吸道通畅，如患者出现面色青紫，四肢厥逆，大汗淋漓，脉微欲绝等亡阳征象，应立即报告医生，并配合抢救处理。

### 3. 体位与安全

（1）咳喘严重，发热时应卧床休息，咳喘痰多者取半卧位或健侧卧位，常更换体位，利于痰液咳出。

（2）对烦躁不安患者应设置床档，或专人护理，防止坠床跌扑受伤。

### 4. 清洁护理

（1）咳嗽痰多者应加强口腔护理，给予20%一枝黄花液或银黄甘草水漱口，每日4~5次。

（2）卧床患者要做好皮肤护理，防止压疮的发生。

（3）予以红花乙醇按摩受压部位，达到活血化瘀的作用。

### 5. 饮食护理

（1）饮食应清淡而富营养，多食果蔬，忌辛辣刺激、生冷、油腻、海膻发物等。

（2）痰浊壅肺者宜食莱菔子、白果、粳米同煮粥，早晚餐温热服之；痰热郁肺口渴，舌红津伤者，可多给予梨汁、荸荠汁、莱菔汁；肺肾气虚者缓解期可服蛤蚧、紫河车粉、沙参百合粥、黄芪党参粥或独参汤等；阳虚水泛浮肿明显者应忌盐，水肿消退后可进低盐饮食，或食用鲤鱼赤豆汤、赤小豆粥、薏苡仁粥、大枣粥等以利水湿。

### 6. 情志护理

肺胀患者病程长，病情缠绵，反复发作，经久难愈，易产生忧郁、焦虑心理，对治疗缺乏信心。宜加强情志调理，避免不良刺激，指导自我调节情志的方法，避免忧郁恼怒等不良情绪，嘱家属多给予关心，给予精神支持，使患者保持良好的心态，增强战胜疾病的信心。

### 7. 用药护理

（1）伴外感风寒者汤药应热服，痰浊壅肺、阳虚水泛者汤剂宜温热服，脾肾阴虚、痰热郁肺者宜温凉服。

（2）痰蒙神窍者可服用至宝丹或安宫牛黄丸以豁痰开窍醒神，慎用镇静剂，以免抑制呼吸。

（3）服药后注意观察神志、呼吸、胸闷、咳嗽、咳痰、发绀、浮肿等症状是否改善，应用利尿剂者注意观察尿量。

### 8. 排泄护理

（1）咳嗽痰多者给予消毒痰杯吐痰，痰杯必须每日消毒更换。

（2）合并肺源性心脏病的患者要正确记录小便的量，并且保持大便的通畅，因为肺与大肠相表里，腑通肺肃，其病为顺。

### 9. 并发自发性气胸的护理

（1）卧床休息，勿大声说话，勿用力屏气，排便勿用力。

（2）消除患者紧张、恐惧心理，以配合治疗。

（3）给予高热量、高蛋白、高维生素饮食，多食新鲜蔬菜和水果。

（4）观察患者咳嗽、胸痛、胸闷、呼吸等情况，定时测量体温、脉搏、血压、心率。呼吸困难者遵医嘱给予氧气吸入，做好吸氧护理。有胸腔闭式引流者，做好胸腔引流护理。

### 10. 临证（症）护理

（1）呼吸道分泌物多，且咳痰困难者，要经常协助翻身拍背，以利于排痰，或给予雾化吸入、稀释痰液，使痰易于排出。必要时给予吸痰，保持呼吸道通畅。

（2）出现呼吸困难、呼多吸少、动则喘促、发绀时，立即给予低流量持续吸氧，观察吸氧效果，并做好气管插管或气管切开准备工作，随时准备协助医师进行抢救。

（3）躁动不安者，遵医嘱使用镇静药。

（4）有发热者，可遵医嘱针刺大椎、合谷、曲池等穴位。

## 【健康教育】

### 1. 生活起居

（1）生活起居有规律，随天气变化增减衣被。

（2）积极预防感冒及治疗呼吸系统疾病，晨起按揉迎香穴 50 次，可预防感冒。

（3）有条件者家中配备吸氧设备，每日定时家庭氧疗以改善呼吸功能。

### 2. 饮食

养成良好的饮食习惯，饮食以高热量、低盐、富有营养、易消化为原则，忌肥甘厚腻、生冷煎炸、海膻发物之品。有水肿者应进低盐饮食或无盐饮食。不喝浓茶、咖啡等刺激性食物。

### 3. 情志

生活起居有规律，避风寒，保持情绪乐观、稳定。勿过劳，禁烟酒，息恼怒。调理情志，保持心情舒畅，避免焦虑、烦躁等不良情绪。

#### 4. 用药

（1）中药汤剂宜温服，服药后避风寒，观察效果和反应。

（2）化痰降气汤药不宜久煎，服药期间注意保暖。

（3）慎用镇静药，如巴比妥类药物、地西泮（安定）等，禁用吗啡类可致呼吸抑制的药物。

#### 5. 运动

进行适当的锻炼，如散步、太极拳、呼吸保健操，以增强体质，也可坚持耐寒训练，如洗冷水脸、温水擦浴等，提高机体抗御风寒的能力。指导患者做呼吸肌锻炼，如腹式呼吸、缩唇呼吸等。

#### 6. 定期复诊

预防感冒，出现发热、咳嗽、咯痰、呼吸困难、胸闷、发绀等临床表现时应及时到医院诊治。

## 第二节　心脑系疾病的护理

### 一、心悸

心悸多由禀赋不足，久病体虚，失血过多，情志刺激而导致心失所养或邪扰心神所致，是以自觉心跳异常，惊慌不安，甚至不能自主为主要表现的一种病证。心悸包括惊悸和怔忡，因惊而悸者谓之惊悸，时作时止，病情较轻；无所触动而悸者谓之怔忡，病情较重，全身情况差。心悸的发生多与体质虚弱、劳欲过度、情志所伤、感受外邪及饮食不节等因素有关。

西医学中由于各种原因引起的心律失常，如心动过速、心动过缓、期前收缩、心房颤动或扑动，心功能不全、神经症等，凡具有心悸临床表现的，可参考本病辨证施护。

### 【辨证分型及临床表现】

#### 1. 心虚胆怯

心悸不宁，善惊易恐，坐卧不安，不寐多梦而易惊醒，恶闻声响。舌多正常苔薄白，脉数或细弦。

### 2. 心血不足

心悸气短，头晕目眩，失眠健忘，面色少华，倦怠乏力，纳呆食少。舌淡红苔薄白，脉细弱。

### 3. 阴虚火旺

心悸易惊，心烦失眠，五心烦热，口干，盗汗，思虑劳心则症状加重，伴耳鸣腰酸，急躁易怒。舌红少津，苔少或无，脉细数。

### 4. 心阳不足

病情较重，心悸不安，胸闷气短，面色苍白，形寒肢冷。舌淡苔白，脉虚弱或沉细无力。

### 5. 水气凌心

心悸眩晕，胸闷痞满，渴不欲饮，小便短少，或下肢浮肿，形寒肢冷，伴恶心，欲吐。舌淡胖苔白滑，脉弦滑或沉细而滑。

### 6. 心血瘀阻

心悸不安，胸闷不舒，心痛时作，痛如针刺，唇甲青紫。舌质紫黯或有瘀斑，脉涩或结代。

## 【治疗原则】

### 1. 心虚胆怯

镇惊定志，养心安神。

### 2. 心血不足

补心养心，益气安神。

### 3. 阴虚火旺

滋阴清火，养心安神。

### 4. 心阳不足

温补心阳，安神定悸。

### 5. 水气凌心

温化水饮，宁心定悸。

### 6. 心血瘀阻

活血化瘀，理气通络。

## 【护理评估】

### 1. 评估心悸的病因

心悸多由体质虚弱、饮食劳倦、情志失调、感受外邪或药物中毒等引起。

### 2. 评估心悸的病位

主要在心，发病与脾、肾、肺、肝四脏功能失调密切相关。

### 3. 评估心悸的病性

本病多因虚所致，其虚多为气血阴阳亏损，心失所养，也有因实而发，其实多由血脉瘀阻，痰浊阻滞，气血运行不畅，虚实可以相互转化，总之本病为本虚标实之证，其本为气血不足，阴阳亏损，其标为血瘀、痰浊、水饮等，临床表现多为虚实夹杂。

### 4. 评估心悸的病程

心悸较久多为心房颤动、心房扑动、心功能不全。初发心悸可为期前收缩、神经症，病情相对较轻。

## 【护理诊断】

### 1. 情志异常：焦虑、恐惧

（1）与频发心悸，忧虑预后有关。

（2）与心悸较重，伴有并发症有关。

（3）与缺乏心理卫生知识，不能合理调适有关。

### 2. 不舒适：心悸不安

与情志、饮食、劳逸内伤心神，或气血阴阳亏虚不能养心有关。

### 3. 夜寐不安

与气血不足，心神失养；阴虚火旺，心神失宁及焦虑、环境改变等有关。

### 4. 胸闷、心痛

与气滞血瘀，心脉不畅有关。

### 5. 潜在并发症：心阳暴脱

与心阳虚衰，伴有严重心功能不全有关。

### 6. 活动无耐力

（1）与心阳不振，心力衰竭有关。

（2）与脉结代，心律失常有关。

（3）与年迈体弱，长期卧床有关。

## 【护理措施】

### 1. 生活起居护理

（1）病室环境安静，空气新鲜，温湿度适宜，注意四时气候变化，防寒保暖，以免外邪侵袭诱发或加重心悸。

（2）避免噪声及恐慌刺激。起居有节，劳逸适度。

（3）心悸发作时宜卧床休息，待症状好转后，逐渐恢复体力活动。

（4）水饮凌心、痰阻心脉等重症者应绝对卧床。

（5）对年老体弱、长期卧床、活动无耐力的患者，注意皮肤护理，预防压疮。

（6）保证睡眠质量，养成良好的睡眠习惯，进餐不宜过饱，睡前可以听轻松舒缓的音乐，尽量放松身心。

（7）保持大便通畅，养成规律的排便习惯，切忌努责，可协助患者进行腹部按摩，必要时遵医嘱予缓泻剂。

## 2. 病情观察

（1）观察患者心律、心率、血压、呼吸、面唇色泽、汗出等变化；心悸发作与情志、进食、活动等关系是否密切。

（2）出现下列情况，立即汇报医生，配合处理：①脉结代、促，伴头晕甚则晕厥；②呼吸急促、面色苍白、口唇青紫、汗出肢冷等心阳欲脱之证；③心前区剧烈疼痛。

## 3. 体位与安全

（1）急性发作和病情危重者，应卧床休息，护理人员协助生活起居，并且尽量减少搬动患者，以免加重心脏负担和影响患者休息。

（2）症状较轻者可以适当活动，活动量视病情循序渐进，以不感到疲劳为度，胸闷气短者应取半卧位。

## 4. 清洁护理

（1）保持口腔清洁，早晚刷牙，饭前、饭后用中药漱口液漱口，久病重症卧床者，每天2次口腔护理。

（2）重症卧床者，注意皮肤的清洁及防止压疮发生，定时用红花乙醇按摩受压部位，经常更换体位，以利局部组织血液循环，保持皮肤清洁干燥，床单清洁平整，应定时擦身更换衣被，长期卧床者注意做好下肢被动活动。

## 5. 饮食护理

（1）饮食宜清淡、营养，避免过饱。忌饮浓茶、咖啡，忌食辛辣刺激之品，戒烟酒。

（2）水饮凌心、尿少水肿者，可食冬瓜、清蒸黑鱼、赤小豆薏苡仁粥等，以温阳利水，限制水及钠盐摄入。

（3）心血不足、心神不宁者，可食大枣、龙眼、莲子、小麦、百合、枸杞粥等，以补益气血。

（4）痰火扰心者，可食山药、苦瓜、洋白菜、西红柿、百合冰糖水、桑椹粥、乌梅汁等，以滋阴清火。

### 6. 情志护理

（1）保持心情舒畅，劳逸适度。忌过度思虑，避免愤怒、抑郁等不良情绪。

（2）心虚胆怯证者避免在患者面前议论与其病情有关的问题，防止情绪激动。

（3）对进入监护室或带有监测仪的患者应将相关情况详细地告诉患者，使其尽快适应环境，稳定情绪，配合治疗。

### 7. 排泄护理

（1）保持大便通畅，大便时不可太用力，避免增加心脏负担，诱发或加重病情，可以按摩腹部，或按揉关元、大肠俞、脾俞、气海、足三里穴位，或每天晨起冲饮蜂蜜茶，或番泻叶6～9g沸水泡茶饮，必要时用开塞露塞肛通便或低压清洁灌肠。

（2）患者出现排尿困难者，可以留置导尿，每天更换集尿袋，做好会阴部及导管的清洁消毒，准确记录尿量。

### 8. 用药护理

（1）严格按照医嘱的剂量、时间和方法给药，注意观察药物的不良反应。

（2）心阳不振者中药汤剂应趁热服，补益药宜早晚温服，利水药宜空腹或饭前服用，安神药宜睡前服用。

（3）阴虚火旺者，中药汤剂宜浓煎，少量频服，睡前凉服，服药期间忌饮浓茶、咖啡，平时可用莲子心沸水泡后代茶饮，有清心除烦的功效。

（4）静脉输注抗心律失常药物和血管扩张药物时，要严格遵医嘱控制剂量和滴速，密切观察心率、心律、血压情况；使用附子或服用洋地黄类药物，应注意观察患者有无心率缓慢、胃纳减退、恶心、色觉异常、心慌不适等中毒症状，服用前测心率低于每分钟60次时应停药；使用利尿剂的患者，要准确记录出入量，如患者出现无力、心律不齐等症状，要及时报告医生，采取有效措施。

### 9. 并发症护理

（1）心阳暴脱（猝死）：①一旦发生猝死的表现如意识丧失、抽搐、大动脉搏动消失、呼吸停止，立即通知医生，配合抢救；②迅速开放静脉通道，及时遵医嘱给予药物治疗，必要时配合临时心脏起搏或电复律；③严密观察心律、心率、心电图，生命体征、血氧饱和度变化，并做好相应记录。

（2）急性左侧心力衰竭：①立即协助患者取坐位，双腿下垂，减少静脉回流，减轻心脏负荷；②保持气道通畅，每分钟给予 6~8L 高流量吸氧，必要时给予乙醇湿化；③迅速开放静脉通道，遵医嘱正确用药，观察疗效及不良反应；④严密观察心律、心率、心电图，生命体征、血氧饱和度变化，观察呼吸频率及深度、意识、精神状态、皮肤颜色及温度、肺部啰音的变化。

### 10. 临证（症）护理

（1）心阳虚弱、水饮凌心、喘促不能平卧者，取半卧位，并给予吸氧。

（2）心血瘀阻、心阳虚弱、脉结代者，应正确测量短绌脉。

（3）水饮凌心伴水肿者，做好皮肤护理，避免皮肤损伤。

（4）怔忡严重时，绝对卧床休息。如出现喘促、悸动不安、口唇发绀、汗出肢冷、脉微欲绝应立即报告医师，遵医嘱给予氧气吸入，迅速建立静脉通道，并配合抢救。


## 【健康教育】

### 1. 生活起居

注意防寒保暖，预防感冒的发生。避免和控制诱发因素，如劳累、情绪激动、便秘等不良刺激。

### 2. 饮食

因过饱、刺激性食物、烟酒等均可诱发心悸，故应避免。

### 3. 情志

保持情绪稳定，避免不良情绪刺激，避免情绪激动。

### 4. 用药

严格遵医嘱服药；不可随意停药、换药，应用某些药物（强心、利尿、扩血管、抗心律失常等药物）后产生不良反应时及时就医。

### 5. 运动

病情允许的患者可参加体育锻炼，如太极拳、太极剑等，也可配合气功练习，增强体质。

### 6. 定期复诊

遵医嘱定期复诊，如心悸不安，喘促持续不能缓解，水肿加重等时，应立即就诊。

## 二、胸痹

胸痹是由寒邪内侵、饮食失调、情志失节、劳倦内伤、年迈体虚以致胸部闷痛，甚则胸痛彻背，喘息不得卧为主症的疾病，轻者仅感胸闷如窒，呼吸欠畅；重者则有胸痛，甚则心痛彻背，背痛彻心。病机为心脉痹阻，病位在心，涉及脾、肝、肾等脏。

西医学中的冠状动脉粥样硬化性心脏病、心包炎、心肌病等可参考本病辨证施护。

## 【辨证分型及临床表现】

### 1. 心血瘀阻

心胸疼痛，如刺如绞，痛有定处，入夜为甚，甚则心痛彻背，或痛引肩背，伴胸闷，日久不愈。舌质紫黯，有瘀斑，苔薄，脉弦细。

### 2. 气滞心胸

心胸满闷，胀痛阵发，痛有定处，时欲太息，遇情志不遂时容易诱发或加重，或兼有脘腹胀闷，得嗳气或矢气则舒。舌红苔薄或薄腻，脉弦细。

### 3. 痰浊闭阻

胸闷重而心痛微，痰多气短，形体肥胖，遇阴雨天易发作或加重，伴倦怠乏力，纳呆便溏，咳吐痰涎。舌胖有齿痕，苔浊腻或白滑，脉滑。

### 4. 寒凝心脉

心痛彻背，喘不得卧，伴形寒，甚则手足不温，冷汗自出，胸闷气短，面色苍白。舌黯苔白，脉沉紧或沉细。

### 5. 气阴两虚

心胸隐痛，时作时休，心悸气短，伴倦怠乏力，声息低微，面色㿠白，易汗出。舌质淡红，舌胖有齿痕，苔薄白，脉虚细缓或结代。

### 6. 心肾阴虚

心痛憋闷，心悸盗汗，虚烦不寐，腰酸膝软，头晕耳鸣，口干便秘。舌红少津，苔薄或剥，脉细数或促代。

### 7. 心肾阳虚

心悸而痛，胸闷气短，自汗，面色㿠白，神倦怯寒，四肢欠温或肿胀。舌淡胖边有齿痕，苔白或腻，脉沉细迟。

## 【治疗原则】

| 1. 心血瘀阻 | 2. 气滞心胸 |
|---|---|
| 活血化瘀，通脉止痛。 | 疏肝理气，活血通络。 |

| 3. 痰浊闭阻 | 4. 寒凝心脉 |
|---|---|
| 通阳泄浊，豁痰宣痹。 | 祛寒活血，宣痹通阳。 |

| 5. 气阴两虚 | 6. 心肾阴虚 |
|---|---|
| 益气养阴，活血通脉。 | 滋阴清火，养心和络。 |

| 7. 心肾阳虚 |
|---|
| 温补阳气，振奋心阳。 |

## 【护理评估】

### 1. 评估胸痹的病因

在心的气、血、阴、阳不足或肝、脾、肾失调的基础上，兼有痰浊、血瘀、气滞、寒凝等病理产物阻于心脉，在寒冷刺激、饱餐之后、情绪激动、劳累过度等诱因的作用下，使胸阳痹阻，气机不畅，心脉挛急或闭塞而发。

| 2. 评估胸痹的病位 | 3. 评估胸痹的病性 |
|---|---|
| 以心为主，然其发病与肝、脾、肾三脏功能失调有关。 | 为本虚标实，本虚为气、血、阴、阳虚，标实为痰浊、血瘀、气滞、寒凝。 |

### 4. 评估胸痹的病程

胸痛程度轻多为冠心病，病情进一步发展，瘀血闭阻心脉，可见心胸猝然大痛，而发为心肌梗死。

## 【护理诊断】

| 1. 不舒适：胸闷心痛 | 2. 心悸 |
|---|---|
| 与气滞、血瘀、痰阻、阴寒闭阻胸阳有关。 | 与情志过激、痰瘀痹阻、气血亏虚有关。 |

### 3. 失眠

与气血不足、阴虚火旺、焦虑及环境改变有关。

### 4. 焦虑

与对疾病缺乏正确认识或家庭、社会、环境影响有关。

### 5. 排便型态异常：有便秘的危险

与气阴亏虚、久卧少动、饮食不当、不习惯床上排便等因素有关。

### 6. 潜在并发症：厥脱

与心痛剧烈、七情过激、劳累过度、心阳暴脱有关。

### 7. 有皮肤受损的危险

与患者嗜睡、瘫痪肢体受压、长期卧床皮肤受压部位气血失于流通，不能营养肌肤有关。

### 8. 知识缺乏

缺乏自我调护知识。

### 9. 有痰阻气道的危险

（1）与哮喘发作、气道受阻有关。

（2）与年老体弱、咳嗽无力有关。

（3）与痰液黏稠、咳痰不爽有关。

## 【护理措施】

### 1. 胸闷、胸痛的一般护理

（1）密切观察胸痛的部位、性质、程度、持续时间以及用药效果，以辨别实证和虚证，如胸部闷重而痛，多属气滞、痰阻；胸痛彻背，感寒痛甚，多为阴寒凝滞；刺痛固定不移，痛有定处，多为血脉瘀阻；隐痛时作时止，常为气阴两虚之候。

（2）病室及环境必须保持安静，走路、说话、关开门、取放物品声音均要轻，尤其要避免突然的高喊尖叫或突然的撞击声等噪声刺激。

（3）要注意卧床休息，胸痛发作时立即停止活动，轻者可适当活动，如散步、做操、打太极拳等；重者则绝对卧床休息。

（4）注意寒温，慎防外感：时刻注意气候变化，及时增减衣被，心阳虚者应注意保暖，不可贪凉或汗出当风，预防感冒发生。阳虚欲脱者更需注意保暖，使用热水袋或电热毯时谨防烫伤。

（5）调摄情志：凡事不能用心，适宜平淡静志，避免七情过极和外界不良刺激，不宜观看紧张刺激性的电影、电视、小说。减少探陪人员，不宜多交谈，不宜用脑过度，避免情绪波动。做好解释劝导工作，解除思想顾虑，使患者心情舒畅地配合治疗、护理。

（6）及时给氧，按时服药：氧流量以 2~3L/min 为宜，持续吸入。安眠药在晚睡前 30 分钟至 1 小时内服下，硝酸甘油片适宜舌下含服。心功能不全者，应控制进水量，故汤药适宜浓煎，少量多次分服。

（7）饮食护理：饮食宜低盐、低脂、低胆固醇饮食，应定时定量，防过饱过饥，晚餐尤应忌过饱，俗话说："胃不和则寐不安"，平素进食清淡素爽易消化食物，注意调补气血，加强营养。心阳气虚者，忌食生冷瓜果以及其他凉性食物，适宜安神温补之品，如猪心炖莲子、烧羊肉、狗肉等；心阴两虚者，忌食辛辣烟酒及其他热性食物，适宜滋阴养血之品，如红枣龙眼汤，百合银耳羹、莲子心、玉竹茶；痰火内盛者，忌食肥甘油腻生痰助湿之品，适宜食清淡化痰之品，如雪羹汤；心血瘀阻者，控制食量，切忌饱餐，勿食动物油脂，适宜清淡、少油、化瘀之品，如瘦肉、鱼类、清炖鸡；心火炽盛者，忌食辛辣煎炸动火之品，适宜食清火之品，如莲子心 6g 泡水代茶饮；心阳暴脱、痰火扰心、神志不清者均应暂缓进食。

## 2. 潜在厥脱的护理

（1）严密观察心率、心律、血压、神志、面色、出汗、胸闷、心痛及苔脉的变化，要严密观察有无面色苍白、冷汗淋漓、四肢厥冷等心阳暴脱的表现，及时报告医师。严密观察心电监护的变化，必要时送监护病房进行专门监护、抢救。

（2）绝对卧床休息，给氧。

（3）忌饱餐、用力排便等一切可能加重心脏负担的因素。

（4）控制输液的速度及液体的入量，尤其是抗心律失常的药物，速度要慢。

（5）保持情绪稳定，避免一切不良刺激。不要看刺激性的书刊、电视等。

（6）针刺内关、神门、膻中、耳压取心、交感、皮质下等，或给予麝香保心丸含服，以宁心安神。

## 3. 生活起居护理

（1）病室环境保持安静，避免噪声刺激，定时开窗通风，保持空气新鲜，温湿度适宜，避免寒邪侵袭，阳虚者注意保暖，不可汗出当风，预防感冒。

（2）胸闷心痛发作时，应绝对卧床休息，给予氧气吸入。

（3）协助患者日常生活，缓解期适当下床活动，注意劳逸结合，避免过劳诱发疾病或加重病情。

（4）保持大便通畅，叮嘱患者排便困难时切忌屏气用力，必要时给予缓泻剂，如麻仁丸、番泻叶等。

### 4. 病情观察

（1）密切观察并详细记录生命体征、神志、舌苔、脉象变化，必要时进行心电监护；注意胸痛的部位、持续时间、疼痛性质及伴随症状，及时辨明标本虚实及病势顺逆发展。

（2）如胸部闷重而痛，多属气滞、痰阻；胸痛彻背，感寒痛甚，多为阴寒凝滞；刺痛固定不移，痛有定处，多为血脉瘀阻；隐痛时作时止，常为气阴两虚之候。

（3）若患者出现胸中剧痛，有窒息及濒死感，含服硝酸甘油等药物不得缓解，伴精神萎靡、四肢厥冷、大汗淋漓、面色苍白、脉微欲绝等证候，考虑为真心痛，应及时通知医生，紧急救治。

### 5. 便秘护理

（1）养成每天按时排便的习惯，练习床上排大小便，保持大便通畅。

（2）可腹部顺时针按摩。

（3）多食新鲜蔬菜以及多纤维的食物。可食香蕉、蜂蜜等。

（4）必要时用缓泻剂，如麻仁丸等，切忌努责。

### 6. 饮食护理

（1）饮食宜少量多餐，清淡、易消化，多食新鲜蔬菜水果，忌肥甘厚腻之品，避免过饱。

（2）心血瘀阻者可食黑木耳、桃仁粥、葛根粥，以活血通络。

（3）痰浊闭阻者可食山药、白萝卜、薏苡仁、荷叶粥，以健脾化痰。

（4）心肾阳虚者可食羊肉、牛肉、洋葱、韭菜等，以补肾温阳。

（5）气阴两虚者可食百合莲子银耳羹、黄芪粥，或西洋参 3~5g 代茶饮，以益气养阴。

### 7. 情志护理

（1）胸痛发作时，要陪伴安抚患者，适当采取转移法、诱导法，放松心情，避免情绪紧张。

（2）平淡静志，不宜观看引起恐怖、兴奋、紧张、刺激的影视节目或书报。

（3）减少亲属探视，不宜过度交谈或以不良信息刺激，以免引起患者情绪波动，切忌忧思恼怒，保持心情舒畅，积极配合治疗。

### 8. 用药护理

（1）中药汤剂宜温服，寒凝心脉者，宜热服。

（2）寒凝心脉、心肾阳虚者，疼痛发作时可遵医嘱予舌下含服苏合香丸，或麝香保心丸、速效救心丸，以芳香化浊，理气温通。

（3）心血瘀阻者，遵医嘱给予三七粉温开水冲服，疼痛发作时可遵医嘱予舌下含服丹参滴丸，以活血化瘀止痛。

### 9. 并发真心痛的护理

（1）立即给予吸氧，3～4L/min。

（2）给予舌下含服速效救心丸或麝香保心丸、复方丹参滴丸，密切观察病情变化。

（3）出现心悸、水肿、喘促不得卧者，给予半卧位。

（4）出现四肢厥冷、脉微欲绝、冷汗如油，则为心阳暴脱之危象，立即采取应急措施，配合医生抢救。

### 10. 临证（症）护理

（1）疼痛时，给予吸氧，遵医嘱予镇痛药，可配合耳穴埋籽，取穴：心、神门、脑、交感，每次按压2～3分钟，每日3～5次。

（2）胸闷不适者，可予穴位按摩，取膻中、心俞、内关、每穴3～5分钟，每日1次。

（3）便秘者可行腹部顺时针按摩，可每日晨起饮蜂蜜水一杯，养成定时排便习惯，切忌努责。

## 【健康教育】

### 1. 生活起居

起居有常，保持充足的睡眠，忌通宵不眠、劳倦过度；保持大便通畅；居处宜安静、通风、温度适宜，过冷过热均可诱发胸痹；控制高血压、高血脂及糖尿病。

### 2. 饮食

饮食有节，肥胖者控制体重，减少动物脂肪和胆固醇丰富的食物的摄入量，戒烟、限酒，不饮浓茶、咖啡。

### 3. 情志

保持心情平静舒畅，避免情绪激动，建立良好的家庭和社会关系，学会将工作、生活中的烦恼向朋友、亲人倾诉，从而得到安慰和支持。

### 4. 用药

严格遵医嘱用药，随身携带速效救心丸、复方丹参滴丸及硝酸甘油、硝酸异山梨酯等药物，以备胸痹发作时服用。

### 5. 运动

适当运动，可选择步行、太极拳、养生气功等，运动以不感疲劳、心悸、气短为度。

### 6. 定期复诊

遵医嘱定期复诊，若胸痛发作频繁，休息及口含药物无效时，应立即就诊。

# 三、眩晕

　　眩晕是由风阳上扰、痰瘀内阻等导致脑窍失养，脑髓不充，以头晕目眩，视物运转为主要临床表现的病证。眩指目眩，即视物昏花，模糊不清，或眼前发黑；晕为头晕，即感觉自身或周围景物旋转不定，二者常同时出现，一般统称为眩晕。轻者闭目即止；重者如坐舟车，旋转不定，不能站立，伴恶心、呕吐、面色苍白、汗出，甚则仆倒等症状。本病多见于中老年人，也可发于青年人。可反复发作，妨碍正常的工作和生活，严重者可发展为中风或厥证、脱证而危及生命。

　　眩晕的发生多与情志、饮食、体虚年高、跌仆外伤等因素有关。西医学中的内耳性眩晕，颈椎病，椎−基底动脉系统血管疾病及高血压、脑动脉硬化、贫血等引起的以眩晕为主要临床表现时，可参考本病辨证施护。

## 【辨证分型及临床表现】

| 1. 肝阳上亢 | 2. 肾精不足 |
| --- | --- |
| 　　眩晕耳鸣，头痛且胀，每因烦劳或恼怒而加重，面色潮红，性情急躁易怒，胁痛，口苦。舌红苔黄，脉数。 | 　　神疲健忘，腰膝酸软，遗精耳鸣，失眠多梦。偏于肾阳虚者四肢不温，阳痿，阴冷，舌淡苔白，脉沉细；偏于肾阴虚者，五心烦热。舌红少苔，脉弦细。 |
| 3. 气血亏虚 | 4. 痰浊中阻 |
| 　　头晕眼花，病程长而反复发作，面色苍白，唇甲不华，头发干枯不荣，心悸少寐。舌淡苔白，脉细弱。 | 　　眩晕耳鸣，头昏如裹，甚至视物旋转欲倒，胸脘痞闷，呕恶痰涎，身重懒动。舌淡胖苔白腻，脉濡滑。 |

## 【治疗原则】

| 1. 肝阳上亢 | 2. 肾精不足 |
| --- | --- |
| 平肝潜阳。 | 补益肝肾。 |

## 3. 气血亏虚

益气养血。

## 4. 痰浊中阻

燥湿化痰。

## 【护理评估】

### 1. 评估眩晕的病因

素体阳盛之人，肝阳偏亢；长期忧郁恼怒，肝气郁结，风阳升动；久病不愈，耗伤气血，或失血之后，虚而不复，或思虑劳倦，使脾胃虚弱而气血生化乏源；先天不足，禀赋虚弱而后天又失于调摄，肾精不充；老年肾亏，精虚髓减；久病伤肾，肾精虚少；嗜酒肥甘，饥饱无常，思虑劳倦，伤及于脾，使脾失健运；跌仆坠损，头颅外伤，气滞血瘀，或气虚血瘀，导致脑络痹阻，气血不能上荣头目，脑失所养。

### 2. 评估眩晕的病位

病位在清窍，且与肝、脾、肾三脏关系密切。

### 3. 评估眩晕的病性

眩晕的病性以虚者居多，如肝肾阴虚，虚风内动，气血亏虚，清窍失养；肾精亏虚，脑髓失充。眩晕实证多由痰浊阻遏，升降失常；痰火气逆，风邪外犯，上犯清窍；或瘀血闭窍。发病过程中，各种病因病机可以相互影响，相互转化，形成虚实夹杂。

### 4. 评估眩晕的病程

内耳性眩晕，颈椎病，椎-基底动脉系统血管疾病等引起的眩晕多由于劳累、愤怒、饮酒、体位变动等原因诱发。病程长多见于高血压、脑动脉硬化、贫血。

## 【护理诊断】

### 1. 不舒适：头晕目眩

与素体肝肾阴虚、肝阳上亢，或暴怒伤肝、风阳上扰，或脾虚、气血不足、脑髓失养，或颈椎病变、脑失血荣有关。

| 2. 头痛 | 3. 心烦、易怒 |
|---|---|
| 与肝阳上扰头目或瘀血阻络、气血不畅有关。 | 与情志刺激，肝阳上亢有关。 |
| 4. 不舒适：恶心呕吐 | 5. 有外伤的危险：跌仆 |
| （1）与肝气犯胃，胃失和降有关。<br>（2）与痰浊中阻，胃气不降有关。 | （1）与头晕目眩，动作失衡有关。<br>（2）与肝阳上亢，又遇情志刺激，肝风暴动有关。 |
| 6. 自理缺陷 | 7. 潜在并发症：中风 |
| 与头晕目眩、动作失衡、行为受限有关。 | 与肝旺之体，情志过极，风阳痰火中络中脏有关。 |

## 【护理措施】

| 1. 生活起居护理 | 2. 清洁护理 |
|---|---|
| （1）居室光线柔和，温湿度适宜，避免强光和噪声刺激。<br>（2）重症者绝对卧床休息，轻症者可闭目养神。<br>（3）指导患者变换体位或蹲、起、站立时应动作缓慢，避免头部过度动作，下床活动时要陪护在旁，防止发生意外。<br>（4）肝阳上亢、肾精不足者居处宜凉爽；气血亏虚、瘀血阻窍者居处室温稍偏高，应做好保暖工作，预防感冒；痰浊中阻者居处宜干燥、温暖。<br>（5）劳逸结合，保证充足睡眠，适当体育锻炼，增强体质。 | （1）保持床单位清洁干燥、整洁。<br>（2）症状轻者可让患者自行刷牙，保持口腔清洁舒适。呕吐物及时清除，给予漱口，症状严重不能起床者用20%一枝黄花液擦拭口腔，每天2次。<br>（3）卧床者要预防压疮，保持皮肤清洁干燥，外用红花乙醇、三石散等按摩骨骼隆突及易受压处，每天2次。 |
| 3. 病情观察 | |
| （1）注意观察眩晕发作的时间、程度、规律、诱发因素和伴随症状。 | |

（2）监测血压、脉象变化，如出现剧烈头痛、呕吐、视物模糊、语言謇涩、肢体麻木、血压持续上升或胸闷、胸痛、冷汗等，应考虑中风、厥脱之危象，迅速报告医生，及时处理。

#### 4. 体位与安全

（1）护理患者时，动作轻柔，不碰撞和摇动病床，以免增加患者不适感。

（2）眩晕严重时需卧床休息，改变体位动作缓慢，少做旋转、低头弯腰动作。

（3）有颈椎病者，睡眠时要选择合适的枕头，仰卧时适宜低，侧卧时与肩等高。

（4）症状轻者应鼓励适当参加体育活动，血压较高或伴明显脏器损害者应绝对卧床，协助每2小时更换体位1次。

#### 5. 饮食护理

（1）饮食宜清淡、易消化为宜，多食新鲜蔬菜水果，如：芹菜、菊叶等；忌食辛辣、肥甘厚腻及过咸伤肾之品。

（2）肝阳上亢者，可食木耳、海带、萝卜、芹菜等，也可用山楂、菊花代茶饮。

（3）气血亏虚者，多食瘦肉、蛋类、奶类、鱼类、黑芝麻、参芪粥、红枣莲子粥、薏仁粥等，以补益气血。

（4）肾精不足者，可食清蒸甲鱼、胡桃肉、黑芝麻、首乌大枣粥等以补肾填精。

（5）阳虚者，可食羊肉等以补肾助阳。

#### 6. 情志护理

（1）指导患者自我调控情志的方法，避免易引发烦恼、易怒的环境。

（2）认真倾听患者的倾诉，鼓励其抒发心中的郁闷和不快，缓解、改善不良情绪。

（3）肝阳上亢者，情绪易激动，应指导患者移情怡性，减轻患者的精神压力；肾虚者，避免引起不必要的惊恐。

#### 7. 用药护理

（1）中药汤剂一般宜温服，观察用药后反应。

（2）眩晕发作时暂停服用中药汤剂：肝阳上亢者汤药宜凉服；气血亏虚者宜温服；补益药宜早晚温服；痰湿眩晕伴呕吐者，可以姜汁数滴滴舌后，少量频服中药。

#### 8. 排泄护理

保持大便通畅，便时按摩腹部或按揉支沟、关元、足三里等穴，亦可食蜂蜜、香蕉、果仁等润肠通便的食品，必要时服番泻叶、润肠丸等缓泻剂。

（1）观察眩晕发作的先兆症状，如胸闷、泛泛欲吐、视物模糊等，注意发作时间、程度、诱发因素，伴发症状及血压、舌苔、脉象等的变化。

（2）若见头痛剧烈、呕吐、视物模糊、语音謇涩，肢体麻木或行动不便，血压持续升高时，应立即报告医师，及时抢救。

（3）若有高血压、动脉硬化等遵医嘱每天测量血压1次，待病情稳定后改为每周测量1次。

（4）抗高血压药常见的不良反应是直立性低血压，所以应嘱患者缓慢起立，并定期测血压，准确控制和调节药物的剂量和服药时间。

### 9. 并发高血压急症的护理

（1）绝对卧床休息，抬高床头，避免一切不良刺激和不必要活动，协助生活护理。

（2）保持呼吸道通畅，吸氧、稳定患者情绪，必要时用镇静药。

（3）连接监护仪，密切观察心电、血压、呼吸情况。

（4）迅速建立静脉通道，遵医嘱尽早使用降压药，用药过程中注意血压变化，避免出现血压骤降。

（5）患者出现头痛剧烈、眩晕、血压剧升、肢体麻木、半身不遂、舌强症状，应及时告知医师，采取相应处理措施。

（6）注意观察血压、瞳孔、呼吸、神志等变化，如出现异常及时报告医师，及时处理。

（7）呕吐、痰涎较多者，应将头侧向一边，并及时清除，保持气道通畅，以防窒息和吸入性肺炎。

### 10. 临证（症）护理

（1）眩晕而昏仆不知人事，急按人中穴，并立即报告医师。

（2）眩晕伴恶心呕吐者，遵医嘱给药或给予耳穴埋籽，取穴：肾、神门、脑，每次按压2~3分钟，每日3~5次。

（3）呕吐严重者，应取侧卧位，及时清理呕吐物，更换被污染的衣物。呕吐剧烈者暂时禁食，医嘱给予针刺内关、中脘、丰隆、风池等穴，中强刺激手法。

（4）肝阳上亢伴头痛者，可穴位按摩，取穴：印堂、太阳穴、肝俞、肾俞、合谷、风池，每穴3~5分钟，每日1次；伴血压高者，可予耳穴埋籽，取降压沟。

## 【健康教育】

### 1. 生活起居

戒烟、限酒；保持大便通畅，养成定时排便的习惯；避免头部剧烈运动，行动宜缓慢，不可突然改变体位；定期监测血压。

### 2. 饮食

饮食宜低盐低脂、清淡易消化，肥胖者及高血压患者注意控制体重。

### 3. 情志

指导患者选择听音乐、散步、聊天等方式舒缓情志。

### 4. 用药

遵医嘱服药，不可随意增减药量或停药。

### 5. 运动

避免过劳，适量进行体育运动，如慢步走、打太极拳、练气功等；运动时间不宜选择清晨6~9时，不宜从事高空作业，并应避免游泳、乘船以及各种旋转幅度大的动作。

### 6. 定期复诊

遵医嘱定时复诊，若出现剧烈头痛、恶心、呕吐、血压升高时及时就医。

## 四、不寐

不寐是由于心神失养或不宁而引起经常不能获得正常睡眠为特征的一类病证。主要表现为睡眠时间、深度的不足以及不能消除疲劳、恢复体力与精力，轻者入睡困难，或寐而不酣，时寐时醒，或醒后不能再寐，重者彻夜不眠。由于睡眠时间的不足或睡眠不熟，醒后常见神疲乏力、头晕头痛、心悸健忘。

西医学中的神经症、慢性消化不良、更年期综合征等，凡以失眠为主要临床表现时，均可参考本病辨证施护。

## 【辨证分型及临床表现】

### 1. 心脾两虚

心脾两虚，营血不足，不能奉养心神，致使心神不安，而生不寐、多梦、健忘、易醒。血不养心则心悸。气血虚弱，不能上奉于脑，清阳不升，则头晕目眩。脾气虚则气血生化之源不足，血少气虚，故肢倦神疲。

### 2. 阴虚火旺

肾阴不足，心肾不交，水火失于既济，心肾阴虚，心火上炎，扰动神明，则心烦不寐，心悸不安而健忘。肾阴不足，脑髓失养，相火妄动，故头晕耳鸣。

### 3. 心虚胆怯

心胆气虚，痰浊内扰心窍，故心神不安，夜寐多梦易惊，心悸。

### 4. 痰热内扰

宿食停滞，土壅木郁，肝胆不疏，因郁致热，生痰生热，痰热内扰，故不寐心烦，目眩。痰热郁阻，气机不畅，则胸闷脘痞，口苦痰多。

### 5. 肝郁化火

因恼怒伤肝，肝郁化火，上扰心神，则不寐而烦躁易怒。肝气郁结，则胸闷胁痛。

## 【治疗原则】

### 1. 心脾两虚

中医治法为补养心脾，宁心安神。中医方药用归脾汤或天王补心丹。适宜温服。

### 2. 阴虚火旺

中医治法为滋阴降火，养心安神。中医方药用天王补心丹或黄连阿胶汤。中药汤剂适宜稍凉服。

### 3. 心虚胆怯

中医治法为益气镇惊，安神定志。中医方药用安神定志丸。中药汤剂适宜睡前温服。

### 4. 痰热内扰

中医治法为清化痰热，和中安神。中医方药用温胆汤或黄连温胆汤。中药汤剂宜稍凉服。

### 5. 肝郁化火

中医治法为清肝泻火，佐以安神。中医方药用龙胆泻肝汤。中药汤剂宜温服。

## 【护理评估】

### 1. 评估不寐的病因

不寐多由脏腑功能失调所致。

## 2. 评估不寐的病位

主要在心，与肝、脾、肾密切相关。

## 3. 评估不寐的病性

总属阳盛阴衰，阴阳失交。一为阴虚不能纳阳；二为阳盛不得入于阴。

## 4. 评估不寐的病程

不寐的预后一般较好，但因病情不一，预后亦各异。病程短，病情单纯者，治疗收效较快；病程较长，病情复杂者，治疗难以速效。

## 【护理诊断】

### 1. 睡眠型态紊乱：夜寐不安

与环境影响、卧居不适、心绪不宁、舒适状况改变（疼痛、咳嗽、呼吸困难、脘腹胀满）、气血亏虚、阴阳失调等有关。

### 2. 焦虑/烦躁

与不寐日久及阴虚火旺心烦有关。

### 3. 心悸

与夜寐不安，心神不宁有关。

### 4. 不舒适：头晕头痛

与睡眠不足有关。

## 【护理措施】

### 1. 生活起居护理

（1）居室安静舒适，光线柔和，温湿度适宜，远离强光、噪声、异味刺激，为患者创造良好的睡眠环境。

（2）床单应舒适、平整、清洁，枕头高度适宜。

（3）督促患者按时就寝，养成规律的作息时间。

（4）睡前避免情绪过度激动、兴奋，忌饮浓茶、咖啡、可乐等，晚餐不宜过饱，睡前少饮水。

（5）阴虚烦热者，衣被不宜过厚，汗出后及时更换，保证干爽舒适。

（6）指导患者睡前排除杂念，或聆听轻音乐、催眠曲等诱导入睡。

## 2. 病情观察

（1）注意观察患者睡眠时间、睡眠型态和睡眠习惯，观察有无头晕、头痛、心悸等伴随症状，指导患者采取有效措施，促进睡眠。

（2）因病痛而引发不寐者，及时去除相关病因，如呼吸困难、喘息等，给予半卧位，氧气吸入。

（3）身有痛处造成不寐，应根据不同情况采取措施，如按摩、针刺、拔罐、冷敷、热敷等方法，缓解疼痛，使患者舒适入睡。

（4）因食滞胃脘而不得安卧者，遵医嘱可给予消食导滞药，或以探吐法，使其吐出胃中积滞食物。

（5）咳嗽者可酌情给予镇咳治疗。

## 3. 体位与安全

不寐伴有头痛、眩晕、心悸等症状时，应注意卧床休息，服用镇静催眠药患者应严格按医嘱服药。

## 4. 清洁护理

搞好患者个人卫生，定期更衣并且热水沐浴，剪短指甲，男患者剃短胡须，保持床单位清洁平整，做好口腔清洁工作，早晚刷牙，饭前、饭后漱口。

## 5. 饮食护理

（1）饮食应清淡、容易消化，无刺激性为宜，少食油煎、厚味之品，可以食用一些具有安神定志作用的食品，如莲子、桂圆、小麦等，亦可以服用枣仁粥、柏子仁茯苓粥、五味子糖浆、黄酒核桃泥汤等。

（2）晚餐不宜过饱，睡前不应饮用咖啡、浓茶等具有兴奋、刺激性的饮料。

## 6. 情志护理

（1）忧思、郁怒等不良情绪可造成脏腑功能失调，加重失眠，指导患者放松情绪，避免思虑过度。

（2）睡前情绪不宁者，做好情志疏导及心理安慰，解除其烦恼，使患者心绪平静后安然入寐。

（3）鼓励患者进行自我情志调节，做到喜怒有节，控制情绪，顺应事物自身发展的规律，做到"每临大事，必有静气"，即以豁达乐观平和的态度为人处世，正确对待失眠，树立信心。

## 7. 用药护理

（1）根据辨证选取所属经脉原穴或背俞穴，毫针刺用补法或平补平泻法，或针灸并用。

（2）中药汤剂，实证者适宜偏凉服，虚证适宜热服，观察药后效果及反应，并记录。

（3）安神药应在睡前30分钟服用。助阳温热的药物，如附子、肉桂、麻黄都有兴奋大脑皮质作用，应在上午服用；酸枣仁、五味子均是良好的安神药物，服用镇静催眠药患者应严格按医嘱服药。应注意产生依赖性和成瘾性及观察药物不良反应。

### 8. 排泄护理

保持二便通畅，出现大便秘结时，应注意饮食调护，鼓励多食蜂蜜、水果、粗纤维蔬菜，必要时服番泻叶、润肠丸等缓泻剂。

### 9. 临证（症）护理

（1）睡前饮一杯热鲜奶或热饮料，用热水泡脚15~30分钟。

（2）让患者聆听低声调、有节奏的声音，如钟表滴答声、滴水声，或默念数字。

（3）就寝前或上床后做气功，以放松功为主。

（4）睡前给予开天门或指导患者自我按摩头部或耳郭、颈部、腹部、涌泉穴。

（5）遵医嘱针刺内关、三阴交等穴位。也可耳针神门、心、肾穴或耳穴埋籽，梅花针夹脊两侧和腰骶处叩打，内关、心俞等穴位磁疗。


## 【健康教育】

### 1. 生活起居

家居环境应保持静谧、舒适。养成合理作息、良好的生活习惯，早睡早起，睡前尽量放松，避免从事紧张、兴奋的活动，睡前用热水泡脚或沐浴。

### 2. 饮食

饮食有节，晚餐不宜过饱，忌浓茶、咖啡、醇酒。根据不同证型，选择补益气血或滋阴化痰等功效的食物，如山药莲子粥、红枣莲子粥、银耳羹等。

### 3. 情志

注重精神调摄，克服焦虑、紧张、抑郁、恐惧、愤怒、兴奋等不良情绪，适当参加社会活动，保持乐观开朗情绪，合理安排生活和工作。

### 4. 用药

长期服用镇静催眠药物，应在医生指导下服用。

### 5. 运动

病后要注意调养，劳逸结合，适当从事体力劳动和体育运动，增强体质。病情许可时，可睡前适当散步。脑力劳动者，应坚持每日适当进行体育锻炼。

## 五、中风

中风是以猝然昏仆，不省人事，半身不遂，口眼㖞斜，语言不利为主的一种病证。多是在内伤积损的基础上，复因劳逸过度、情志不遂、饮食不节或外邪侵袭所致。中风分为中经络与中脏腑两类，根据病程长短可分为三期，急性期、恢复期、后遗症期。中经络者发病2周以内者为急性期，中脏腑者1个月内属急性期；发病2周后或1个月至半年内，为恢复期；发病半年以上为后遗症期。本病多发于中老年，近些年其发病年龄有年轻化趋势，四季均可发病，但以冬春为高发季节，其发病率、致残率、病死率均较高，是严重影响人类生命和生存质量的疾病之一。

西医学中的急性脑血管病，局限性脑梗死、原发性脑出血、蛛网膜下隙出血可参考本病辨证施护。

## 【辨证分型及临床表现】

### 1. 中风中经络

主要表现为突然发生口眼㖞斜，语言不利，舌强语謇，甚则半身不遂。

（1）风痰入络：肌肤不仁，手足麻木，口角流涎，手足拘挛，关节酸痛等症。舌苔薄白，脉浮数。

（2）风阳上扰：平素头晕头痛，耳鸣目眩，或手足重滞。舌红苔黄，脉弦。

（3）阴虚风动：平素头晕耳鸣，腰酸，言语不利，手指瞤动。舌红，苔腻，脉弦细数。

### 2. 中风中脏腑

（1）闭证

1）痰热腑实：素有头痛眩晕，心烦易怒，突然发病，半身不遂，口舌喎斜，舌强语謇涩或不语，神识欠清或昏迷，肢体强急，痰多而黏，伴腹胀，便秘，舌黯红，或有瘀点、瘀斑，苔黄腻，脉弦滑或弦涩。

2）痰火瘀闭：突然昏仆，不省人事，口噤不开，两手握固，大小便闭，肢体强痉拘急，面赤身热，气粗口臭，躁扰不宁，苔黄腻，脉弦滑而数。

3）痰浊瘀闭：突然昏仆，不省人事，半身不遂，肢体松解，面白唇黯，静卧不烦，四肢不温，痰涎壅盛。苔白腻，脉沉滑缓。

（2）脱证：突然昏仆，不省人事，目合口张，鼻鼾息微，手撒肢冷，汗多，大小便自遗，肢体软弱，舌萎。脉细弱或脉微欲绝。

**3. 中风恢复期**

（1）风痰瘀阻：口眼喎斜，舌强语謇或失语，半身不遂，肢体麻木。舌黯紫，苔滑腻，脉弦滑。

（2）气虚络瘀：肢体偏枯不用，肢软无力，面色萎黄，舌淡紫或有瘀斑，苔薄白，脉细涩或细弱。

（3）肝肾亏虚：半身不遂，患肢僵硬，拘挛变形，舌强不语，或偏瘫，肢体肌肉萎缩，舌红脉细，或舌淡红，脉沉细。


## 【治疗原则】

**1. 中风中经络**

（1）风痰入络：祛风化痰通络。

（2）风阳上扰：平肝潜阳，活血通络。

（3）阴虚风动：滋阴潜阳，息风通络。

**2. 中风中脏腑**

（1）闭证

1）痰热腑实：通腑泄热，息风化痰。

2）痰火瘀闭：息风清火，豁痰开窍。

3）痰浊瘀闭：化痰息风，宣郁开窍。

（2）脱证：回阳救阴，益气固脱。

**3. 中风恢复期**

（1）风痰瘀阻：搜风化痰，行瘀通络。

（2）气虚络瘀：益气养血，化瘀通络。

（3）肝肾亏虚：滋养肝肾。

## 【护理评估】

### 1. 评估中风的病因

主要是患者素体气血亏虚，心脑、肝肾等阴阳失调，加之七情、饮食、劳倦不调等诱因所致。

### 2. 评估中风的病位

病位在脑，与心、肝、脾、肾密切相关。

### 3. 评估中风的病性

病性为本虚标实，上盛下虚。在本为肝肾阴虚，气血衰弱；在标为风火相煽，痰湿壅盛，气逆血瘀。而阴阳失调，气血逆乱，上犯于脑为其基本病机。

### 4. 评估中风的病程

中风有中经络、中脏腑之分，而神志障碍的有无是其划分的标准，无昏仆而仅见半身不遂，口舌㖞斜，言语不利者为中经络；突然昏仆，不省人事，或神志恍惚，迷蒙而伴见半身不遂，口舌㖞斜者为中脏腑。中经络者病位浅，病情相对较轻，中脏腑者病位深，病情较重。

## 【护理诊断】

### 1. 神志昏蒙

与风阳痰火蒙蔽清窍有关。

### 2. 半身不遂

与风痰阻络，络脉痹阻，或气虚血瘀，络脉失养有关。

### 3. 语言謇涩

与风痰上阻，或意识改变失语有关。

### 4. 头晕、头痛

与肝阳上扰有关。

### 5. 自理缺陷

与肢体活动不利及医源性限制有关。

### 6. 进食模式改变

与神志昏蒙不能进食有关。

### 7. 清理呼吸道低效

（1）与神志昏迷，咳嗽反射减弱有关。

（2）与湿热内蕴，痰涎壅盛有关。

### 8. 语言沟通障碍

与舌络瘀阻或痰阻舌窍有关。

### 9. 不舒适：吞咽困难

与神经肌肉损伤或神志不清有关。

### 10. 有外伤的危险

与神志不清或肢体协调能力降低有关。

### 11. 有误吸的危险

与意识障碍或吞咽困难有关。

### 12. 潜在窒息

与痰涎壅盛，痰阻气道或气道松弛，舌根后坠有关。

### 13. 有皮肤受损的危险

与久病卧床，气血运行不畅有关。

### 14. 有失用综合征的危险

与风痰阻络或筋脉失养有关。

### 15. 有复中的危险

与七情刺激、饮食不节、活动过多或血压持续升高有关。

### 16. 潜在并发症：脑疝

（1）与颅内压增高有关。

（2）与阴虚阳亢，风痰上冲，上蒙清窍有关。

### 17. 潜在并发症：坠积性肺炎

（1）与长期卧床，气血运行不畅有关。

（2）与外邪上犯，肺失肃降有关。

### 18. 潜在并发症：泌尿系感染

与二便失禁或局部不洁有关。

### 19. 焦虑

（1）与环境及日常生活方式改变有关。

（2）与起病突然，担心预后有关。

（3）与经济拮据或担心无人照顾有关。

## 【护理措施】

### 1. 生活起居护理

（1）病室环境整洁、安静、光线柔和，避免噪声、强光等不良刺激。

（2）卧床休息，取适宜体位，避免搬动。若呕吐、流涎较多者，可将头偏向一侧，以防窒息。对烦躁不安者，应加床档保护。

（3）注意患肢保暖，保持肢体功能位置。

（4）加强口腔、眼睛、皮肤及会阴的护理。

## 2. 病情观察

（1）中风起病急骤，变化迅速，极易出现各种危重之候，故应密切观察病情变化。

（2）中脏腑者，应注意观察瞳孔、面色、呼吸、汗出、脉象之变化，如患者渐至神昏，瞳孔变化，甚至呕吐、头痛、项强者，说明正气渐衰，邪气日盛，病情加重。如神志逐渐转清，半身不遂未再加重或有恢复者，病由重转轻，病势为顺，预后多好。若目不能视，或瞳孔大小不等，或突见呃逆频频，或突然昏愦、四肢抽搐不已，或背腹骤然灼热而四肢发凉乃至手足厥逆，或见戴阳及呕血症，均属病情恶化。若见昏迷进行性加深，血压升高，脉搏慢而有力，或脉微欲绝，呼吸慢而不规则，或呼吸微弱，一侧瞳孔改变等症状时，为脑疝先兆，应立即报告医生，协助抢救。

（3）痰涎壅盛者，观察其呼吸情况，若出现烦躁不安，面白肢冷，喉中痰鸣，汗出淋漓者，应考虑气道阻塞。邪热炽盛而发热者，密切观察体温变化。

## 3. 体位与安全

（1）急性期绝对卧床休息，避免不必要的搬动，特别要求头部制动，中经络者去枕平卧；中脏腑者床头抬高15°～20°，头部不宜多搬动，以防止气血上逆而加重出血。患者不宜频繁更换体位，宜卧气垫床。

（2）下丘脑和上脑干受损者，早期呼吸道分泌物多，应取头部侧位后仰，下颌稍托向前，以利于患者痰液、呕吐物的排出。

（3）神昏烦躁者，剪短患者指甲，取下其义齿、发夹，床边设置床档，以防其跌仆或损伤。

（4）安置瘫痪肢体于功能位，以防患肢强直性痉挛。平放患肢，手关节、肘关节稍屈；下肢用夹板、支架将足底垫起，使踝关节呈90°，避免肩关节内收、足下垂及下肢外旋。

### 4. 清洁护理

（1）患者由于咽部麻痹而致痰声辘辘，口舌喝斜，口黏痰多时，应及时清除口腔内分泌物，用20%的一枝黄花漱口液或其他中药漱口液于睡前、饭后漱口，或做口腔擦拭。神昏者，每天2次做口腔护理；张口呼吸者，可用两层湿纱布或湿手帕敷盖于口鼻部，以湿润吸入的空气。口唇干裂者，涂以口唇防裂油，或以温开水湿润。

（2）卧床较久者，由于局部血液循环受阻，皮肤营养发生障碍，故应注意皮肤、会阴部的护理及压疮的预防。定时用35%红花乙醇按摩受压部位，变换体位，并用温水擦身等以促进局部气血运行，活血化瘀。保持皮肤清洁干燥、床单位的清洁平整，及时更换湿污的衣被。同时轻拍患者的背部，帮助其咳嗽、排痰，防止坠积性肺炎的发生。

### 5. 饮食护理

（1）饮食以清淡，少油腻、低糖宜消化的食品。新鲜蔬菜、水果为主。

（2）中经络者可常用半流质饮食。中脏腑者，待病情稳定后，每天给予足够的水分和富有营养的流质，如果汁、牛奶、菜汤、米汤、豆浆、肉汤、藕粉等。待病情恢复后，可进柔软的食物，并少量多餐。昏迷和吞咽困难者，可采用鼻饲法喂服，保持鼻饲管通畅，以保证药物及食物的顺利进入。

（3）中风恢复期患者，可适当选用山楂、木耳、大蒜、荸荠、蜂蜜、核桃、雪梨、萝卜、冬瓜、红小豆、玉米、大枣、芹菜、桂圆、甲鱼等有降压、降脂、软化血管和补益作用的食物。禁肥甘甜腻、辛辣刺激等助火生痰之品，禁烟酒。

### 6. 情志护理

（1）中风患者心火暴盛，应做好情志护理。

（2）避免暴怒、焦虑、恐惧等不良情绪刺激，使患者心平气和，情绪稳定。

（3）恢复期，要详细、耐心地讲解肢体及语言康复的重要性和方法，取得家属和患者的配合。

（4）中脏腑神志昏蒙者，应加强对家属的安慰和指导，介绍疾病相关知识，给予情感支持。

### 7. 用药护理

（1）汤药服后应避免风寒着凉，汗出后立即用干毛巾擦干。

（2）做好情志护理，服药期间避免各种精神刺激，以防五志化火，加重病情。

（3）服药后应密切观察患者病情的逆顺变化，服药后昏迷转清醒，四肢逆冷转温，脉证相合为顺，反之为逆。

（4）服药期间饮食宜清淡，以助镇肝息风之功，避免辛辣、肥腻以及烟酒等化火生痰之物。

（5）至宝丹、牛黄清心丸、苏合香丸等辛香开窍、急救醒脑之品，神志清醒后应即停药，不可久服，以防耗伤元气。孕妇忌服，有损胎气。

（6）降压药物的用药类别、时间、途径和药量，必须严格按医嘱执行。

## 8. 排泄护理

（1）保持大便通畅：患者长期卧床不起，气血运行障碍，易引起便秘。可给予腹部按摩或按揉关元、大肠俞、脾俞、气海、足三里等穴区，每天 1 次，每次 10~15 分钟；或以蜂蜜冲饮、番泻叶泡茶；或用大黄、芒硝、皂角各 15g，水煎成 200ml，用纱布或棉球蘸取药液涂于脐腹部，以促进肠蠕动。排便时，告知患者切勿努责，以免发生意外，加重病情。

（2）尿潴留或尿失禁者，在无菌操作下进行留置导尿术，并及时清理患者的床单位，避免尿液浸渍皮肤。患者每次便后都应将会阴部擦洗揩干，局部扑粉，保持床单位平整、干燥。使用便器时动作要轻缓，避免拖、拉，以免擦伤患者的皮肤。

## 9. 并发感染的护理

（1）保持室内空气新鲜，避免吹对流风。

（2）寒冷季节注意保暖，防止感冒。

（3）注意翻身叩背，以利痰液咳出。

（4）保持口腔清洁。

（5）保留导尿者，做好会阴护理。

（6）喂食时避免呛咳，防止吸入性肺炎发生。

## 10. 临证（症）护理

（1）高热者，头部给予冰袋冷敷。

（2）元气衰败者，突然出现昏仆、不省人事、目合口开、手撒肢冷、脉微欲绝时，遵医嘱给予艾灸等救治。

（3）尿潴留者，可按摩腹部，虚者加艾灸，必要时遵医嘱行留置导尿。

（4）便秘者，遵医嘱给予通便中药内服或保留灌肠。

（5）难寝或不寝者，按医嘱给予耳穴贴压，或遵医嘱与中药足浴。

## 【健康教育】

| 1. 生活起居 | 2. 饮食 |
|---|---|
| 起居有常，避寒邪，保持大便通畅，避免过劳，节制房事，定期监测血压。 | 以低盐、低脂肪、低胆固醇食物为宜，多吃新鲜水果、蔬菜，忌甜腻、辛辣刺激等助火生痰之品；肥胖者控制体重。 |
| 3. 情志 | 4. 用药 |
| 保持心气平和，多与人交流，可通过听音乐、练书法陶冶情操。 | 遵医嘱服药，不随意增减药量或停药。 |
| 5. 运动 | 6. 定期复诊 |
| 选择适宜的锻炼方法，遗留肢体活动障碍者，坚持功能锻炼，锻炼时应有人陪伴，注意安全。 | 积极治疗原发病，遵医嘱定期复诊，如出现头痛、眩晕、呕吐、血压升高、喉中痰鸣、咳吐不易、肌肉异常跳动、肢体麻木加重等症，应及时就医。 |

## 第三节　脾胃系疾病的护理

### 一、胃痛

胃痛，又称胃脘痛，是因寒邪、饮食、情志及脏腑功能失调导致气机郁滞，胃失濡养，以上腹胃脘部近心窝处疼痛为主要临床表现的病证。往往兼有胃脘部痞满、胀闷、嗳气、腹胀等，发病以中青年居多，常反复发作，久治难愈，与气候、情志、饮食、劳倦等有关。

西医学中的急性胃炎、慢性胃炎、消化性溃疡、胃痉挛、胃癌、胃下垂、胃神经症等疾病，以上腹部疼痛为主要表现时，均可参考本病辨证施护。

## 【辨证分型及临床表现】

### 1. 胃气壅滞

胃脘胀痛，食后加重，嗳气，纳呆，嗳腐。舌淡苔白厚腻，脉滑。

### 2. 肝胃气滞

胃脘胀痛，连及两胁，攻撑走窜，每因情志不遂而加重，喜太息，不思饮食。苔薄白，脉滑。

### 3. 肝胃郁热

胃脘灼痛，痛势急迫，烦躁易怒，嘈杂泛酸，口干口苦，渴喜凉饮。舌红苔黄，脉滑数。

### 4. 胃阴不足

胃脘隐痛，或隐隐灼痛。嘈杂似饥，饥不欲食，口干不思饮，咽干唇燥，大便干结。舌质嫩红少苔，脉细数。

### 5. 脾胃虚寒

胃脘隐痛，遇寒或饥时痛剧，得温熨或进食则缓，喜暖喜按。面色无华，神疲肢怠，四末不温，食少便溏。舌淡苔薄白，脉沉细无力。

## 【治疗原则】

### 1. 胃气壅滞

理气和胃止痛。

### 2. 肝胃气滞

疏肝和胃，理气止痛。

### 3. 肝胃郁热

清肝泄热，和胃止痛。

### 4. 胃阴不足

滋阴益胃，和中止痛。

### 5. 脾胃虚寒

温中健脾。

## 【护理评估】

### 1. 评估胃痛的病因

与感受外邪、内伤饮食、情志失调及劳倦过度有关。

### 2. 评估胃痛的病位

主要在胃，与肝、脾也有密切关系。

| 3. 评估胃痛的病性 | 4. 评估胃痛的病程 |
|---|---|
| 病变早期多为邪实，多由外邪、情志、饮食所伤，后期常见脾虚、肾虚等，日久虚实夹杂。 | 胃痛较久则为慢性胃炎，胃癌，胃下垂，消化性溃疡病；急性胃炎，胃痉挛等疾病可见急性胃痛。 |

【护理诊断】

| 1. 不舒适：胃脘痛 | 2. 不舒适：恶心呕吐 |
|---|---|
| 与气滞、血瘀、食积、湿阻、寒凝、热郁有关。 | 与胃气上逆，和降失常有关。 |
| **3. 活动无耐力** | **4. 情志异常：忧思** |
| 与营养缺乏、身体虚弱有关。 | 与胃酸反复迁延不愈及缺乏医学知识有关。 |
| **5. 饮食调养需要** | **6. 潜在并发症：胃穿孔、胃出血** |
| 与脾胃乃伤、气血生化乏源有关。 | （1）与饮食不节、胃络受损有关。<br>（2）与暴怒伤肝、肝不藏血有关。 |

【护理措施】

### 1. 生活起居护理

（1）居室环境整洁、安静、温湿度适宜。

（2）虚证患者宜多休息以培育正气，避免过度劳累而耗伤正气。

（3）脾胃虚寒者居室宜温暖，注意胃脘部保暖，避免风寒侵袭。

（4）胃阴亏虚者居室宜湿润凉爽，适当休息，劳逸结合。

（5）胃热炽盛者室温凉爽，光线柔和。

### 2. 病情观察

（1）观察胃痛的诱发和缓解因素、发作规律、疼痛部位、性质、持续时间、程度及伴随症状等。

（2）寒邪犯胃疼痛者多胃痛暴作，疼痛剧烈而拒按，喜暖恶凉；脾胃阳虚之虚寒胃痛，多隐隐作痛，喜温喜按，遇冷加剧；热结火郁，胃气失和之胃痛，多为灼痛，痛势急迫，伴有烦渴喜饮，喜冷恶热；瘀阻胃络之胃痛，多痛处固定，或痛有针刺感；胃痛且胀，大便秘结不通者多属实；痛而不胀，大便溏薄者多属虚；拒按者多实，喜按者多虚。

（3）初痛者多在气，久痛者多在血。

（4）胃痛剧烈者密切观察神志、血压、脉搏、面色、粪色等情况，若见大便色如柏油样，考虑有邪伤胃络的可能；若见面色苍白、汗出肢冷、血压下降、脉搏细数，为气随血脱；如见腹肌紧张、压痛、反跳痛，考虑为胃穿孔，应及时报告医生，配合救治。

（5）未明确诊断前，勿随意使用镇痛剂。

### 3. 体位与安全

（1）注意休息，勿令过劳，劳则伤脾耗气，加重病情。

（2）患者可以选用自由卧位，年老体虚者应注意卧床休息以护养胃气；呕血、黑便、四肢厥冷、血压下降、脉大无根，绝对卧床休息，避免不必要的搬运。

（3）烦躁不安的患者应注意安全，必要时使用床档，以免坠床。

### 4. 清洁护理

（1）经常保持床单清洁、干燥与平整，无碎屑，衣被污染应及时更换。

（2）消瘦患者，应做好皮肤护理，每天2次用复方活血液按摩骨突处，外扑六一散、三石散。

（3）出现呕血时应及时清除口腔血迹，并且用20%一枝黄花漱口液进行口腔护理或漱口；及时倾倒呕吐物及排泄物，消毒痰具及便器。使用胃管、胃肠减压者应做好导管护理。

### 5. 饮食护理

（1）胃脘痛的发生因脾胃虚弱或饮食不当、情志不畅所致：加强饮食调养，可以促使脾胃功能恢复。"损其脾者，调其饮食，适其寒温"，所以饮食护理意义尤为重要。饮食要有节制，定时定量，少食多餐，以软、烂、热、清淡、容易消化、富有营养为原则。疾病过程中，不欲食，不可以强食，以免助邪。痛甚之时，不勉强给饮食，或暂禁食，待疼痛较缓解，再渐进食。以粥、羹之类饮食为宜，细嚼慢咽，逐步增加，不可以操之过急，以免因饮食不当而致疼痛复发。

（2）根据不同病证，注意饮食宜忌：病性属寒者，适宜食温热性的葱、姜、桂皮等；病性属热者，可以进新鲜蔬菜、水果汁等，胃酸过多者，多吃含碱性食物；胃酸缺乏者，饭后适宜进食适量醋或山楂等。食积者可以食萝卜粥。进食前后情绪平稳，郁怒悲伤时不宜进食，以免气食交阻，加重病情。少食或忌烟酒、浓茶、咖啡、辛辣、肥甘、炙煿、油腻、生冷、不洁之品。

### 6. 情志护理

（1）忧思恼怒、恐惧紧张等不良情志是诱发和加重本病的重要原因，故要做好情志护理。当郁怒悲伤时暂不进食，精神刺激或情绪激动可以引起肝气郁滞，横逆犯胃，致胃痛发作和加剧。特别在反胃加剧，呕吐或便血时，及时给予精神安慰。对患者要"告之以其败，语之以其善，导之以其所便，开之以其所苦"，做好开导工作，平时指导患者善于克服不良情绪

（2）虚实夹杂或正虚邪实者，治疗难度较大，病程较长，常反复发作，患者易出现紧张、忧虑、抑郁等不良情绪，引起肝气郁滞，致胃痛发作或加重。应积极疏导患者，正确认识疾病，消除情志刺激，保持心情舒畅，以利疾病康复。

### 7. 用药护理

（1）中药汤剂一般以上午9时、下午3时服为宜。中西药合用要注意配伍禁忌。胃痛发作时可用解痉镇痛剂，片剂、丸剂应温开水送服。虚证汤剂适宜久煎、热服或温服；实证汤剂适宜温服或凉服。补益药、健胃药适宜饭前服，可以增加药效，服药后观察服药反应，并且记录。

（2）按医嘱针刺镇痛。取穴：内关、中脘、足三里等穴。暴痛实证用泻法，久痛虚证用补法。但是诊断未明者禁用麻醉镇痛剂。

### 8. 并发症护理

（1）上消化道出血：①绝对卧床休息，头偏向一侧，必要时负压吸引，保持呼吸道通畅；②严密观察生命体征，记录出血量，根据病情变化遵医嘱实施各种治疗方案；③进行心理疏导，避免恐惧、紧张等情绪；④急性出血期伴有呕血者应暂禁食，基本稳定后遵医嘱给予冷的流质，逐步改为少渣的冷半流质。做好口腔护理，保持口腔清洁。

（2）消化道溃疡穿孔：①禁食、卧床，取半坐卧位；②给予胃肠减压，加强观察血压、脉搏、体温、腹肌紧张度等变化，并做好记录。需

行手术治疗者，做好术前准备。

### 9. 临证（症）护理

（1）胃痛发作时，可指压内关、足三里、合谷等穴。

（2）寒邪犯胃、脾胃虚寒者疼痛发作，可行拔火罐、熏蒸、艾灸等，如艾灸取中脘、神阙、足三里等穴，每次 15~20 分钟，每日 1 次；或用热水袋置于痛处，或用小茴香、食盐、葱白炒热后，布包熨痛处。

（3）脾胃虚寒胃痛者，在三伏天遵医嘱予中药研成粉末调制成膏状穴位贴敷，取神阙、中脘、胃俞等穴，每次 3~6 小时，每天 1 次。

（4）饮食伤胃者胃脘胀满欲吐，可用盐汤探吐。

## 【健康教育】

### 1. 生活起居

起居有节，保证充足睡眠，根据气候变化，适量增减衣被。注意胃脘部保暖，防止受凉而诱发胃脘痛。可采用指压止痛的方法，减轻身体痛苦和精神压力。

### 2. 饮食

宜定时定量、少食多餐、以软烂为宜，胃酸多者，不宜食酸性食品。切勿饥饱不一，冷热不均，暴饮暴食。忌烟、酒、浓茶、咖啡等刺激性食物。

### 3. 情志

保持心情舒畅，克制情绪波动。

### 4. 运动

加强锻炼，可参加适量的健身运动。

### 5. 用药

严格遵医嘱服药。服药期间，注意饮食宜清淡，忌生冷、辛辣及油腻食物，并保持心情舒畅。慎用对胃肠有刺激的药物，如阿司匹林、红霉素、皮质激素等，以免诱发胃脘痛及出血。

### 6. 定期复诊

遵医嘱定期复查，如出现疼痛、呕吐、反酸等症状时，及时就医。

## 二、呕吐

呕吐是指由于胃失和降，胃气上逆以致胃内容物上逆经口而出的一种病证。临床上称"声物皆出谓之呕""物出而无声谓之吐""声出而无物谓之干呕"。但呕与吐多同时发生，临床上很难截然分开，故一般以呕吐并称。呕吐是内科常见病证，常伴有脘腹不适、恶心、纳呆、反酸嘈杂等，一年四季均可发生。

呕吐多由于外感六淫，内伤饮食，情志不调，禀赋不足等影响于胃，使胃失和降，胃气上逆所致。

西医学中的急性胃炎、神经性呕吐、贲门痉挛、幽门痉挛或梗阻、肠梗阻、胰腺炎、胆囊炎等疾病以呕吐为主要表现时，均可参考本病辨证施护。

## 【辨证分型及临床表现】

| 1. 外邪犯胃 | 2. 饮食停滞 |
|---|---|
| 突然呕吐，胸脘满闷，发热恶寒，头身疼痛，舌苔白腻，脉濡缓。 | 呕吐酸腐，脘腹胀满，嗳气厌食，大便或溏或结，舌苔厚腻，脉滑实。 |
| 3. 痰饮内停 | 4. 肝气犯胃 |
| 呕吐清水痰涎，脘闷不食，头眩心悸，舌苔白腻，脉滑。 | 呕吐吞酸，嗳气频作，胸胁胀痛，舌红苔薄腻，脉弦。 |
| 5. 脾胃虚寒 | 6. 胃阴不足 |
| 呕吐反复迁延不愈，劳累或饮食不慎即发，伴神疲倦怠，胃脘隐痛，喜暖喜按，舌淡或胖苔薄白，脉弱。 | 时时干呕恶心，呕吐少量食物黏液，饥不欲食，咽干口燥，大便干结，舌红少津，脉细数。 |

## 【治疗原则】

| 1. 外邪犯胃 | 2. 饮食停滞 |
|---|---|
| 疏邪解表，化浊和中。 | 消食化滞，和胃降逆。 |
| 3. 痰饮内停 | 4. 肝气犯胃 |
| 温中化饮，和胃降逆。 | 疏肝理气，和胃降逆。 |

**5. 脾胃虚寒**

温中散寒，和胃降逆。

**6. 胃阴不足**

滋阴养胃，降逆止呕。

## 【护理评估】

**1. 评估呕吐的病因**

六淫外侵，饮食内伤，情志失调，脏腑虚损，各种致病之因常相互影响，兼杂致病。

**2. 评估呕吐的病位**

病位在胃，病变脏腑除胃外，还与肝、脾密切相关。

**3. 评估呕吐的病性**

临床呕吐常分为虚、实两大类。实证多由于外邪、食滞、痰饮和肝气等邪气犯胃，胃失和降，上逆作呕；虚证多由于脾胃虚弱，运化失常，升降失调，不能和降而呕。病证早期多为实证，但是若呕吐日久，损伤脾胃，病证就可由实转虚，虚证中又应注意有阴虚与阳虚之不同，应当详辨。

**4. 评估呕吐的病程**

实证多由外邪、饮食所伤，发病较急，病程较短；虚证多为脾胃运化功能减退，发病缓慢，病程较长。

## 【护理诊断】

**1. 不舒适：恶心呕吐**

与气滞、食积、脾胃虚寒、胃阴不足、胃失濡养、痰饮内阻、胃气不降有关。

**2. 不舒适：胃脘胀满**

与积滞内阻，气机不利有关。

**3. 不舒适：胃痛**

与寒邪客胃或饮食伤胃，或肝气犯胃，或脾胃虚弱，胃气不和有关。

**4. 脾胃功能失调：嗳气、反酸**

（1）与食滞内阻、浊气上逆有关。
（2）与肝气犯胃、胃失和降有关。

**5. 情志异常：忧思**

与对疾病缺乏正确认识，及反复呕吐影响正常工作和生活有关。

**6. 饮食调养的需要**

与呕吐阴伤，生化乏源有关。

**7. 活动无耐力**

（1）与久病体虚、倦怠无力有关。

（2）与长期卧床、正气耗伤有关。

（3）与情志所伤、心神受扰有关。

| **8. 有窒息的危险** | **9. 潜在并发症：脱水** |
|---|---|
| 与误吸有关。 | 与频繁呕吐、耗伤津液有关。 |

## 【护理措施】

**1. 生活起居护理**

（1）保持病室清洁，病室温度根据临床病证性质的不同而进行适当调节。

（2）及时清理被污染的被服及呕吐物，以免污秽之气刺激引起患者再发呕吐。

（3）病重者应卧床休息，尽量少搬动或打扰患者，避免由于体位改变而诱发呕吐。

（4）虚证患者宜多休息以扶植正气，活动以不感疲劳为度。

**2. 病情观察**

（1）观察呕吐前的症状、与进食的关系及患者呕吐时的表现和伴随症状，如有无胃脘部疼痛、头痛、发热等，观察和记录呕吐物的性质、颜色、气味、次数、呕吐时间等，必要时留取标本送检。呕吐时，为患者做胃脘部按摩。

（2）如出现剧烈呕吐、量多，呕吐呈喷射状，并且伴有头痛、项强、神志不清、呕吐物为咖啡色或鲜血；或呕吐频繁且不断加重；或呕吐物腥臭伴腹痛、腹胀拒按；无大便，无矢气，或呕吐频作；或头昏、头痛、烦躁不安、嗜睡、呼吸加快；或呕吐剧烈量多而致津液亏脱者，应立即报告医师做相应处理。

（3）对严重呕吐者，可以给予镇静剂或镇吐剂并且配合针刺疗法，取中脘、内关、合谷等穴。

（4）若呕吐剧烈，胃气衰败，进水即吐，遵医嘱可用人参煮粥食之，以救胃气。

（5）正确记录 24 小时出入量，对呕吐日久或量多引起脱水，表现为口干舌燥，皮肤干燥，弹性差，眼窝下陷等津液缺乏现象者，应及时补充水和电解质，静脉输液时应遵循先快后慢，先盐后糖，见尿补钾的原则。

（6）保持大便通畅，便秘时，可用缓泻剂或番泻叶泡茶饮，必要时可用大承气汤灌肠。

（7）辨别是否为妊娠呕吐。

## 3. 体位与安全

（1）呕吐严重者应卧床休息，不宜多翻身。呕吐时适宜取侧卧位，轻拍其背部，吐后用温水漱口。

（2）对卧床不起或神志不清者，可以将头偏向一侧，以免呕吐物呛入气道而窒息。

## 4. 清洁护理

呕吐后及时用温水漱口，对卧床不起或神志不清者，应做好口腔护理，保持口腔清洁。

## 5. 饮食护理

（1）呕吐严重者，暂禁食或只进清淡流质饮食，症状好转后可给予素流质或半流质饮食。

（2）外邪犯胃者，饮食应温软、易消化，如热粥、面条等，忌食生冷瓜果和辛辣肥甘厚腻之品。

（3）饮食停滞者，可食用山楂、萝卜等。

（4）痰饮内停者，饮食以细软、温热、清淡的素食为主，如稀饭、面条等。

（5）肝气犯胃者，可给予萝卜、橘子、陈皮等理气降气食物。

（6）脾胃虚寒者，多食山药、莲子等健脾益胃之品。

（7）胃阴不足者，多食荸荠汤、梨汁、银耳薏仁粥等滋阴健胃之品。

## 6. 情志护理

（1）外邪、情志、饮食等均可导致胃失和降，发为呕吐，本病与胃、脾、肝三脏关系密切。

（2）应尽量避免愤怒、思虑过度、惊恐等不良情绪。

（3）正确对待自身的疾病。鼓励患者多参加有益的娱乐活动，积极寻求生活中的各种乐趣。

（4）肝气犯胃致呕吐者应保持情绪稳定，防止因情绪激动导致疾病发作。

## 7. 用药护理

（1）中药汤剂宜少量多次分服，避免一次服用过量而诱发呕吐。

（2）寒邪犯胃者中药汤剂宜热服，呕吐频作者可用鲜生姜煎汤加红糖适量热服，以温中止呕。

（3）痰饮内阻患者，汤药宜浓煎。

（4）胃阴不足者，适当增加服药的次数和量，频频饮服，使药液不断滋养胃腑，达到滋阴养胃止呕目的。

| 8. 并发症护理 | 9. 临证（症）护理 |
|---|---|
| （1）脱证：①卧床休息，注意保暖；②能进食者鼓励经口补液，可少量多次频饮。剧烈呕吐不能进食者，遵医嘱予以静脉补液。<br><br>（2）窒息：①因呕吐物误吸者予去枕仰卧，头偏向一侧，保持口鼻及气道的通畅；②神志不清者，按神昏护理常规进行护理。 | （1）脾胃虚寒者，胃脘部要保暖、热敷或遵医嘱隔姜灸或按摩胃脘部。<br><br>（2）肝气犯胃者，稳定患者情绪，遵医嘱针刺。<br><br>（3）胃阴亏虚者，遵医嘱给予中药泡水代茶饮。<br><br>（4）食滞肠胃者，欲吐不得吐者，可先饮用温盐水，后用压舌板探吐。 |

## 【健康教育】

| 1. 生活起居 | 2. 饮食 |
|---|---|
| 养成良好的生活习惯，注意冷暖，特别注意胃部保暖，以减少或避免六淫之邪或秽浊之邪的侵袭。平日可于饭前饭后按摩内关、足三里等穴，每次5~10分钟。 | 饮食应清淡开胃易消化，禁食辛辣、煎炸、肥甘、生冷、油腻的食物。注意饮食卫生，规律进食，少食多餐，逐渐增加食量，不暴饮暴食。 |
| 3. 情志 | 4. 用药 |
| 调摄精神，保持心情舒畅，避免精神刺激，防止因情志因素引起的呕吐。 | 遵医嘱服药，中药汤剂应少量频服。 |
| 5. 运动 | |
| 加强身体锻炼，提高身体素质。每日饭前、饭后可用手掌顺时针方 | |

向按摩胃脘部 10 分钟。

### 6. 定期复诊

遵医嘱定时复诊，若出现呕吐频繁，或伴腹胀、腹痛无排便，或呕吐带血时需及时就医。

## 三、泄泻

泄泻系因感受外邪，或饮食内伤，致脾失健运，传导失司，临床以大便次数增多，质稀溏或如水样为主要表现的病证。泄者，泄漏之意，大便稀溏，时作时止，病势较缓；泻者，倾泻之意，大便如水倾注而直下，病势较急。故前人以大便溏薄势缓者为泄，大便清稀如水而直下者为泻。但临床所见，难于截然分开，一般合而论之。本病证是一种常见的脾胃肠病证，一年四季均可发生，但以夏秋两季为多见。

西医学中的急性肠炎、慢性肠炎、胃肠功能紊乱、肠结核等消化系统疾病，以腹泻为主要表现者，均可参考本病辨证施护。

### 【辨证分型及临床表现】

### 1. 寒湿泄泻

泄下清稀，甚如水样，腹痛肠鸣，脘闷食少，或兼有恶寒发热，鼻塞头痛，肢体酸痛。苔薄白或白腻，脉濡缓。

### 2. 湿热泄泻

腹痛即泻，泻下急迫，势如水注，或泻而不爽，粪色黄褐而臭，肛门灼热，烦热口渴。舌红苔黄腻，脉濡数或滑数。

### 3. 食滞肠胃

腹痛肠鸣，泻后痛减，泻下粪便，臭如败卵，夹有不消化之物，脘腹胀满，嗳腐酸臭。苔垢浊或厚腻，脉滑大。

### 4. 脾胃虚弱

大便时溏时泄，反复发作。稍有饮食不慎，大便次数即增多，夹见水谷不化，饮食减少，脘腹胀闷不舒。舌淡苔白，脉细弱。

### 5. 肾阳虚衰

每于黎明之前脐腹作痛，继则肠鸣即泻，完谷不化，泻后则安，形寒肢冷，腹部喜暖，腰膝酸软。舌淡胖苔白，脉沉弱。

## 【治疗原则】

| 1. 寒湿泄泻 | 2. 湿热泄泻 |
|---|---|
| 芳香化湿，疏表散寒。 | 清热利湿。 |
| 3. 食滞肠胃 | 4. 脾胃虚弱 |
| 消食导滞。 | 健脾益胃。 |

| 5. 肾阳虚衰 | |
|---|---|
| 温肾健脾，固涩止泻。 | |

## 【护理评估】

**1. 评估泄泻的病因**

泄泻的病因是多方面的，包括外感六淫，内伤饮食情志及脏腑虚损，功能失调。外邪之中湿邪最为重要，内伤中脾虚最为关键；脾病湿盛是导致泄泻发生的关键病机。

**2. 评估泄泻的病位**

在肠，病变主脏腑在脾、胃。

**3. 评估泄泻的病性**

临床泄泻常分为急性暴泻和慢性久泻，急性暴泻以湿盛为主，病属实证；慢性久泻以脾虚为主。而湿盛与脾虚又往往互相影响，互为因果，暴泻迁延日久，往往从实转虚；久泻复因外感、饮食所伤，亦可引起急性发作，表现虚中夹实的证候。

**4. 评估泄泻的病程**

急性泄泻则为急性肠炎等；慢性泄泻多为慢性肠炎、肠结核等。

## 【护理诊断】

**1. 排便型态异常：泄泻、便溏**

主要与外感寒热湿邪、内伤饮食，脏腑功能失调，导致大肠传导失司有关。

**2. 不舒适：腹痛**

（1）与寒湿暑热侵袭肠胃有关。

（2）与脾胃虚弱、运化失常有关。

（3）与饮食不节、传导失司有关。

（4）与肾阳虚衰、不能温养脾胃有关。

**3. 寒热异常：恶寒、发热**

与外感风寒湿邪、内袭肠胃、表里同病有关。

**4. 不舒适：肛门灼痛、瘙痒**

与肛周皮肤护理欠缺及肛周皮肤潮湿湿疹有关。

**5. 活动无耐力**

（1）与暴泻伤正，久病体虚有关。

（2）与久泻伤阴，脾虚失运有关。

**6. 潜在肛周皮肤受损**

与泄泻日久，及排泄物对肛周皮肤刺激有关。

**7. 饮食调护的需要**

与气阴两虚，生化乏源有关。

**8. 潜在并发症：脱肛**

与频泻、久泻、中气下陷有关。

**9. 潜在并发症：脱水、虚脱**

（1）与泄泻日久、津枯液耗有关。

（2）与暴泻不止、耗阴损阳有关。

**10. 忧虑**

与病情反复发作，缺乏治疗信心有关。

## 【护理措施】

**1. 生活起居护理**

（1）病室舒适安静，空气清新。脾虚、肾阳虚衰者，病室应温暖向阳，注意保暖。

（2）注意休息，轻症者可适当活动，加强锻炼。

（3）保持肛周皮肤清洁，便后用软纸擦拭，局部可涂凡士林或黄芩油膏。肛门下坠或脱肛者，用软纸或纱布轻轻上托，并嘱其卧床休息。

**2. 病情观察**

（1）观察泄下物的颜色、气味、形态、量、混入物，以及排便次数、时间和进食的关系。以辨泄泻的寒、热、虚、实。若大便清稀，甚至水样，腹痛肠鸣，为感受寒湿；粪便黄褐而臭，泻下急迫为感受湿热；

暑湿泄下如败卵；泄后痛减为食滞肠胃；泄泻以情绪波动时为甚，痛一阵，泻一阵，为肝气犯胃，黎明前泄泻为肾阳虚衰；泄下水谷不化为脾胃虚弱。

（2）观察并且记录体温、舌苔、脉象、神志的变化。注意有无口渴、口唇黏膜干燥、皮肤弹性下降、尿量减少、心律失常等表现，一旦出现，应及时报告医师，并采取积极措施。

### 3. 体位与安全

（1）急性期应卧床休息。

（2）注意保暖，按摩腹部，避免压迫和其他增高腹压的机械性刺激，以减弱肠道的运动，减少大便次数；同时也有利于腹痛症状的减轻。

（3）恢复期和慢性期可以适当活动，但是应注意劳逸结合。

（4）选用自由体位，若需要中药保留灌肠，操作前取左卧位，操作后取右卧位。

### 4. 清洁护理

因粪便中含有酸性及消化酶等刺激性物质，频繁的排便可以使肛周表皮受损，可以引起瘙痒、疼痛。指导患者便后用软卫生纸轻擦肛门，然后用温水清洗，六一散扑之，以保持臀部皮肤清洁、干燥。

### 5. 饮食护理

（1）饮食以清淡、少渣、易消化半流或流质食物为宜，忌生冷、肥甘、甜腻之品。

（2）食滞肠胃者暂禁食，可频饮淡糖盐水。

（3）寒湿内盛者，可食炒米粉、炒面粉以燥湿止泻。

（4）湿热伤中者，多给予果汁或瓜果煎水饮。

（5）脾胃虚弱者，可多食山药、莲子、红枣等，以健脾祛湿。

（6）肾阳虚衰者，可多食山药、狗肉等，以温补肾阳。

### 6. 情志护理

（1）避免忧郁、悲伤、焦虑、紧张和激动等负性情绪。

（2）积极疏导患者消除抑郁心理，保持肝气条达，心情舒畅。

（3）引导患者培养豁达乐观的心态，正确对待自身的疾病，避免急躁。

（4）肝气郁滞泄泻者更应注意调畅情志，防止因情复病。

### 7. 用药护理

（1）中药汤剂宜温服，服后安卧，观察服药后大便的情况。

（2）寒湿泄泻者，中药汤剂宜热服；湿热泄泻者，中药汤剂宜温凉服；肾阳虚衰者，中药汤剂宜睡前热服；脾虚泄泻者，汤剂宜空腹温服。

## 8. 排泄护理

（1）泄泻次数频繁，肛门灼热，或有破裂、脱肛，便后应用软纸擦肛，并以温开水清洁肛门，或用马齿苋60g煎汤坐浴，亦可用1:5000高锰酸钾溶液坐浴，坐浴后在肛门周围涂上氧化锌软膏或百多邦。

（2）如有传染，所有的排泄物均应消毒处理后方可以倒入特定下水道。

## 9. 并发脱水的护理

观察患者口渴的程度，口唇、皮肤润泽与否，皮肤弹性，尿量多少，若见患者口干、口渴、口唇干燥，皮肤弹性差，尿量明显减少，为津亏液耗之脱水先兆，应及时报告医师，并积极补充水液。

## 10. 临证（症）护理

（1）寒湿、虚寒泄泻者，腹部热敷，可拔火罐或艾灸，取中脘、足三里、神阙等穴。

（2）脾胃虚弱者，可采用捏脊疗法，取脾俞、胃俞、肾俞等。

（3）气滞腹痛时，可按摩天突、中脘、足三里等穴。

## 【健康教育】

### 1. 生活起居

起居有节，顺应四时气候变化，防止外感风寒暑湿之邪。脾胃虚寒者，注意腹部保暖。

### 2. 饮食

忌食油腻、油炸、生冷、辛辣、甜腻之品及含碳酸等的产气饮料。烹调方法以蒸、煮、炖为宜。

### 3. 情志

调摄精神，保持情绪安定，力戒嗔怒。

### 4. 用药

遵医嘱服药。

### 5. 运动

适当进行体育锻炼，增强体质。

### 6. 定期复诊

遵医嘱定期复查，如出现大便次数增多，不成形或呈稀水样时，应及时就医。

## 四、便秘

便秘是指粪便在肠内滞留过久，秘结不通，排便周期延长，或周期不长，但粪质干结，排出艰难，或粪质不硬，虽有便意，但便而不畅的病证。多由于饮食不节、情志失调、外邪犯胃、禀赋不足所致。便秘是临床上的常见症状，中老年多发，女性较多见。本病预后一般较好，辨证得当，调治得法，大多可痊愈。

西医学中的功能性便秘、肠道及肛门疾患所引起的便秘、药物性便秘、内分泌及代谢性疾病引起的便秘等，均可参考本病辨证施护。

### 【辨证分型及临床表现】

便秘的证治分为实秘和虚秘两类，实秘辨证分为肠胃积热、气机郁滞两型。虚秘的辨证分为脾气虚弱、脾肾阳虚、阴虚肠燥三型。

| 1. 肠胃积热 | 2. 气机郁滞 |
|---|---|
| 大便干结，腹胀满，按之痛，口干口臭。舌红苔黄燥，脉滑实。 | 大便干结，欲便不出，或便而不爽，少腹作胀。苔白，脉弦细。 |
| **3. 脾虚气弱** | **4. 脾肾阳虚** |
| 便干如栗，临厕无力努挣，挣则汗出气短，面色无华。舌淡苔白，脉弱。 | 大便秘结，面色㿠白，时眩晕心悸，小便清长，畏寒肢冷。舌淡体胖大，苔白，脉沉迟。 |
| **5. 阴虚肠燥** | |
| 大便干结，努挣难下，口干少津，纳呆。舌红少苔，脉细数。 | |

### 【治疗原则】

| 1. 肠胃积热 | 2. 气机郁滞 |
|---|---|
| 清热润肠通便。 | 理气导滞，降逆通便。 |
| **3. 脾虚气弱** | **4. 脾肾阳虚** |
| 补脾益气，润肠通便。 | 温补脾肾，润肠通便。 |

**5. 阴虚肠燥**

滋阴生津，养血润燥。

## 【护理评估】

**1. 评估便秘的病因**

便秘的常见原因是外感寒热、内伤饮食、情志、阴阳气血不足，大肠传导失职是其基本病机。概括地说，便秘的直接原因为热、实、冷、虚四种。

**2. 评估便秘的病位**

在大肠，与脾、胃、肺、肝、肾有关。

**3. 评估便秘的病性**

实者在于邪滞胃肠，壅塞不通。虚者在于肠失温润，推动无力；虚实之间又常相互转化，可由实转虚，也可因虚致实，或虚实夹杂。

**4. 评估便秘的病程**

便秘病程短，程度轻多见于功能性便秘、结肠、直肠以及肛门炎症等疾病所引起的便秘、药物性便秘；便秘病程长，程度较重多见于肌力减退所致的排便困难等。

## 【护理诊断】

**1. 排便型态异常：便秘**

与热结肠腑或气阴亏虚等因素，导致肠道传导不利有关。

**2. 不舒适：腹胀、腹痛**

与肠腑热盛、肠燥便结、气机通降失常有关。

**3. 无力排便**

与久卧气虚、大肠传播无力，年老、久病、气血两虚、大肠传输不利有关。

**4. 饮食调护的需要**

与气阴两虚，生化乏源有关。

**5. 有如厕虚脱的危险**

（1）与久病、年迈、正气虚衰有关。

（2）与严重贫血、血虚眩晕有关。

**6. 潜在并发症：肛裂、脱肛**

与大便干结排出困难，临厕努挣，损伤肛门组织以及便秘日久，中气虚脱有关。

## 【护理措施】

**1. 生活起居护理**

（1）居室整洁，温湿度适宜，提供舒适隐蔽的排便环境。

（2）培养定时排便的习惯。

（3）鼓励患者适量运动，指导进行腹部按摩和提肛训练，避免久坐少动。

（4）保持肛周皮肤清洁，有肛门疾病者在便后用 1∶5000 高锰酸钾溶液或五倍子、苦参、花椒煎水坐浴，肛裂者坐浴后可用黄连膏外敷。

**2. 病情观察**

（1）观察病证的特点，分辨实秘还是虚秘。

（2）注意患者的伴随症状，老年患者排便时勿过度用力努责，以免诱发心绞痛诸症。

（3）观察肠结与便秘的不同，注意类证的鉴别。

**3. 体位与安全**

（1）气血虚弱或年老或虚羸已极的患者，排便最好在床上或采用坐式的大便器为宜。

（2）勿使如厕久蹲，以防止用力努责而致虚脱之变。

（3）厕池旁设扶手，起保护支撑作用，以免晕跌。

（4）因肛裂便秘难解，便后用软纸揩擦。

**4. 清洁护理**

（1）保持会阴及肛门清洁，便后用温水洗净。

（2）肛周病变而致便秘的患者，更要保持肛门周围清洁，便后给予温水坐浴。

**5. 情志护理**

保持心情舒畅，减轻患者精神负担、心理不安及恐惧，避免抑制便意，每日坚持仰卧起坐运动，锻炼膈肌、腹肌和肛提肌肌力。

**6. 饮食护理**

（1）饮食宜清淡，多食新鲜的水果及蔬菜。多饮水，忌食辛辣动火之品。

（2）热秘者，可每晚饮温开水冲蜂蜜一杯，晨起饮一杯淡盐水。

（3）气滞便秘者，多食柑橘、萝卜、佛手等，可服紫苏麻仁粥。

（4）气虚便秘者，多食山药、黄芪粥、山药粥等。

（5）血虚便秘者，多食养血润燥食物，如黑芝麻糊、松子仁粥等。

（6）脾肾阳虚者，饮食宜温阳润肠之品，多进热饮、热果汁，可食肉苁蓉粥。

### 7. 用药护理

（1）中药汤剂宜温服，通便药宜在清晨或睡前服；肠胃积热者中药汤剂宜偏凉服。

（2）实秘者，生大黄5g或番泻叶6g泡水代茶饮。

（3）阳虚秘者注意防寒，可予吴茱萸500g，加盐100g炒热熨腹部。

（4）热秘者，可服用麻子仁丸5g，每日3次。

（5）肛肠疾病引起的便秘者，便后可用五倍子、苦参、花椒煎水坐浴。

### 8. 排泄护理

（1）培养定时排便习惯，与患者共同制订按时排便表。即使无便意，也应坚持每日晨间或早餐后蹲厕。因早餐后容易引起胃-结肠反射，此时训练排便更容易建立条件反射。

（2）指导患者在下腹部顺结肠走向顺时针按摩，时间为20分钟。

### 9. 并发肛裂、脱肛的护理

（1）观察患者肛裂部位、疼痛等情况。脱肛发生时，及时托肛处理。

（2）每次便后用黄芩油膏涂抹肛周皮肤。

（3）蹲厕排便后，按压肛门片刻，防治脱肛。

### 10. 临证（症）护理

（1）实秘者，遵医嘱给予中药泡水代茶饮。

（2）虚秘者注意防寒保暖，可给予热敷、热熨。

（3）肛肠疾病而致便秘者，遵医嘱便后可用中药熏洗。

## 【健康教育】

### 1. 生活起居

每日按揉腹部，养成良好的排便习惯，定时如厕，即使无便意，也应定时蹲厕，但勿久蹲，不应超过3分钟；勿如厕时看书报；排便时勿过度屏气。

### 2. 饮食

清淡易消化，多食富含纤维的粗粮，及绿色新鲜蔬菜、水果。多饮水，不饮浓茶。禁食辛辣刺激，肥甘厚味，生冷煎炸之品，禁忌饮酒无度。

| ### 3. 情志 | ### 4. 用药 |
|---|---|
| 调畅情志，戒忧思恼怒，保持情绪舒畅，克服排便困难的心理压力。 | 遵医嘱服药，切忌滥用泻药。 |
| ### 5. 运动 | ### 6. 定期复诊 |
| 适当运动，避免少动、久坐、久卧。可根据具体情况选用太极拳、五禽戏、气功、八段锦、慢跑、快走等方法。其中腰腹部的锻炼对便秘患者更适合。 | 遵医嘱定时复查，若出现腹胀、腹痛，或大便带血、肛门有物脱出时及时就医。 |

## 五、痢疾

痢疾是因邪蕴肠腑，气血壅滞，大肠传导失司，脂络受伤所致，以腹痛、里急后重、下痢赤白脓血为主要临床表现的病证。本病一年四季皆可发病，夏秋流行。人群普遍易感，是最常见的肠道传染病之一。根据发病缓急、病因差异、病情轻重、病程长短之不同，又有湿热痢、疫毒痢、虚寒痢、休息痢、噤口痢等。痢疾病情严重者，多发生在儿童和年老体弱的患者中，多因邪盛内闭，正气大伤，而形成内闭外脱的危重证候，常见急骤发病，高热惊厥，甚则昏迷而导致死亡。

西医学中的细菌性痢疾、阿米巴痢疾以及慢性非特异性溃疡性结肠炎和某些食物中毒或药物中毒等，其主要临床表现与本病相似者，可参考本病辨证施护。

### 【辨证分型及临床表现】

#### 1. 湿热痢

腹痛，里急后重，下痢赤白脓血，赤多白少或纯下赤冻，肛门灼热，小便短赤，或发热恶寒，头痛身楚，口渴发热。舌红苔黄腻，脉滑数。

### 2. 疫毒痢

起病急骤，壮热，恶呕便频，痢下鲜紫脓血，腹痛剧烈，口渴，头痛，后重感特著，甚者神昏惊厥。舌红绛苔黄燥，脉滑数或微细欲绝。

### 3. 寒湿痢

腹痛拘急，痢下赤白黏冻，白多赤少，里急后重，脘闷，口淡，饮食乏味，头身困重。舌苔白腻，脉濡缓。

### 4. 阴虚痢

下痢赤白，日久不愈，或下鲜血，脐下灼痛，虚坐努责，食少，心烦，口干口渴。舌红绛少津少苔，脉细数。

### 5. 虚寒痢

下痢稀薄，带有白冻，甚则滑脱不禁，腹部隐痛，排便不爽，喜按喜温，久痢不愈，食少神疲，四肢不温。舌淡苔白滑，脉沉细而弱。

### 6. 休息痢

下痢时发时止，常因饮食不当、受凉、劳累而发，发时便频，夹有赤白黏冻，腹胀食少，倦怠怯冷。舌淡苔腻，脉濡软虚数。

## 【治疗原则】

### 1. 湿热痢

清热解毒，调气行血。

### 2. 疫毒痢

清热凉血解毒。

### 3. 寒湿痢

温中燥湿，调气和血。

### 4. 阴虚痢

养阴清肠化湿。

### 5. 虚寒痢

温补脾胃，收涩固脱。

### 6. 休息痢

温中清肠，调气化滞。

## 【护理评估】

1. 评估患者的发病年龄、季节，有无不洁饮食史，有无与痢疾患者的接触史。

2. 评估患者的神志，皮肤温度及弹性。

3. 评估大便结果，是否有大量脓细胞、红细胞及巨噬细胞。

## 【护理诊断】

| 1. 腹痛、下痢 | 2. 发热/口渴 |
|---|---|
| 与外感湿热、疫毒之邪客于肠道，脉络受损有关。 | 与感受疫毒之邪、热盛伤津有关。 |
| 3. 脾胃功能失调：呃逆不食 | 4. 舒适改变：肛门灼痛 |
| 与脾胃气虚、和降失常及湿热中阻、运化失常有关。 | 与肛周炎症、分泌物刺激有关。 |
| 5. 焦虑 | 6. 活动无耐力 |
| 与慢性痢疾经常复发或担心肠道恶性病变有关。 | 与高热、腹泻损伤正气及久病体虚有关。 |

| 7. 潜在并发症：厥脱 |
|---|
| 与热毒内陷营血或邪气内闭、正气外脱有关。 |

## 【护理措施】

| 1. 生活起居护理 | 2. 病情观察 |
|---|---|
| （1）病室整洁，环境安静，以利患者休息。<br>（2）具有传染性的疫毒痢严格执行消化道隔离制度，对患者排泄物、便器、餐具要消毒处理，专人使用，防止交叉感染。<br>（3）待临床症状消失，大便培养连续 3 次阴性，方可解除隔离。<br>（4）加强肛周护理，痢下频多，肛周红肿糜烂者，可给予氧化锌软膏涂敷。 | （1）观察大便次数、量、性质、气味、颜色及有无发热、腹痛、里急后重等症状。<br>（2）重症患者绝对卧床休息，密切观察病情变化，发现异常应及时报告医生，防止发生厥脱。<br>（3）若见患者烦躁不安，高热不退，汗出热而黏，脉细数，或精神不振、体温骤降、四肢厥冷、面色苍白、冷汗淋漓、呼吸微弱、脉微欲绝等异常情况，应及时报告医生，协助医生实施救治。必要时留大便送检。 |

### 3. 体位与安全

（1）急性期嘱患者卧床休息，待症状缓解后适当活动。缓解期和恢复期可以适当锻炼，以增强体质。

（2）指导患者如何配合护士做好床边隔离。例如不到其他病室串门，同病室患者不相互接触（如交换物品、书报等）。以免交叉感染。

### 4. 清洁护理

（1）保持肛周皮肤清洁。便后用软纸擦肛门并且温水清洗，便次增多可用三石散涂扑之，以防止肛周红灼或湿疹。

（2）久泻肛门有滑脱患者，用消毒纱布涂红油膏或黄连膏轻轻托上。

（3）严重吐泻、生活不能自理者，保持床铺清洁干燥，并且注意皮肤清洁。

### 5. 饮食护理

（1）饮食以清淡、少渣、容易消化的流质或半流质为主，鼓励患者多饮水或淡盐水，每日总液量为 3000ml 左右，以补充液体，防止脱水，减轻里急后重症状。

（2）不宜饮用牛奶，禁忌生冷、油腻食物，忌辛辣、煎炸之品。

（3）忌豆类、薯类等产气食品。

### 6. 情志护理

急性期患者腹泻不止、腹痛剧烈，导致患者心情焦虑，故要解释病情，消除患者不安情绪，使其保持平稳心态，积极配合治疗及护理。

### 7. 用药护理

中药汤剂每日 2 次服用。若有恶心，服用前可以在舌上滴少许生姜汁，可以缓解症状。亦可以将汤剂浓缩成 50~60ml 服用后对疗效的观察尤为重要。此外，在痢疾的病变过程，应当注意顾护胃气。

### 8. 排泄护理

正确记录大便的次数，观察其稀稠度、脓血量、气味和颜色等。及时留取大便，应取红白黏冻便为准，及时送验。若得不到标本，可以选用肛拭取便检查。

## 【健康教育】

### 1. 生活起居

注意个人卫生，养成饭前、便后洗手习惯，预防疾病发生和传播。加强水、饮食卫生管理，避免外出用餐，防止病从口入。久病初愈，正气虚弱，注意生活起居有节，劳逸结合。

**2. 饮食**

不宜过食生冷，不吃变质食物。在痢疾流行季节，可以适量食用生蒜瓣，或用马齿苋、绿豆煎汤饮用以预防感染。

**3. 情志**

开展多种形式的文娱活动，以丰富生活内容，怡情悦志。

**4. 用药**

慢性患者应坚持治疗，在医师指导下合理用药。

**5. 运动**

宜卧床静养，不可过度活动。指导久病体虚的患者循序渐进地锻炼身体，增强抗病能力和促进康复。

**6. 定期复诊**

遵医嘱定期复诊，若出现大便次数及性状的改变、腹痛、里急后重等症状时，应及时就医。

## 第四节　肝胆系疾病的护理

### 一、黄疸

黄疸是以目黄、身黄、尿黄为主要临床表现的常见肝胆病证，其中目睛黄染是本病的重要特征。主要因感受湿热邪毒、肝胆气机受阻，疏泄失常，胆汁外溢所致。根据其病机特点和临床表现可分为阴黄和阳黄。急黄为阳黄重症，病情急骤，应及时救治。本病可出现于多种疾病之中，临证治疗时，以速退为顺，若久病不愈，气血瘀滞，伤及肝脾，则有酿成癥积、鼓胀之可能。

西医学根据黄疸发生的机制将其分为溶血性黄疸、阻塞性黄疸、肝细胞性黄疸。涉及病毒性肝炎、肝硬化、胆石症、胆囊炎以及消化系统肿瘤等疾病，凡出现黄疸者可参考本病辨证施护。

**【辨证分型及临床表现】**

**1. 阳黄**

（1）热重于湿：湿热熏蒸，胆汁外溢，下注膀胱故见身目俱黄，黄色鲜明如橘皮，热重于湿，故见发热、口渴，湿热困阻脾胃，胃失和降，故见恶心呕吐，不思饮食，湿热熏蒸肝胆，阻滞气机，不通则痛，故见口苦，胁腹胀痛，疼痛拒按。

（2）湿重于热：湿困中焦，影响肝胆疏泄故身目俱黄；清阳不展则头身困重；胃气失和，脾失健运可有胸脘痞满，恶心呕吐等表现。

### 2. 阴黄

（1）寒湿困脾：寒湿滞留，黄色晦暗；寒湿久留，阳气亏虚，湿浊不化则神疲畏寒，苔腻；脾虚湿困可有纳少便溏等症。

（2）瘀血阻滞：黄疸日久，气滞瘀血，湿浊残留，结于胁下，故胁下癥积疼痛，固定不移，刺痛拒按，瘀血停滞，不能上荣于面，故面色黧滞，舌质黯紫，或有瘀斑，脉涩或细弦，均为瘀血阻滞之象。

（3）脾虚营亏：湿热耗伤阴血，寒湿损伤脾阳，加之饮食不调，久则化源不足，气血两亏，脏腑功能日衰。故见身目发黄，黄色浅淡，腹胀食少，气短懒言，神疲乏力，大便溏薄。

### 3. 急黄

湿热炽盛，熏灼肝胆，热毒内迫，胆汁外溢故见发病急骤，黄疸迅速加深；热盛津伤则高热烦渴；热毒内陷心肝可见神昏谵语；热毒深入营血可有衄血、便血、肌肤瘀斑。

## 【治疗原则】

### 1. 阳黄

（1）热重于湿：中医治法为清热利湿，通腑退黄。中医方药用茵陈蒿汤加味。中药汤剂适宜饭前稍凉服用。

（2）湿重于热：中医治法为利湿化浊，泻热除黄。中医方药用茵陈四苓散。中药汤剂适宜饭前温服。

### 2. 阴黄

（1）寒湿困脾：中医治法为温寒化湿，健脾和胃。中医方药用茵陈术附汤。中药汤剂适宜饭前热服。

（2）瘀血阻滞：中医治法为活血化瘀，软坚通络。中医方药用膈下逐瘀汤。中药汤剂适宜温服。

（3）脾虚营亏：中医治法为健脾温中，补养气血。中医方药用小建中汤。中药汤剂适宜饭前温服。

### 3. 急黄

中医治法为清热解毒、凉血开窍，中医方药用清热地黄汤合茵陈蒿汤，中药汤剂适宜浓煎，饭前少量多次凉服。

## 【护理评估】

### 1. 评估黄疸的病因

外感邪毒、饮食不节、积聚日久、脾胃虚寒。

### 2. 评估黄疸的病位

脾、胃、肝、胆。

### 3. 评估黄疸的病性

阳黄热盛于湿易退，湿盛于热应防其迁延转阴，残湿余热不清，或肝脾气血损伤不复，迁延不愈，引起反复或转成鼓胀。

### 4. 评估黄疸的病程

黄疸的病程长、程度重多见于肝硬化、胆石症等；黄疸的病程短、程度轻多见于病毒性肝炎等。阳黄病程较短，阴黄病程较长。

## 【护理诊断】

### 1. 皮肤巩膜黄染

与湿热或疫毒熏蒸、胆汁外溢有关。

### 2. 不舒适：脘腹胀满

与湿热中阻、脾失健运或缺乏饮食调护知识有关。

### 3. 寒热异常：发热

与湿热壅盛、熏蒸阳明有关。

### 4. 不舒适：恶心呕吐、口苦

与湿热蕴中、胃气上逆或湿困中焦、浊邪上逆有关。

### 5. 不舒适：皮肤瘙痒

与肝经湿热、熏蒸肌肤有关。

### 6. 排便型态异常：便秘

与热壅津伤、肠失传导有关。

### 7. 排便型态异常：便溏

与湿困脾阳、运化失健有关。

### 8. 活动无耐力

与阳气亏虚、气血不足或神疲乏力有关。

### 9. 情志异常：忧虑、悲观

与久病不愈、缺乏信心或因传染被隔离或病发突然，缺乏心理准备，对疾病认识不足、担心预后不良等有关。

## 10. 潜在急黄

与热毒炽盛、内陷营血有关。

## 【护理措施】

### 1. 皮肤巩膜黄染的护理

（1）病情观察：密切观察黄疸部位的动态变化，如黄疸出现的部位、色泽程度、消长等的变化，尿色深浅、尿量和大便颜色变化，有无呕吐、腹胀、神志异常变化，以辨别黄疸的顺和逆。

（2）起居护理：①卧床休息，避免活动，待到黄疸消退，症状明显好转后，可以逐渐恢复活动，但是勿劳倦。②保证充足的睡眠，卧姿舒适，枕头高低适度，可用保健药枕，如菊花枕、碎石枕、夏枯草枕等以清肝明目。③保持病室安静、整洁，空气新鲜。阳黄热重于湿者，居室适宜偏凉，通风要好；阳黄湿重于热者，居室适宜偏温热，阳光要充足，避免对流风。阴黄者，要注意防寒保暖，病室适宜向阳；急黄者，病室应凉爽。④如为黄疸性肝炎，要做好消毒隔离工作，尤其做好消化道隔离和血源隔离。一切用具及排泄物要严格消毒，隔离时间至少40天。并且指导患者消毒隔离的方法。

（3）生活护理：保持皮肤、口腔清洁，嘱患者不要搔抓，皮肤瘙痒者，局部可以涂冰硼水止痒。经常用淡盐水、温开水、银花甘草液漱口，防止口腔感染。

（4）饮食护理：①饮食以高蛋白、高维生素、低脂肪、容易消化的饮食为主，忌辛辣、油腻、醇酒等食物。②阳黄热重于湿者，饮食宜偏凉，可以食西瓜、李子、梨、藕、芹菜、番茄、赤小豆、黄花菜饮，栀子仁粥，薏苡仁粥等。阳黄湿重于热者，饮食宜偏温，可以使用柚皮散，泥鳅炖豆腐等。③急黄者饮食予以流质，好转后再改为半流质，可以食茵陈煮蒲公英汤。呕吐频作者可以暂禁食，给予补液或鼻饲饮食。中药浓煎，小量频服。④阴黄者，饮汤药适宜温热服用，忌生冷、甜腻碍胃之品，可以食香蕉、西瓜、冬瓜、杏仁霜、茵陈附子粥等物以利湿退黄。⑤鼓励患者多饮水，可以取鲜芦根、麦冬煎水代茶饮。阳黄患者可用茵陈、白茅根各30g泡水频服；阴黄者可用生薏苡仁、白扁豆各30g煎水饮，用以退黄。

（5）情志护理：保持心情舒畅，情绪稳定，使肝气条达，有利于病情康复。

（6）对症处理：①外用生姜周身擦浴或用茵陈蒿一把、生姜一块，捣烂敷于胸前四肢，每日擦之，以利退黄。②用青盐 1.5g，明矾 3g，共研细末，装入胶囊，为 1 天量，分 3 次服，具有清热、排石、退黄之功。③阳黄者取胆俞、阴陵泉、太冲、内庭等穴；阴黄者取胆俞、脾俞、阴陵泉、三阴交等穴，以灸法退黄，或耳压肝、胆、脾、胃等穴位。

### 2. 恶心呕吐的护理

（1）观察患者呕吐物的内容、颜色、量、气味及呕吐时间、次数及伴随症状，必要时留取标本送检，并且做记录。

（2）患者呕吐时取半卧位，头偏向一侧，轻轻拍背或在胃部上下按摩，以降胃气。并且做好心理安慰。

（3）注意保持口腔清洁，可用淡盐水、银花甘草液等漱口，每天 3~4 次，以减轻口腔异味和感染。

（4）饮食宜清淡容易消化的流质或半流质，忌油腻、肥甘厚味，少食多餐，切忌饱食。

（5）汤药适宜浓煎，少量频服，可以服玉枢丹 0.3g，以降逆止呕。服药前后可以在舌根滴姜汁或生姜片擦舌或嚼生姜，以减轻呕恶症状。

（6）若呕吐较重者，遵医嘱针刺内关、中脘、足三里、合谷、公孙、丰隆等穴。或耳压胃、贲门、食管、交感，以降逆止呕。

（7）采用推拿法预防恶心呕吐；医者以双手全掌着力，沿患者肋弓下缘自左至右旋转按摩，反复施术 2~3 分钟。如呕吐仍不停止，可以加揉按中脘、气海，掐内关、足三里、公孙、照海、太冲等穴。

### 3. 潜在急黄的护理

（1）密切观察病情变化，如黄疸突然加深，腹胀痛，恶心呕吐，体温升高，精神萎靡不振，肌肤出现斑疹，为邪入心营先兆症状，及时报告医师处理。

（2）密切观察神志变化，每 4 小时测体温、脉搏、呼吸、血压 1 次。

（3）保持病室内安静，光线柔和，最好安排患者住单人房间，烦躁者加护栏。本病具有传染性，应严格隔离。

（4）应绝对卧床休息，做好基础护理，尽量满足患者的生活所需。并安慰、鼓励患者积极配合治疗。

（5）注意口腔清洁，可用生理盐水或中药银花甘草液漱口。

（6）患者饮食以清凉生津流质为宜，禁高蛋白的食物。如不能进食者可以鼻饲。

（7）中药汤剂煎水量适宜稍多些，并且以凉服为宜，以助清热退黄。

（8）立即建立静脉通道，保持水电解质平衡，做好补充营养和抢救的准备。

（9）注意观察患者二便情况，观察有无腹水和出血情况。

### 4. 忧虑、悲观的护理

（1）多与患者交谈，了解患者的心理状态，掌握患者存在的不良心理和情绪，及时进行心理疏导。

（2）为患者创造一个安静舒适的环境，介绍同种疾病，不同个体治疗成功的病例，使患者树立战胜疾病的信心。

（3）向患者讲述疾病的发生、发展及预后等，解除患者对疾病的忧虑和悲观，增强信心，更好地配合治疗。

（4）向患者说明消毒隔离的意义及方法，使其正确认识，解除心理负担。

（5）指导患者采用放松疗法，如缓慢的深呼吸、练气功、听轻音乐，使患者摆脱忧虑和悲观情绪。

（6）护理人员说话速度宜慢，态度和蔼，耐心解答患者提出的问题，尽可能满足患者的一切合理要求。

（7）遵医嘱给予针灸治疗，取合谷、足三里、内关、中脘、期门、阳陵泉等穴，可以疏肝健脾。

## 【健康教育】

### 1. 生活起居

生活要有规律，注意休息，无妄劳作。如系传染性疾病引起的黄疸，在未完全治愈前，仍需与家人隔离，以免传染他人；如系慢性疾病引起的黄疸，要积极治疗原发病。

### 2. 饮食

饮食宜营养丰富、易消化的食物，勿暴饮暴食、贪嗜醇酒，勿食辛辣肥甘及不洁的食物。

### 3. 情志

保持心情舒畅，忌恼怒忧思，避免消极刺激言语，消除不良情绪。

### 4. 用药

遵医嘱服药，不要滥用保肝药物；黄疸消退，勿骤然停药。

### 5. 运动

避免过劳，适当进行体育运动，如练气功、打太极拳、散步等。

### 6. 定期复诊

遵医嘱定时复诊，若黄疸加重应及时就医。

## 二、鼓胀

鼓胀是以腹部胀大如鼓，皮色苍黄，甚则腹壁脉络显露，四肢不肿或微肿为主要表现的病证。鼓胀是临床上较为常见的多发病，多由黄疸、胁痛、肝癌等失治，气、血、水瘀积于腹内而成，预后一般较左，属中医"风、痨、鼓、膈"四大难症之一。

西医学中的各种疾病所致的腹水出现鼓胀证候时，均可参考本病辨证施护。

## 【辨证分型及临床表现】

### 1. 气滞湿阻

腹胀按之不坚，胁下胀痛，饮食减少，食后作胀，嗳气后稍减，矢气稍减，小便短少，舌苔白腻，脉弦。

### 2. 水湿困脾

腹大胀满，按之如囊裹水，颜面微浮，下肢浮肿，脘腹痞胀，精神困倦，怯寒懒动，食少便溏，小便短少，舌苔白滑或白腻，脉缓。

### 3. 水热蕴结

腹大坚满，脘腹撑急，烦热口苦，渴不欲饮，小便短黄，大便秘结或溏垢，两目、皮肤发黄，舌尖边红，苔黄腻或灰黑，脉弦滑或数。

### 4. 瘀结水留

腹大坚满，脉络怒张，胁肋刺痛，面色晦黑，面颈胸臂有血痣，呈丝纹状，手掌赤痕，唇色紫褐，口渴不欲饮，大便色黑，舌质紫红或有瘀斑，脉细涩。

### 5. 阳虚水盛

腹大胀满，朝轻暮重，面色苍黄，胸闷纳呆，神疲怯寒，肢冷或下肢浮肿，食少便溏，小便短少不利，舌质淡紫，脉沉弦无力。

### 6. 阴虚水停

腹大胀满，或见青筋暴露，面色晦黯，唇紫口燥，心烦失眠，牙龈出血，鼻衄时作，小便短少，舌质红绛少津，脉弦细数。

## 【治疗原则】

### 1. 气滞湿阻
疏肝理气，健脾利湿。

### 2. 水湿困脾
温中健脾，行气利水。

### 3. 水热蕴结
清热利湿，攻下逐水。

### 4. 瘀结水留
活血化瘀，行气利水。

### 5. 阳虚水盛
温补脾肾，化气行水。

### 6. 阴虚水停
滋肾柔肝，养阴利水。

## 【护理评估】

### 1. 评估鼓胀的病因

饮食不节，七情、劳欲所伤，或由黄疸、胁痛、肝癌等失治后，肝脾失调，继则累及肾脏而成。

### 2. 评估鼓胀的病位
主要病位在肝脾。

### 3. 评估鼓胀的病性

总属本虚标实，初期多实，后期以虚为主。而气、血、水三因常相互牵连，故仅有主次之分，而非单独为患。其基本病机是肝、脾、肾受损，气血水互结于腹中。

### 4. 评估鼓胀的病程

鼓胀病程长、程度重多见于肝硬化腹水，血吸虫病、腹腔内晚期恶性肿瘤等；鼓胀病程短、程度轻多见于病毒性肝炎等。

## 【护理诊断】

**1. 不舒适：腹胀、腹水**

与肝脾肾三脏受损、气血水互结有关。

**2. 不舒适：腹胀痞满**

（1）与蛊毒感染、肝脾失调、水邪内停有关。

（2）与酒食不节、情志刺激、肝郁脾虚有关。

**3. 不舒适：皮肤瘙痒**

与湿浊毒气、熏蒸肌肤有关。

**4. 不舒适：鼻衄、齿衄**

与湿热内蕴、血络受损或肝阴不足、虚火灼络有关。

**5. 活动无耐力**

与久病卧床，正气匮乏，腹大胀满，动作困难有关。

**6. 潜在出血**

与肝阴不足、虚火灼烙；湿热内蕴，血络受损有关。

**7. 潜在的神志昏蒙**

与邪蒙心窍，引起动肝风有关。

**8. 饮食调养的需要**

与酒食所伤、络伤血溢或脏腑虚损、生化乏源有关。

**9. 情志异常：忧虑、恐惧**

与对疾病的认识不足，缺乏治疗的信心有关。

**10. 自理缺陷**

与久病卧床、正气匮乏或腹大胀满、动作困难有关。

**11. 潜在黄疸**

与湿热熏蒸肝胆、胆汁外溢有关。

**12. 潜在皮肤完整性受损**

与卧床日久、久病正虚有关。

**13. 潜在并发症：消化道出血**

与阴虚火旺、灼伤血络有关或饮食不当，损伤脉络有关。

**14. 潜在并发症：肝昏迷**

与水邪湿毒、蒙闭心包有关。

## 【护理措施】

**1. 生活起居护理**

（1）病室宜整洁安静，卧床休息，注意保暖，防止外感。

（2）轻度腹水者尽量平卧，以增加肝肾血流量，大量腹水者取半卧位，以减少呼吸困难，必要时给予氧气吸入。

（3）长期卧床者保持床单清洁干燥，宜经常变换体位，定时协助翻身，背部及阴囊水肿患者，注意保护局部皮肤，预防压疮的发生。

（4）指导患者养成良好的卫生习惯，做好口腔护理，禁止抠鼻、剔牙，防止出血。

（5）躁动不安时，床边加护栏。保持大便通畅。

### 2. 病情观察

（1）密切观察腹胀以及腹水消长情况，观察尿量，协助患者准确记录24小时液体出入量，定期测腹围、体重和血压。

（2）注意观察有无出血倾向，观察呕吐物、排泄物的变化，并观察神志、面色、脉搏、血压、蜘蛛痣、腹壁静脉曲张等变化。

（3）出血患者，应观察出血量、色、质，有无头晕、心悸等症状。

（4）若见患者有性格改变，举止反常，动作缓慢，睡眠异常等肝性脑病先兆表现，及时报告医生处理。

### 3. 体位与安全

患者应卧床休息，保持舒适的体位，轻度腹水者尽量平卧，以增加肝脏血流量；大量腹水者取半卧位，使横膈下降，减少呼吸困难和心悸。必要时应给予氧气吸入，轻者可以进行适当活动。脾肾阳虚者，适宜住向阳病室。

### 4. 清洁护理

做好皮肤护理工作，保持皮肤清洁，定期用温水擦身，避免擦伤、抓伤，防止破溃使腹水外溢。如臀部、阴囊、踝部水肿，可以采用棉垫垫起，这样可以改善血液循环，防止和减少压疮发生。

### 5. 饮食护理

（1）饮食宜低盐或无盐、富营养、易消化、无渣、少渣的食物；忌食辛辣、煎炸、生冷、油腻、粗糙、坚硬及海腥发物，禁饮酒。

（2）适当控制饮水量，腹水严重者应严格控制水钠摄入。

（3）长期使用利尿剂者，可多食柑橘、香蕉、蘑菇等含钾高的食物。血氨高时应给低蛋白质饮食。

（4）气滞湿阻者，可食白萝卜、大蒜、佛手、薏仁、山药等，以理气健脾。

（5）水湿困脾者，可食乌鱼、鲫鱼、赤小豆等，以健脾利湿。

（6）水热蕴结者，可多食冬瓜、黄花菜、赤小豆等，以清热利湿。

（7）瘀结水留者，可食大枣鳖甲汤，以行气活血，软坚散结。

（8）阳虚水盛者，可食黄芪粥、核桃仁粥、龙眼肉、大枣等，以健脾益肾。

（9）阴虚水停者，可食瘦肉、木耳、鸡蛋、梨汁、藕汁等，以滋养肝肾。

### 6. 情志护理

本病多迁延不愈，反复发作给患者带来烦恼痛苦、悲观失望，若兼七情刺激更加重病状，故应向患者说明本病和情志的关系，消除易怒、烦躁、忧虑、恐惧心理，鼓励其积极配合治疗。指导患者进行自我情志调适。

### 7. 用药护理

（1）水湿困脾、阳虚水盛、瘀结水留者汤剂宜温热服。

（2）水热蕴结、阴虚水停者汤剂宜凉服。

（3）泻下剂、逐水药以攻伐为主，易伤正气，用时应中病即止。

（4）汤剂宜浓煎，少量频服，药后注意观察排泄物的性状、量、色及次数，若见泻下太过而致虚脱，或有呕吐频繁、腹痛剧烈等症状，应立即停药并告知医生。

### 8. 并发症护理

（1）上消化道出血：①应绝对卧床，暂时给予禁食；②呕血患者取侧卧位或头偏向一侧，保持呼吸道通畅；③大量出血时血块阻塞气道，可引起窒息，应及时吸出口腔分泌物，保持气道通畅，做好氧疗护理；④密切观察生命体征，注意保暖，同时注意观察患者的意识、颈静脉充盈度、面色、肢端皮温和末梢血管充盈情况、尿量及中心静脉压等变化，发现异常及时报告医师；⑤做好输液、输血等抢救工作。

（2）肝性脑病：①应绝对卧床，将头侧向一边，吸氧，保持呼吸道通畅；②严密观察患者的意识和神志，加强巡视，患者出现躁动、抽搐时，应采用约束带、床档等保护措施，防止坠床；③记录和观察24小时液体出入量，有腹水者，每天测量腹围；④去除和避免各种诱发因素，密切观察病情变化，观察其他合并症的发生，对出血、感染、肝肾综合征、肺水肿、脑疝等要及时诊断，及时抢救；⑤饮食给予高热量、高维生素、易消化的流质和半流质。发病开始数天内禁食蛋白质，患者神志清楚后可逐步增加蛋白质饮食；⑥加强基础护理，防止压疮的发生。保持排便通畅，禁用肥皂水灌肠。

（3）腹腔感染：①严密观察病情变化，如患者出现发热、腹痛、腹胀、腹膜刺激征等异常情况，应及时报告医师，配合处理；②嘱患者卧床休息，加强基础护理，保持口腔清洁，病室早晚通风，必要时进行空气消毒，控制探视人员，避免交叉感染；③加强腹围、尿量及体重的观察，发现腹腔感染，及时给予抗感染治疗，并注意观察用药后反应；④加强饮食治疗护理。饮食治疗原则：高热量、高蛋白、高维生素、易消化饮食，并根据病情变化及时调整。根据腹水情况，采用无盐或低盐饮食，肝硬化腹水应限制液体摄入量。血氨升高时应限制或禁食蛋白质，以碳水化合物为主，待病情好转后再逐渐增加蛋白质摄入量。

### 9. 临证（症）护理

（1）腹胀严重的患者，可用芒硝 30~40g，肉桂 2~3g，布包敷于腹部。

（2）气滞湿阻者，可用大蒜、车前草各 15g，捣烂贴脐，每日 1 次。

（3）水湿困脾者，可艾灸腹部，以脐为中心，从左到右，从上到下，进行十字灸。

（4）水热蕴结者，保持大便通畅，可食蜂蜜或缓泻剂，饭后可予腹部顺时针按摩，以促进肠蠕动。

（5）阳虚水盛者，可艾灸关元、神阙、中极穴。


## 【健康教育】

### 1. 生活起居

指导患者和家属掌握测量腹围、记录出入量、测体重等方面的知识；注意保持口腔卫生、预防皮肤感染；保持大便通畅，排便勿太用力。养成良好的卫生习惯，禁止挖鼻孔、剔牙，平时用软毛牙刷刷牙。

### 2. 饮食

注意规律饮食，以低盐低脂、清淡、易消化、高维生素、低纤维素、无刺激性、少渣的食物为原则。禁食辛辣刺激、肥甘厚味、生冷煎炸、粗糙硬固的食物，限制钠盐的摄入。戒烟禁酒。

### 3. 情志

与亲人朋友沟通与交流，参与娱乐活动。

### 4. 用药

遵医嘱按时服药，中药与西药口服时间隔30分钟左右。

### 5. 运动

注意休息，避免过度劳累。适当参加活动，如散步、下棋、打太极拳等。注意安全，避免磕碰。

### 6. 定期复诊

遵医嘱定时复诊，若鼓胀、乏力加剧或有出血倾向、尿量明显减少等症状应及时就医。

## 三、胆胀

胆胀是指胆腑气机通降失常所引起的以右胁胀痛为主要临床表现的病证。胆胀的发病率呈上升趋势，且以体型偏肥胖者为多见，与饮食结构变化有关。本病特点为病程长，易反复发作。其病势可缓可急，一般以慢性患病急性发作为多见。

西医学中的慢性胆囊炎、慢性胆管炎、胆石症等，以右胁痛胀、反复发作为主要临床表现者，均可参考本病辨证施护。

### 【辨证分型及临床表现】

#### 1. 实证

（1）肝胆气郁：右胁胀满疼痛，连及右肩，遇怒加重，胸闷善太息，嗳气频作，嗳腐吞酸，苔白腻，脉弦大。

（2）气滞血瘀：右胁部刺痛较剧，痛有定处而拒按，面色晦暗，口干口苦，舌质紫黯或舌边有瘀斑，脉弦细涩。

（3）胆腑郁热：右胁部灼热疼痛，口苦咽干，面红目赤，心烦，失眠，易怒，大便秘结，小便短赤，舌质红，苔黄厚而干，脉弦数。

（4）肝胆湿热：右胁胀满疼痛，胸闷纳呆，恶心呕吐，口苦心烦，或见黄疸，大便黏滞，舌质红，苔黄腻，脉弦滑。

#### 2. 虚证

（1）阴虚郁滞：右胁隐隐作痛，或略有灼热感，口燥咽干，急躁易怒，胸中烦热，头晕目眩，午后低热，舌红少苔，脉细数。

（2）阳虚郁滞：右胁隐隐胀痛，时作时止，脘腹胀满，呕吐清涎，畏寒肢凉，神疲气短，倦怠乏力，舌淡苔白腻，脉弦弱无力。

## 【治疗原则】

| 1. 实证 | 2. 虚证 |
|---|---|
| （1）肝胆气郁：疏肝利胆，理气通降。<br>（2）气滞血瘀：利胆通络，活血化瘀。<br>（3）胆腑郁热：清泻肝胆之火，解郁止痛。<br>（4）肝胆湿热：清热利湿，疏肝利胆。 | （1）阴虚郁滞：滋阴清热，疏肝利胆。<br>（2）阳虚郁滞：温阳益气，调肝利胆。 |

## 【护理评估】

1. 评估胆胀发作时绞痛发生的时间、部位、性质、次数。
2. 评估胆胀发作时有无发热、恶心呕吐、黄疸。
3. 评估患者与家属对疾病的认识程度和心理状态。

## 【护理诊断】

| 1. 疼痛 | 2. 知识缺乏 |
|---|---|
| 与胆囊结石突然嵌顿、胆汁排空受阻致胆囊强烈收缩有关。 | 缺乏胆石症和腹腔镜手术的相关知识。 |

| 3. 潜在并发症 |
|---|
| 术后胆瘘。 |

## 【护理措施】

| 1. 生活起居护理 |
|---|
| （1）病室宜整洁安静，温湿度适宜。劳逸结合，协助患者采取舒适体位，指导其进行有节律的深呼吸，达到放松和减轻疼痛的目的。<br>（2）胁痛伴呕吐者，应及时清除呕吐物，以免引起恶心刺激，并保持患者清洁舒适。<br>（3）如有右上腹胀痛或高热者应卧床休息，症状减轻后可适当活动。 |

### 2. 病情观察

（1）密切观察右胁胀痛的性质、程度、持续时间、诱因以及伴随症状、舌苔和脉象，以辨别实证和虚证。

（2）观察体温、肤色等变化，若高热寒战，上腹剧痛，腹肌紧张，呕吐，便秘等症，提示可能有胆囊化脓、穿孔等并发症，应及时汇报医生，做好抢救或手术前准备。

### 3. 饮食护理

（1）饮食宜低脂、低胆固醇、高糖，限制动物性脂肪，控制动物肝、肾、脑或鱼子等食物的摄入，可适量补充具有利胆作用的植物油。

（2）肝胆气郁者，宜食疏肝解郁，行气止痛之品，如陈皮、佛手等；气滞血瘀者，可服用藕汁、当归、牡丹花水煎液，忌生冷；肝胆湿热者宜食清淡易消化、高维生素、营养丰富的流质或半流质，如西瓜汁、绿豆汤、茵陈粥或栀子粥等。高热、呕吐、腹胀者禁食。

### 4. 情志护理

（1）本病多为情志、饮食所伤，与肝、脾、胃三脏关系密切。尽量避免暴怒、思虑过度等不良情绪。

（2）引导患者正确认识和对待自身的疾病。鼓励参加有益的娱乐活动，积极寻求生活中的各种乐趣。

### 5. 用药护理

（1）气滞血瘀者中药汤剂宜热服，服药期间需观察腹痛腹胀情况，避免受凉；肝胆湿热者宜温服，服后密切观察小便、水肿、舌苔情况。

（2）服攻下药后，观察大便次数，出现水泻不止应及时报告医生。

（3）含有柴胡的中药汤剂，应避免与含金属离子的碳酸钙、硫酸镁、铁剂等药合用，以免降低疗效。

（4）肝胆气郁者不宜久用疏肝理气药，以免耗津伤液。

## 【健康教育】

### 1. 生活起居

养成良好的生活习惯，注重劳逸结合，动静适宜。

### 2. 饮食

养成吃早餐习惯，饮食宜清淡，忌油煎、酒、辛辣之物，更不可暴饮暴食。饮食有节制，勿酗酒、贪凉、饮冷等。

### 3. 情志

生活有规律，情绪开朗，保持良好的心情。注意情志调节，避免抑郁恼怒，保持乐观的情绪，以利气机条达。

### 4. 用药

积极治疗胁痛、黄疸、气郁等病证。早期诊断，早期治疗，防止复发。中药煎剂宜空腹温服。呕吐重者应多次温服；攻下药注意排便情况，泻下过多应减量或停服。

### 5. 定期复诊

门诊随访，定期复查。

## 第五节　肾系疾病的护理

## 一、水肿

水肿是由外感、内伤多种原因造成肺、脾、肾三脏对水液宣化输布功能失调，致使体内水液潴留，泛滥肌肤引起的以眼睑、头面、四肢、腹背甚至全身浮肿为临床特征的病证。病位其本在肾、其标在肺、其制在脾，涉及膀胱、三焦。多与风邪袭表、疮毒内犯、外感水湿、饮食不节、禀赋不足、外病劳倦有关。临床有阴水、阳水之分，阳水易治，阴证难除，久则反复发作，不易速愈，甚至危及生命，因此有效的治疗和合理的调摄对本病十分重要。

西医学中的急慢性肾小球肾炎、肾病综合征、内分泌性失调、充血性心力衰竭，以及营养障碍等疾病所出现的水肿，均可参考本病辨证施护。

## 【辨证分型及临床表现】

### 1. 阳水证

（1）风水泛滥：眼睑及颜面浮肿，继则波及四肢和全身，来势迅速，伴发热恶风，肢节酸楚，小便不利等。偏于风热者，伴咽喉红肿疼痛，舌质红，脉浮滑数。偏于风寒者，兼恶寒，咳喘，舌苔薄白，脉浮滑或浮紧。

（2）湿毒浸淫：眼睑浮肿，延及全身，皮肤光亮，尿少色赤，身发疮痍，甚者溃烂，伴恶风发热，舌质红，苔黄，脉浮数或滑数。

（3）水湿浸渍：全身浮肿，下肢为甚，按之没指，小便短少，身重体倦，胸闷，纳呆，泛恶，腹胀，舌苔白腻，脉沉缓或濡。起病缓，病程较长。

（4）湿热壅结：遍体浮肿，肿势多剧，皮肤绷急光亮，胸脘痞闷，烦热口渴，小便短赤，大便干结，舌质红，苔黄腻，脉沉数或濡数。

**2. 阴水证**

（1）脾阳虚衰：身肿日久，腰以下肿甚，按之凹陷难复，脘腹胀闷，纳少便溏，小便短少，畏寒肢冷，面色不华，神疲乏力，舌质淡，苔白腻或白滑，脉沉缓或沉弱。

（2）肾阳衰微：浮肿反复消长不已，面浮身肿，腰以下为甚，按之凹陷不起，畏寒肢冷，腰冷酸痛，甚心悸喘促，神疲倦怠，面色白或灰滞，尿少，舌淡胖，苔白，脉沉细或沉迟无力。

## 【治疗原则】

| **1. 阳水证** | **2. 阴水证** |
| --- | --- |
| （1）风水泛滥：疏风解表，宣肺行水。<br>（2）湿毒浸淫：宣肺解毒，利湿消肿。<br>（3）水湿浸渍：健脾化湿，通阳利水。<br>（4）湿热壅结：清热利湿，疏理气机。 | （1）脾阳虚衰：健脾温阳，利水消肿。<br>（2）肾阳衰微：温肾助阳，化气行水。 |

## 【护理评估】

| **1. 评估水肿的病因** | **2. 评估水肿的病位** |
| --- | --- |
| 外感风邪、疮毒内侵、水湿浸渍、饮食劳倦、劳欲体虚。 | 在肺、脾、肾，与心、肝、膀胱有关。 |

**3. 评估水肿的病性**

病性多属本虚标实证，以肺、脾、肾虚损为本，以风、寒、湿热、热毒、瘀、气滞为标；阳水以标实为主，阴水以本虚为主。病情反复，可出现阴阳寒热虚实错杂证。

**4. 评估水肿的病程**

水肿病程短、程度轻多为急性肾小球肾炎；病程长则为慢性肾小球肾炎、肾病综合征、充血性心力衰竭，以及营养障碍等疾病；水肿程度重多见于肾病综合征、充血性心力衰竭等。

## 【护理诊断】

**1. 水肿**

与肺失通调或脾失转输或肾失开合，水液潴留有关。

**2. 生活自理能力下降**

与高度水肿、体质亏虚有关。

**3. 脾胃功能失调：恶心呕吐**

与浊邪上逆、胃失和降有关。

**4. 舒适改变：心悸、气促**

与久病不愈、气血耗损、脾肾阳虚、水邪凌心犯肺有关。

**5. 脾胃功能失调：纳呆**

（1）与脾失运化、水湿内蕴有关。

（2）与对治疗饮食不适应有关。

（3）与缺乏肾病饮食知识有关。

**6. 有皮肤破损的危险**

（1）与水气泛滥与肌肤，皮肤菲薄有关。

（2）与营养缺乏，肌肤抵抗力差有关。

（3）与长期卧床，血运不畅有关。

（4）与久病气血两虚，肌肤失养有关。

**7. 饮食调护的需要**

与脾失健运，水液潴留以及知识缺乏有关。

**8. 忧虑、恐惧**

与病情严重，失去治疗信心，病情反复，担心预后有关。

**9. 潜在并发症：药物不良反应**

与用药知识缺乏有关。

**10. 潜在并发症：关格**

与脾肾衰败，水毒内闭有关。

## 【护理措施】

### 1. 生活起居护理

（1）保持病室整洁、安静。

（2）脾阳不振者病室温暖向阳，保暖防寒，预防外邪侵袭。

（3）急性期和病情严重者应绝对卧床休息，眼睑及头面部水肿较甚者，宜抬高头部；胸腹腔积液者，宜取半坐卧位；下肢肿甚者，应抬高下肢。

（4）水肿消退后可适当锻炼，以不疲劳为度。

（5）注意个人卫生，保持皮肤清洁，勤洗澡，勤换衣，勤剪指（趾）甲，穿宽松柔软透气棉织品，预防肌肤疮痍。

（6）注意口腔卫生，饭后清水漱口，及时发现口腔隐患并进行治疗，如龋齿、牙龈炎、口腔溃疡、扁桃体肿大等。

### 2. 病情观察

（1）观察水肿的程度、部位、消长规律、尿量及颜色以及体温、舌苔、脉象的变化，以利于鉴别诊断。因水肿与水臌及饮证中某些证型都是水液不化停留在体内所导致，但是主要发病脏腑、水停部位有差异，水臌患者腹部胀大，甚至腹大如鼓，初起腹大尚柔软，渐之坚硬，四肢渐消瘦，饮证患者久咳、气喘过后有面目浮肿，其形如肿，实不是肿，病情严重时才兼身肿，而水肿患者初期大部从眼睑部开始，继而则发展到头面、四肢及全身浮肿，也有从下肢开始浮肿到全身，后期病势严重，可见腹胀满。

（2）观察以下情况，必须报告医师，及时处理：①每天尿量小于500ml，或尿闭；②表情淡漠，疲乏无力，腹胀，呼吸深长，胸满气喘、恶心、呕吐；③气息短促，吐白色泡沫痰，面色唇紫，冷汗肢厥，烦躁，心悸等水气凌心之症状。

### 3. 体位与安全

本病休息非常重要。轻度水肿患者应限制活动，重度水肿应卧床休息，严重水肿尤其伴有大量胸腹腔积液的患者，原则上取半卧位，用以使横膈下降，增加肺活量，减轻呼吸困难，下肢水肿应抬高患肢，这样有利于水肿消退，待症状明显减轻后方可活动。

### 4. 清洁护理

（1）由于水肿皮肤感觉差，抵抗力弱，容易损伤和继发感染，故要保持床单位清洁干燥、平整、衣着应宽大柔软，长期卧床或重度水肿患者应定时更换体位，但是不能拖拉。在骨突出部位垫加海绵垫等，以防止皮肤擦伤及压疮发生。

（2）加强皮肤护理，每天用温水清洗皮肤，使用热水袋取暖时，水温在50℃以下，防止烫伤。严重水肿皮肤绷紧光亮，清洗时动作一定要轻柔。有会阴水肿患者，每天做好会阴护理，防止尿路感染。阴囊水肿时可用脱脂棉置于两侧腹股沟部并且用托带托起阴囊，以免磨破。水肿症状明显，生活不能自理的患者，要做到"五送一剪（五送：送医、送药、送水、送饭、送大小便器；一剪：剪指、趾甲）"，做好口腔护理。

## 5. 饮食护理

（1）饮食宜清淡、易消化、富有营养，忌食辛辣刺激、海腥发物及动物内脏。

（2）饮水量以前一日总出量加500ml为宜，伴有高热、呕吐、泄泻者适当增加饮水量。

（3）阳水证者，多食冬瓜、赤小豆等。

（4）阴水证者，可食薏苡仁粥等。

（5）脾阳虚衰者，多食健脾利水渗湿之品，如山药薏苡仁粥。

（6）肾阳衰微者，多食补肾利水之品，如黑芝麻、核桃等。

## 6. 情志护理

（1）风水相搏证患者，起病急，常有恐惧、忧虑、急躁情绪。对患者要关心体贴，讲解通俗易懂的疾病知识，使患者情绪稳定、积极配合治疗。

（2）对于易心烦、焦虑的患者，介绍相关疾病知识及治疗成功的经验，增强其战胜疾病的信心。

（3）肾阳衰微证、脾阳虚衰证的患者，久病缠绵，不易治愈。患者常有焦虑、抑郁，应做好耐心、细致的心理护理，让患者了解"忧思伤脾，恐则伤肾"的道理，要以乐观从容的态度面对疾病，认识到只有持之以恒地治疗与服药，才能稳定、治愈疾病。

（4）病室保持安静，减少探视，避免不良情绪刺激。

## 7. 用药护理

（1）利尿药适宜在每天早晨服用，以保证患者夜间充分休息。中药汤剂适宜少量分次服用，以防止呕吐，呕吐者服药前滴生姜汁数滴于舌面上以止呕吐。用药期间每天准确记录 24 小时尿量。并观察水肿有无消退，伴随症状有否减轻或好转以估计疗效。并且定期测量电解质含量。观察有无恶心、心悸等症状，发现异常，及时报告医师配合处理。

（2）水肿部位不宜针刺，以免流水不止，导致感染。

（3）中药保留灌肠适宜在晚间进行，灌肠前向患者说明灌肠的目的，操作前让患者先排便，按病情决定体位，臀部垫高 10cm 左右，避免药液流出。告知患者灌肠后尽可能忍耐，使药液在体内保留 1 小时以上，使得药液通过肠黏膜充分吸收，以提高治疗效果。灌肠后嘱患者卧床休息。

## 8. 排泄护理

准确记录 24 小时出入量，特别是尿量变化，有腹水患者定期测量腹围、体重，并且做好记录。

## 9. 并发症护理

（1）喘证：①若发现患者呼吸急促而不整，张口抬肩，鼻翼扇动，端坐不能平卧，稍动则喘剧气不得续，烦躁不安，面青唇紫，肢冷汗出，体温、血压骤降，脉微欲绝或浮大无根、或见结代，多为肺气将绝、心肾阳衰的喘脱危象，应立即报告医生，并做好抢救准备；②急性发作期应绝对卧床休息，取半卧位，有利于增加肺通气量，减轻肺淤血，减少回心血量，并且鼓励做小腿轻度活动，以防止下肢静脉血栓形成。缓解期注意休息，体位以患者舒适为宜；③出现神志恍惚、烦躁不安等精神神经症状时，应注意采取安全防范措施：剪短指甲，取下义齿，床边设床档，防止跌伤；④喘证患者禁用镇静剂，慎用强烈的镇咳剂，以防痰液阻塞引起窒息而死亡。

（2）关格：①密切观察病情变化，如神志、呼吸、血压、心律、水肿、呕吐、大小便、舌象、脉象等的变化，并做好记录；②嘱医嘱及时正确实施各项治疗措施，积极治疗水肿，以控制病情，延缓病情的发展；③遵医嘱及时正确留取血、尿标本送检，以助监测判断病情；④少尿、呕吐、厌食为关格最早出现的症状，随后可见口有尿味、头痛、乏力、贫血、衄血等，应细致观察，及时发现报告医师，医护协同处理；⑤一旦发现为关格，则应尽量将患者安置在单人病室，并按关格证施护。

## 10. 临证（症）护理

（1）风水泛滥、浮肿尿少时，遵医嘱给予中药煎水代茶饮。

（2）有呕吐、发热时，宜食清热利水之品。

（3）胸闷、气促、口唇发绀者，遵医嘱吸氧。

（4）湿毒上泛、恶心呕吐不止者，可服热姜糖水，或遵医嘱用镇吐药。

（5）头面浮肿重者可用浮萍煎水熏蒸，以促汗消肿。

（6）脾阳虚衰、脘腹胀闷、泛恶欲呕者，可指压内关、合谷等穴，以降逆止呕。

（7）肾阳衰微者，可灸关元、肾俞、脾俞、足三里、涌泉等穴，每穴 5 分钟，每日 1 次。

## 【健康教育】

### 1. 生活起居

养成良好的生活习惯，劳逸适度；保持口腔清洁，预防口腔感染。保持大便通畅，养成定时排便的习惯；保持皮肤清洁，不要用手搔抓皮肤，预防感染。

### 2. 饮食

饮食清淡易消化，宜选择低盐低脂优质蛋白饮食。

### 3. 情志

保持心情舒畅，指导患者听音乐、散步、聊天以舒缓情绪。

### 4. 用药

遵医嘱服药，勿随意增减药量或停药。使用激素治疗应遵医嘱按时、按量服药，不得擅自减量或停药。用药后要监测血压，注意观察尿量、体重的变化。

### 5. 运动

避免劳累，可进行适量的体育运动，如打太极拳、慢步走。

### 6. 定期复诊

遵医嘱定时复诊，若出现少尿、水肿、尿液浑浊、感冒等症状及时就诊。

## 二、淋证

淋证是因湿热蕴结下焦，导致膀胱气化不利，以小便频数短涩，滴沥刺痛，欲出未尽，小腹拘急、痛引腰腹为主要临床表现的一类病证。淋证亦名淋沥、诸淋、五淋，简称淋。发病不拘时节，男女皆可患病，但以年老体弱及妇女居多。淋证有气淋、石淋、血淋、热淋、膏淋、劳淋之分。热结膀胱，小便灼热刺痛为热淋；热熬尿液，聚沙成石，尿中有砂石排出为石淋；湿热蕴结于下，气化不利无以分清泌浊，小便如脂如膏为膏淋；热盛伤络，小便涩痛有血为血淋；肝失疏泄，气火郁于膀胱，少腹坠胀，尿出不畅为气淋；若久淋不愈，导致脾肾两亏，正虚邪弱，遇劳即发，小便淋漓者为劳淋。

西医学中的泌尿系统急慢性感染、结石、结核、肿瘤、急慢性前列腺炎、前列腺肥大、乳糜尿等多种疾病，以淋证为主要临床表现者，均可参考本病辨证施护。

## 【辨证分型及临床表现】

### 1. 热淋

小便频数短赤，灼热刺痛，溺色黄赤，少腹拘急胀痛，或有寒热，口苦，呕恶，或腰痛拒按，大便秘结，舌红苔黄腻，脉滑数。

### 2. 石淋

尿中夹砂石，排尿涩痛，或排尿时突然中断，尿道窘迫疼痛，少腹拘急，往往突发，一侧腰腹绞痛难忍，甚则牵及外阴，尿中带血。舌红苔薄黄，脉弦或带数。

### 3. 血淋

小便热涩刺痛，尿色深红，或夹有血块，疼痛加剧，或见心烦。舌尖红苔黄，脉滑数。

### 4. 气淋

郁怒之后，小便涩滞，淋沥不宣，少腹胀满疼痛。舌淡苔白，脉弦。

### 5. 膏淋

小便浑浊，乳白或如米泔水，上有浮油，置之沉淀，伴有絮状凝块物，或混有血液、血块，尿道热涩疼痛，尿时阻塞不畅，口干。舌红苔黄腻，脉濡数。

### 6. 劳淋

小便不甚赤涩，溺痛不甚，淋沥不已，时作时止，遇劳即发，腰膝酸软，神疲乏力，病程缠绵。舌淡，脉细弱。

## 【治疗原则】

| 1. 热淋 | 2. 石淋 |
|---|---|
| 清热利湿通淋。 | 清热利湿，排石通淋。 |
| **3. 血淋** | **4. 气淋** |
| 清热通淋，凉血止血。 | 理气疏导，通淋利尿。 |
| **5. 膏淋** | **6. 劳淋** |
| 清热利湿，分清泄浊。 | 补脾益肾。 |

## 【护理评估】

| 1. 评估淋证的病因 | 2. 评估淋证的病位 |
|---|---|
| 湿热外感、饮食失调、情志不畅、体虚劳倦。 | 膀胱、肾，且与肝、脾有关。 |
| **3. 评估淋证的病性** | **4. 评估淋证的病程** |
| 由实转虚或虚实夹杂。 | 淋证初起多属湿热蕴结下焦。膀胱气化不利。久则伤正，涉及肾脾。 |

## 【护理诊断】

| 1. 排尿型态异常：尿频、尿急、尿痛 | 2. 寒热异常：壮热、五心烦热 |
|---|---|
| 与湿热蕴结下焦，膀胱气化失司有关。 | 与湿热内蕴，正邪交争有关。 |
| **3. 疼痛：腰酸、腰痛** | **4. 活动无耐力** |
| 与湿热蕴结下焦，瘀血、结石、败精阻滞有关。 | 与身体虚弱，活动量减少有关。 |
| **5. 情志异常：焦虑、恐惧** | **6. 有反复发作的危险** |
| 与病情反复发作、缺乏治疗信心有关。 | 与劳累、复感外邪、治疗不彻底有关。 |

### 7. 潜在并发症

与久病不愈，湿毒内侵有关。

## 【护理措施】

### 1. 生活起居护理

（1）急性期患者应注意卧床休息，慢性期一般不宜从事重体力劳动和剧烈活动。

（2）石淋患者宜多运动，适当做跳跃运动，以利砂石排出。

（3）注意个人卫生，保持外阴部清洁卫生，每天可用温开水或洁尔阴等清洗会阴部，穿棉质内裤，不穿紧身裤。

### 2. 病情观察

（1）严密观察小便的质、色、量，指导患者留取中段尿培养的方法，及时送检。

（2）热淋：观察排尿时有无灼热刺痛，有无寒热起伏。

（3）血淋：观察尿色，记录尿的次数及血量。

（4）石淋：观察排尿情况，有无血块结石，急性发作时绞痛发生的时间、性质、部位、次数等。若见患者面白汗出、呕吐，辗转呻吟，及时报告医师，做好急救准备。

（5）膏淋：需要观察尿色尿量，若膏脂物阻塞尿道而排尿困难，用腹式呼吸，慢慢增加腹内压，使膏脂物随尿排出。

### 3. 饮食护理

（1）饮食清淡、易消化、富有营养为宜，多饮水，保证每日尿量不低于1500ml，以通利湿热。宜食新鲜蔬菜及水果，如黄瓜、西瓜汁、梨等，忌食辛辣、煎炸、肥腻、动火等刺激之品。

（2）热淋者，可用赤小豆30g、绿豆30g煮汤饮用，以清热利湿。

（3）石淋者，根据结石成分不同，注意饮食宜忌，可食鸡内金赤豆粥，以消食健脾、通淋化石。

（4）血淋者，可食藕粉、银耳汤以凉血止血。

（5）气淋者，可多食柑橘、丝瓜等理气之品。

（6）膏淋虚证者，可食芡实茯苓粥，以补虚固涩。

（7）劳淋者，可食枸杞子粥、山药粥等，以健脾益肾。

### 4. 情志护理

（1）耐心疏导患者正确对待疾病，积极配合治疗。

（2）排尿涩痛或绞痛者，应予安慰，消除患者的恐惧、紧张心理。

（3）气淋者应情志调畅，劝慰开导，避免抑郁伤脾，暴怒伤肝，勿劳累。

（4）劳淋勿忧思劳倦，纵欲无度，树立信心，配合治疗及护理。

（5）在患者排尿涩痛或绞痛发作时，除给缓急止痛治疗外，还应守护在患者身旁，给予安慰和鼓励，或播放一些轻松愉快的音乐和歌曲，以分散患者注意力，减轻疼痛。

（6）鼓励患者多饮水，以利湿热之邪从尿排出。

（7）保持会阴部清洁，勤洗勤换内裤。

## 5. 用药护理

（1）热淋者中药汤剂宜饭前分次凉服，可用车前子煎水代茶饮。

（2）石淋者中药汤剂宜饭前温服，可用金钱草煎水代茶饮，服排石汤后，应将每次尿液排在容器中，以便观察有无结石排出，并按医嘱留取标本送检。

（3）血淋者中药汤剂宜在饭后 1~2 小时温服，可用白茅根煎水代茶饮。

（4）膏淋者中药汤剂宜饭后服用。

（5）劳淋者中药汤剂宜空腹服用。

## 6. 并发症护理

（1）脱证：①安置患者平卧休息，注意保暖，保持呼吸道通畅，并给予氧气吸入；②立即指压人中、涌泉、合谷穴；③腰腹绞痛剧烈者，按医嘱给予镇痛剂，观察药后镇痛效果及反应。

（2）高热：①按中医内科急症一般护理常规进行；②高热期间应卧床休息；③烦躁不安者，应实施保护性措施；④持续高热不退或汗出较多者应避风，及时更换衣被，用温水擦身，定时变换体位；⑤病情观察，做好护理记录：a. 体温骤降、大汗淋漓、面色苍白、四肢厥冷、烦躁不安等情况；b. 神昏谵语、肢体抽搐等情况；c. 吐血、咯血、衄血、便血、溺血等情况；d. 高热不退、大吐、大泻等情况；e. 高热、喘促、不能平卧、汗出等情况。

## 7. 临证（症）护理

（1）热淋者，高热不退时，按医嘱予以物理降温，注意观察体温变化。多饮温开水或绿茶。可用车前子 30g 煎水代茶饮，以清热利湿通淋。

（2）血淋者，可用白茅根 60g 煎水代茶饮，以清热凉血通淋。

（3）石淋者，可用金钱草 60g、鸡内金 15g、大枣 5 枚煎水代茶饮；绞痛发作时，可予耳穴埋籽，取肾、输尿管、交感、神门等穴。

（4）膏淋、劳淋者，腰酸甚时，可按摩肾俞、三阴交、足三里等穴；腰酸软痛，局部可用热毛巾热敷或热熨，卧位休息时腰下垫软枕。

## 【健康教育】

### 1. 生活起居

起居有常，饮食有节，做好个人卫生，节制房事，避免纵欲过度，防止尿路感染。

### 2. 饮食

清淡饮食，多食蔬菜水果，多饮水。忌食辛辣、煎炸、肥腻、烟酒等刺激之品。

### 3. 情志

保持情绪稳定，遇事自我宽慰，避免情绪刺激。劳淋的患者勿忧思劳倦；气淋的患者，尤其避免不良情绪刺激。

### 4. 用药

坚持按医嘱服用药物，切勿自行中断，以免复发。

### 5. 运动

加强身体锻炼，以不劳累为宜，遵医嘱适当增加跳跃性运动。

### 6. 定期复诊

遵医嘱定期复诊，若有腹痛、尿血、发热等症状及时就诊，不要延误。

## 三、癃闭

癃闭是指小便量少，排出困难，甚则闭塞不通为主症的疾患。点滴而出，病势较缓者为"癃"，小便不通，欲解不得，病势较急者为"闭"。癃与闭虽有区别，但都是指排尿困难，二者只是在程度上有差别，故总称为癃闭。癃闭的发生多与外邪侵袭、饮食不节、情志内伤、瘀浊内停、体虚久病有关。

西医学中各种原因引起的尿潴留和无尿症，如神经性尿闭、膀胱括约肌痉挛，尿路结石、尿路肿瘤、前列腺增生症、脊髓炎等疾患所出现的尿潴留以及肾功能不全引起的少尿、无尿症等疾病，均可参考本病辨证施护。

## 【辨证分型及临床表现】

### 1. 膀胱湿热

小便点滴不通，或量极少而短赤灼热，小腹胀满，口苦而黏，或口渴不欲饮，或大便不畅，舌质红，苔黄腻，脉濡数。

### 2. 肺热壅盛

小便不畅或点滴不通，咳嗽咽干，烦渴欲饮，咯痰浓稠，呼吸短促，苔薄黄，脉数。

### 3. 肝郁气滞

小便不通或通而不畅，情志抑郁，或多烦善怒，胸胁胀满或痛，舌红苔薄黄，脉弦。

### 4. 浊瘀阻塞

小便点滴而下，或尿细如线，甚阻塞不通，小腹胀满疼痛，舌紫黯或有瘀点、瘀斑，脉涩。

### 5. 脾气不升

小腹坠胀，时欲小便而不得出，或量少而不畅，或大便溏泄，神疲乏力，食欲不振，气短而语气低微，舌淡苔薄，脉细弱。

### 6. 肾阳衰惫

小便点滴不爽，排尿无力或尿闭不通，腰膝疼痛或酸软无力，面色㿠白，畏寒肢冷，神气怯弱，舌淡苔白，脉沉细弱。

### 7. 肾阴亏耗

小便欲解不得，虽屡出而量极短少，咽干心烦，手足心热，腰膝酸痛，耳聋，遗精，舌红少津，脉细数。

## 【治疗原则】

### 1. 膀胱湿热

清热利湿，通利小便。

### 2. 肺热壅盛

清泄肺热，通利水道。

### 3. 肝郁气滞

疏肝理气，通利小便。

### 4. 浊瘀阻塞

行瘀散结，通利水道。

| 5. 脾气不升 | 6. 肾阳衰惫 |
|---|---|
| 升清降浊，化气利尿。 | 温补肾阳，气化利尿。 |

| 7. 肾阴亏耗 |
|---|
| 滋补肾阴，化气行水。 |

## 【护理评估】

| 1. 评估癃闭的病因 | 2. 评估癃闭的病位 |
|---|---|
| 外邪侵袭、饮食不节、情志失调、浊瘀阻塞、久病体虚。 | 肾、膀胱。 |
| **3. 评估癃闭的病性** | **4. 评估癃闭的病程** |
| 膀胱气化不利为实证，多见于膀胱湿热、肺热气壅、肝郁气滞、尿路阻塞等因素所致；膀胱气化无权者为虚证，可由脾气不升、肾元亏虚所致。 | 癃闭的病程短、程度轻多见于膀胱括约肌痉挛；癃闭的病程长、程度重多见于尿路结石、尿路肿瘤、前列腺增生症、脊髓炎等。 |

## 【护理诊断】

| 1. 小便不利、尿潴留 |
|---|
| 与肝郁气滞，疏泄不畅或湿热下注，膀胱积热或浊瘀内停，水道不通有关。 |

| 2. 舒适改变：烦热渴饮 | 3. 情志异常：焦虑、恐惧 |
|---|---|
| （1）与膀胱湿热，尿路感染有关。<br>（2）与饮食辛热，热注下焦有关。<br>（3）与外感热邪，邪热壅肺有关。 | （1）与排尿困难，腹部胀痛不适有关。<br>（2）与担心疾病预后有关。 |
| **4. 活动无耐力** | **5. 有反复发作的危险** |
| 与身体虚弱，活动量减少有关。 | 与劳累、复感外邪、治疗不彻底有关。 |

## 6. 潜在并发症：关格

与脾肾衰败，水毒内闭有关。

## 【护理措施】

### 1. 生活起居护理

（1）病室整洁安静，避免噪音等不良刺激。

（2）季节变化及时加衣添被。

（3）注意休息，不可过劳，起居有节，远离房帏。

（4）恢复期可逐渐增加活动量，以增强体质，以不疲劳为度。

（5）指导患者养成良好的生活方式，如戒除忍尿不解等不良习惯。

（6）导尿者保持会阴部清洁，防止继发感染。必要时测量腹围。

### 2. 病情观察

（1）观察小腹膨胀、全身浮肿、尿量、尿色、尿液性质及次数等情况，详细记录 24 小时尿量，如一天尿量少于 50ml 或伴有全身严重症状者，为危重征象，当及时救治。

（2）注意观察排尿不畅是否伴有血块、砂石。

（3）若排尿点滴不畅、热赤而闭，或欲尿而不得出、尿细如丝或闭塞不通者，必要时行诱导排尿。

（4）不习惯床上排尿者，可协助坐起排尿，或遵医嘱予留置导尿并做好导管护理。

（5）液体输入本着"量出为入，调整平衡"的原则进行。

### 3. 体位与安全

适当卧床休息，经常改变卧床姿势，并配合按摩小腹，以利于排尿，排尿时间不宜太长。注意保暖。

### 4. 清洁护理

（1）保持会阴部的清洁，防止继发感染。

（2）给予留置导尿时，可以按医嘱用 0.9% 氯化钠注射液加抗生素冲洗膀胱，每天 2 次。

### 5. 饮食护理

（1）饮食以清淡、富有营养、易消化的食物为宜，慎食白果、乌梅、柿子等收敛、收涩之品。

（2）湿热下注者，饮食宜偏凉、滑利渗湿之品，忌辛辣、肥甘助火之品。

（3）肝郁气滞者，可多食佛手汤等疏肝理气之品，以疏肝解郁、理气宽中。

（4）瘀浊阻塞者，饮食清淡富营养，可予金钱草煎水代茶饮，配合核桃仁粥以温脾益肾。

（5）肾气亏虚者，宜食温肾健脾、扶阳益精之品，如莲子、山药、龙眼肉等，忌食生冷之物。

### 6. 情志护理

（1）避免忧思积虑和劳累过度等复发因素。

（2）肝郁气滞者多因病情急而痛苦，难以名状而紧张不安，更加重病情，故当加强情志护理，避免不良刺激，抑郁者疏导，善怒者稳定其情绪。

（3）配合内养功，放松功，保持恬淡心境，通过听音乐，读书看报等方法移情易性，解除思想顾虑。

### 7. 用药护理

（1）中药汤剂以温热服用为宜，一般药物遵医嘱按时按量服用。

（2）气血亏虚者中药宜温服；虚证患者服用补益药宜在早晚温服；肾阳衰者汤药宜久煎温服。

（3）注意观察服药后排尿情况，做好记录。

（4）大便燥结时，可泻热通便，必要时中药灌肠，注意观察大便次数。

（5）浊瘀阻塞者避免使用导致砂石结晶的药物。

### 8. 排泄护理

（1）当患者排尿不畅时，可以选用诱导排尿，如让其听流水声或用温水冲洗、热敷会阴部，按摩膀胱等。

（2）不习惯床上排尿者，可以协助坐起排尿。必要时，给予留置导尿。

（3）患者留置导尿期间，应注意排尿情况，有无尿频、尿痛、尿急等继发感染，患者留置导尿期间，应保持会阴部清洁，防止导尿管被污染，或每天用0.9%氯化钠注射液加抗生素冲洗膀胱。一般导尿管的留置时间不应超过1周。

### 9. 并发关格的护理

（1）协助医生积极治疗疾病，通畅小便，避免加重病情。

（2）积极去除病因和诱发因素，避免反复发作。

（3）严密观察病情，注意尿量、神志、食欲等变化，如果出现头晕、倦怠、胸闷、喘促、恶心呕吐、食欲缺乏、尿少、水肿等关格表现，及时报告医师，并协同医师积极处理。

（4）一旦发展为关格，则应尽量将患者安置在单人病室。病室定期通风并做空气消毒。

（5）加强情志护理，进行心理疏导，消除悲观绝望情绪，增强患者战胜疾病的信心，以配合治疗。

（6）中药汤剂宜浓煎，少量频服。应用大黄煎剂灌肠治疗时，观察药后效果及反应。并注意保护肛门周围皮肤。

## 10. 临证（症）护理

（1）湿热下注者，遵医嘱给予中药泡水代茶饮。

（2）肝郁气滞者，做好情志疏导。消除患者忧郁情绪，保持宁静，或用耳针。

（3）瘀浊阻塞者，遵医嘱用活血化瘀中药研末开水调敷少腹。

（4）肾气亏虚者，可用食盐250g炒热，布包熨少腹部，或用艾灸。

## 【健康教育】

### 1. 生活起居

保证充足的休息，起居有节；避免过劳，纵欲过度或忍尿不解；注意个人卫生，保持会阴部清洁，勤换内衣裤；坚持参加体育锻炼，增强抗病能力。

### 2. 饮食

饮食宜清淡易消化，忌食辛辣、肥甘、刺激性的食物，少进食酒类。

### 3. 情志

保持心情平静，切忌忧思恼怒，指导患者选择听音乐、散步、聊天等方式舒缓情绪。

### 4. 用药

遵医嘱服药，勿随意增减药量或停药。

### 5. 运动

适量体育活动，如慢步走、打太极拳，不宜久坐。

### 6. 定期复诊

遵医嘱定时复诊，若出现恶心呕吐、腹胀腹痛、尿路阻塞等症状及时就诊。

# 第六节　气血津液疾病的护理

## 一、消渴

消渴是以多饮、多食、多尿、形体消瘦，或尿有甜味为特征的病证。根据本证"三多"症状的主次，消渴又可分为上消、中消、下消。一般而言，口渴多饮为上消，属肺；多食善饥为中消，属胃；多尿而浊为下消，属肾。消渴是一种发病率高且不断增高，严重危害人类健康的病证。本病患者男性多于女性，多发于中年以后，若在青少年时期即罹患本病者，一般病情较重。其发病与禀赋不足，嗜食肥甘厚味有较为密切的关系，生活富裕者较贫困者为多。患者初起多形体肥丰，日久渐至肌肉消瘦，疲乏无力，并可出现胸痹、中风、浮肿、痈疽等多种并发症。中医药在改善症状、防治并发症等方面有较好的疗效。

西医学中的糖尿病、尿崩症等疾病，以口渴、善饥、尿多、消瘦为主要表现者均可参考本病辨证施护。

### 【辨证分型及临床表现】

#### 1. 燥热伤肺

烦渴多饮，口舌干燥，尿频量多，舌边尖红，苔薄黄，脉洪数。

#### 2. 胃热炽盛

多食易饥，口渴，尿多，形体消瘦，大便干燥，苔黄，脉滑实有力。

#### 3. 肾阴亏虚

尿频量多，混浊如脂膏，失眠心烦，乏力，头晕耳鸣，口干唇燥，皮肤干燥，瘙痒舌红苔少，脉细数。

#### 4. 阴阳两虚

小便频数，甚至饮一溲一，混浊如膏，面色黧黑，耳轮干焦，腰膝酸软，形寒肢冷，阳痿早泄或月经不调，舌淡苔白有齿印，脉沉细无力。

## 【治疗原则】

| 1. 燥热伤肺 | 2. 胃热炽盛 |
|---|---|
| 清热润肺，生津止渴。 | 清胃泻火，养阴增液。 |

| 3. 肾阴亏虚 | 4. 阴阳两虚 |
|---|---|
| 滋阴固肾，润燥止渴。 | 温阳滋阴，补肾固摄。 |

## 【护理评估】

| 1. 评估消渴的病因 | 2. 评估消渴的病位 |
|---|---|
| 禀赋不足，素体阴虚，复加饮食不节、情志失调、劳欲过度。 | 肺、胃（脾）、肾，尤以肾为关键，与心、肝亦有关系。 |

| 3. 评估消渴的病性 | 4. 评估消渴的病程 |
|---|---|
| 以阴虚为本，燥热为标，且二者互相影响，阴愈虚则燥热愈甚，燥热甚则阴愈虚。 | 消渴的病程长，迁延不愈，常可累及多个脏腑而并发诸证。如肺痨、肺痿、雀目、白内障、耳聋、中风、胸痹、疮疖痈疽、水肿、阴竭阳亡的危候。 |

## 【护理诊断】

| 1. 饮食调护的需要：口渴多饮，多食善饥 | 2. 排尿型态异常：尿频量多 |
|---|---|
| （1）与燥热炽盛、耗伤津液有关。<br>（2）与胃热炽盛，消耗水谷有关。<br>（3）与精微损耗太过，肌肉无以充养分有关。<br>（4）与胰岛素分泌不足有关。 | （1）与肾阴不足，肾气失固有关。<br>（2）与缺乏食疗知识有关。 |

| 3. 缺乏正确的用药知识 | 4. 自理缺陷 |
|---|---|
| 与不了解相关药物知识以及缺乏健康宣教有关。 | （1）与伴有并发症（中风、白内障、水肿、坏疽等）有关。<br>（2）与酸中毒有关。 |

### 5. 忧虑、恐惧

与对疾病认识不足、疾病久治不愈及担心出现多种并发症有关。

### 6. 有皮肤感染的危险

与肌肤失养分、外邪入侵，高血糖，以及末梢血液循环不良有关。

### 7. 有发生低血糖的危险

与用降糖药不当及过度节食有关。

### 8. 潜在并发症：眼科并发症

与糖尿病性视网膜病变、糖尿病性白内障以及糖尿病性虹膜睫状体炎有关。

## 【护理措施】

### 1. 生活起居护理

（1）患者应慎起居，劳逸结合，不宜食后即卧或终日久坐。

（2）合理安排有规律的体育锻炼，保持一定的日运动量，以不感到疲劳为度。

（3）寒冷季节应注意保暖，以免血行瘀滞。

（4）衣服鞋袜穿着要宽松，寒冷季节要注意四肢末端保暖。

（5）保持皮肤和会阴部的清洁，以减轻瘙痒和痈疖的发生。

（6）肾阴亏虚或阴阳两虚者注意休息，以恢复正气。

### 2. 病情观察

（1）注意观察饮水量、进食量及种类、尿量及体重等变化，并做好记录。

（2）密切注意有无低血糖等并发症的发生，若患者出现心慌，头晕，汗出过多，面色苍白，饥饿，软弱无力，视物模糊等症状应立即进食高糖食物，如糖水、糖块等。

（3）注意观察有无并发症的早期征象，若见烦渴、头痛呕吐、呼吸深快、目眶内陷、唇舌干红、息深而长、烦躁不安、口有烂苹果气味等阴津耗伤征象，为酮症酸中毒；若见四肢麻木应考虑周围神经病变。

### 3. 体位与安全

（1）给予舒适体位，加强骨骼隆突处的护理。

（2）经常用温水擦洗、按摩，防止皮肤破损、感染。重症或卧床不起者，应给予气垫床，经常翻身、拍背，防止继发感染。

（3）出现视物障碍等并发症者，应加用床档，以免患者发生坠床等意外。

### 4. 清洁护理

（1）患者常伴有皮肤瘙痒，皮肤抓破后易并发感染，应指导患者勤洗澡和更换内衣，修剪指（趾）甲。皮肤瘙痒较甚者，可外用止痒药物。

（2）保持外阴及肛周的清洁，便后应做局部清洗。女患者尤其要注意经期卫生。

### 5. 饮食护理

（1）控制饮食是消渴病最基本的治疗措施。

（2）嘱患者遵医嘱严格控制饮食，定时、定量进食，避免随意添加食物，忌食甜食、油腻、辛辣、烟酒。主食提倡粗制米面和适量杂粮，多食新鲜蔬菜。

（3）燥热伤肺者饮食宜清淡，多食清热养阴生津之品，如黄瓜、番茄、菠菜、鳝鱼等，也可用鲜芦根、麦冬、沙参等泡水代茶饮；胃燥阴伤者宜用瘦肉、番茄汤、石斛汤、萝卜汤等，一般主食应控制在每日 300~400g，可多食燕麦片、荞麦面等粗杂粮；肾阴亏虚者选用黄芪瘦肉汤、地黄粥、枸杞粥、桑椹汁和猪胰汤等滋肾养阴之食物；阴阳两虚者可用猪肾、黑豆、黑芝麻等补肾助阳。

### 6. 用药护理

（1）服用降糖药物应严格按医嘱执行。定期观察血糖变化。

（2）中药汤剂给予温服，一般每天1剂，分2次服用。丸剂用温开水送服，或用水浸化后服用。胰岛素注射适宜皮下注射，长效注射时严格掌握无菌操作，抽吸剂量精确。长、短效胰岛素合用时，先抽吸短效胰岛素，后抽吸长效胰岛素，然后混匀，切不可逆行操作。按医嘱于饭前 30 分钟准量注射。应有计划、按顺序轮换注射部位，以利于药物吸收。观察用药反应，防止药物过量等引起低血糖反应。

### 7. 情志护理

（1）本病病程长，易产生急躁或悲观心理，指导患者掌握疾病相关知识，提高自我防治疾病的能力，消除轻视、麻痹的思想，养成良好的行为习惯，有效控制血糖，减少并发症。

（2）对五志过极，郁怒气逆者，可采用以情胜情、劝说开导及释疑解惑等方法，调适患者情志，避免因七情过极而加重病情。

### 8. 排泄护理

多饮多尿者，需记录24小时液体进出量及小便次数，并注意尿液的颜色、气味等，如有烂苹果味等应及时留取尿标本，以备检查。

### 9. 并发症护理

（1）脱证：①立即给予糖水或果汁，必要时遵医嘱给药；②可予指掐人中、内关、涌泉穴。

（2）厥证：①遵医嘱予补液降糖治疗时，应密切观察神志、心率、呼吸、尿量及血糖变化；②四肢厥冷者注意肢体保暖，使用热水袋时避免烫伤；③如有恶心呕吐、食欲不振者，予耳穴埋籽，取穴：胃、小肠、内分泌，或予按摩足三里、内关等穴；④神昏者，按神昏护理常规进行护理。

（3）圆翳内障：①脾虚气弱证安心静养；艾灸中脘、气海、关元、足三里、三阴交穴。②肝肾不足证可刮痧，取穴督脉经、背部足太阳膀胱经穴位。

### 10. 临证（症）护理

（1）肺热津伤者，可用西洋参10～20g泡茶饮；大便干结时可用揉法指压长强穴5～10分钟，每日2次。

（2）胃热炽盛见多食易饥者，可予耳穴埋籽，选穴：内分泌、胃，缓慢按压为主，中度刺激，每穴按压3～5分钟，每日2～3次；并可饮用养胃茶，取石斛、玉竹、沙参各10～15g，泡水代茶饮。

（3）气阴亏虚者，指导患者适当练习太极拳、八段锦等运动，以畅通气血，行气养阴。

（4）肾阴亏虚者，艾灸肾俞、关元、三阴交等穴，每穴10～15分钟。

（5）阴阳两虚者，耳穴埋籽，取内分泌、肾、膀胱等穴，每穴按压3～5分钟，每日2～3次。

## 【健康教育】

### 1. 生活起居

规律生活，注意劳逸结合，节制房事，适当参加文娱活动。掌握自我监测血糖的方法，随身携带保健卡和食物。

### 2. 饮食

遵医嘱进食，控制总热量，少量多餐；多进高纤维饮食，饮食清淡，低脂少油，少糖少盐，适量饮酒，戒烟。外出时应携带必要的食物。

### 3. 情志

保持乐观情绪，避免忧虑和恐惧，积极配合治疗，增强与慢性疾病做斗争的信心。

### 4. 用药

严格遵医嘱定时服用，不可随意增减。注射胰岛素的患者，应严格掌握注射时间、剂量及部位，并注意无菌操作。

### 5. 运动

遵医嘱选择运动方式，如散步、打太极拳、练气功、骑自行车等，运动时携带食物。时间应在饭后 1 小时左右开始，持续 30 分钟，以运动后脉搏在（170-年龄）次/分左右，不感疲劳为宜。忌空腹运动。

### 6. 定期复诊

遵医嘱定期复查，若出现多食善饥、体重下降、恶心呕吐、脱水、神志改变、呼吸呈烂苹果味等征象时，应及时就医。

## 二、郁证

郁证是由于气机郁滞，脏腑功能失调而致心情抑郁，情绪不宁，胸部满闷，胁肋胀痛或易怒喜哭，或咽中如有异物梗塞等为主要临床表现的一类病证。郁有广义、狭义之分。广义的郁，包括外邪、情志等因素导致气、血、痰、食、火、湿等病理产物的滞塞和郁结。狭义的郁，单指情志不舒为病因的郁。明代以后的医籍中记载的郁证，多单指情志之郁而言。郁证也包括脏躁、梅核气等病证。多发于中青年女性。

西医学中的神经衰弱、癔症、焦虑症、更年期综合征、反应性精神病等，可参考本病辨证施护。

### 【辨证分型及临床表现】

#### 1. 肝气郁结

精神抑郁，情绪不宁，胸部满闷，胁肋胀痛，痛无定处，脘闷嗳气，不思饮食，或呕吐，大便不调，舌质淡红，苔薄腻，脉弦。

#### 2. 痰气郁结

精神抑郁，胸部闷塞，胁肋胀满，咽中不适，如有物梗阻，咳之不出，咽之不下，舌质淡红，苔白腻，脉弦滑。

### 3. 心神失养

精神恍惚，心神不宁，多疑易惊，悲忧善哭，或时时欠伸，或手舞足蹈，舌质淡，苔薄白，脉弦细。

### 4. 心脾两虚

多思善虑，头晕神疲，心悸胆怯，失眠健忘，面色无华，食欲不振，舌质淡，苔薄白，脉细弱。

## 【治疗原则】

### 1. 肝气郁结

疏肝解郁，理气畅中。

### 2. 痰气郁结

行气解郁，化痰散结。

### 3. 心神失养

甘润缓急，养心安神。

### 4. 心脾两虚

健脾养心，补益气血。

## 【护理评估】

### 1. 评估脏腑与六郁的关系

郁证的发生主要为肝失疏泄，脾失健运，心失所养，应根据临床表现，辨明其受病脏腑侧重之差异。一般说来，气郁、血郁、火郁主要关系于肝；食郁、湿郁、痰郁主要关系于脾；而虚证则与心的关系最为密切。

### 2. 评估证候的虚实

实证病程较短，表现为精神抑郁，胸胁胀痛，咽中梗塞，时欲太息，脉弦或滑；虚证多见病久迁延不愈，亦见精神不振，心神不宁，心慌，虚烦不寐，悲忧喜哭，脉细或细数等。

## 【护理诊断】

### 1. 抑郁

与肝郁气滞，疏泄不畅有关。

### 2. 胸胁胀闷

与气机不畅、肝络失和有关。

## 【护理措施】

### 1. 生活起居护理

（1）居室整洁、安静，消除噪声干扰，避免强光刺激，温湿度适宜，室内勿放置刀具等危险物品。

（2）生活起居有规律，劳逸结合，保证患者有足够的睡眠时间。

（3）鼓励多参加社会活动和体育活动，多与其信任者沟通交流。

## 2. 病情观察

（1）观察有无胁痛，胁痛发作的时间、性质，有无诱发因素及伴随症状。

（2）观察患者心理感受，有无胸中窒闷感、心悸胆怯，有无自觉咽中有如炙脔，吞之不下、咳之不出等特殊情况，了解患者睡眠、饮食、疲劳等情况。

（3）出现下列情况，立即汇报医生，配合处理：①突然昏仆，不省人事，可能为"气厥"发作；②精神恍惚、喜怒无常、手舞足蹈等"脏躁"征象。

## 3. 体位与安全

经常巡视病房，防止患者伤人和自伤。症状明显时，需休息静养。

## 4. 清洁护理

保持皮肤清洁干燥、床单的整洁，定期更换患者衣裤。

## 5. 饮食护理

（1）饮食以易消化、富含营养为宜，可选用荞麦、芝麻、蜂蜜、蛤蜊、海鱼、枸杞等，忌辛辣刺激之品；避免在情绪不稳定时进食。

（2）可多食粳米、小米、糯米、大枣、大麦、黄豆、扁豆、板栗、山药、红枣、百合、刀豆、蘑菇等具有补益作用的食物。

（3）饮食搭配要科学合理，"早吃好，午吃饱，晚吃少"，适当限制脂类及碳水化合物的摄入，不宜食辛辣、香燥之品、肥甘厚味和生冷食物。

（4）注意勿暴饮暴食、饥饱无度，避免偏嗜，晚间不饮浓茶或咖啡，戒烟酒。

（5）肝气郁结者，忌食辛辣香燥及醇酒之品，宜食橘红糖、糖渍橘皮等理气疏肝解郁之品。

（6）气郁化火者，可选牡蛎烧猪脑、龟肉莲枣百合汤、金针木耳烧甲鱼等具有滋阴降火、健脑益智的药膳。

（7）痰气郁结者，宜少食多餐，可选用茯苓鲜萝卜丝饼等，忌肥甘油腻等助湿生痰之品。

（8）平时可常用中药泡水代茶，如梅花茶、佛手橘皮茶、甘麦红枣茶、莲心麦冬茶等。

### 6. 情志护理

（1）忧郁的发生大多是由于情志所伤、气机不和所致。除药物治疗外，情志护理极为重要。

（2）应关心患者，给予疏导、解释、做好思想工作，充分调动患者的积极性，正确对待客观事物，解除思想顾虑。学会自我调节，培养豁达、宽容的性格。

（3）树立战胜疾病的信心。情绪过于激动或抑郁，易引起发作，不利本病康复。为有助于治疗，指导患者练气功、太极拳等，可收到事半功倍之效。

### 7. 用药护理

（1）中药汤剂适宜温服，每日1剂，分别于饭后及临睡前服用，丸药用温开水送服。

（2）服镇静、抗焦虑药物后有一定的持续作用，服用后应观察患者次晨是否出现头晕、困倦、精神不振、嗜睡症状。为防意外，不宜从事高空机械操作，不做高攀动作。

（3）服用抗焦虑药物时，选择两种以上药物交替使用，以防产生药物成瘾性和依赖性。

### 8. 并发症护理

（1）气厥：将患者置于平卧位，指掐人中、涌泉穴，以醒神开窍。

（2）严重心理问题：将患者送专科医院进行诊治。

### 9. 临证（症）护理

（1）药浴法：肝郁气滞者，遵医嘱选用玫瑰花 35g、石菖蒲 150g；也可取佛手 30g、合欢花 20g、茯神 15g，将上药煎煮后，倒入浴盆，放适量温水，入浸泡其中，每次 30 分钟，以达疏肝解郁、愉悦心情的作用。

（2）敷足法：根据郁病不同证型，辨证选用不同的药物。将药物晒干，研为细末，用食醋、蛋清、姜汁、浓茶或清水等溶剂调成糊状或膏状，取钱币大小的药糊，于睡前敷于足底涌泉穴，胶布固定，至次晨去除，连用 7 日为 1 疗程。以下几种足敷方供临床参考：①佛手、茯神各 10g，陈皮 5g。用于肝郁气滞兼有胸胁胀痛者。②香附、丹皮、茯神各 10g，栀子 5g。用于气郁化火型。③薄荷、川芎各 5g，玫瑰花 6g。适用于各证型郁病。

（3）药枕法：根据郁病不同证型，辨证选用不同的药物做成药枕。以下几种解郁药枕方供临床辨证选用：①薄荷、菊花、桑叶、玫瑰花各50g，川芎、香附各15g，夜交藤40g。用于肝郁气滞者见有胸闷、头昏、失眠者。②丹皮、金橘叶、茉莉花、旋覆花各50g，天麻15g，白蒺藜20g，磁石300g。用于肝郁气滞者见有头昏、胸闷、嗳气失眠等症状者。

（4）耳压法：选用胸、肝、耳背心、内分泌、心等穴以疏肝解郁，宁心安神、补心益气。

（5）穴位按摩法：总的原则是疏肝理气、解郁安神。常用穴位：印堂、神庭、太阳、睛明、攒竹、膻中、章门、期门、肩井、心俞、肝俞、脾俞、胃俞等。

## 【健康教育】

### 1. 生活起居

建立规律的生活习惯，尽量不打破已形成的良好"生物钟"，早睡早起，保证充足睡眠。生活起居规律，多参加各项社会活动，培养各种业余爱好，陶冶情操。

### 2. 饮食

饮食宜清淡、易消化、富有营养，忌辛辣、刺激之品，戒烟酒。平时多食疏肝理气、养心安神食物。心脾两虚者睡前忌饮浓茶、咖啡，避免情绪紧张。

### 3. 情志

（1）保持心情舒畅，心胸开阔，乐观豁达，避免情绪激动、紧张、焦虑、劳累等诱发因素。正确对待各种事物，善于调节情志，释放不良情绪。

（2）多与患者沟通，给予心理疏导，必要时建议患者到专科医院心理门诊进行心理干预。

### 4. 用药

（1）中药汤剂宜温热服。

（2）药物遵医嘱按时按量服用，并发药到口，防止吐药、丢药、藏药等。

（3）肝气郁结者服柴胡疏肝散时，要避免与碳酸钙、硫酸镁、氢氧化铝等西药合用，以免降低药效。

（4）半夏厚朴汤为主治梅核气的有效方，在服药前要做好安慰解释，消除思想顾虑，方中紫苏、厚朴均含有挥发油，煎煮时以清水浸泡半小时后煎15分钟即可。

| 5. 运动 | 6. 定期复诊 |
| --- | --- |
| 适当参加体力劳动和体育活动，以调节心理活动，增强体质。 | 坚持治疗，遵医嘱按时服药，定期门诊随访。 |

## 三、血证

血证是指由于人体的阴阳平衡失调，导致血不循经，自九窍（口、鼻、眼、耳、前后二阴）排出体外，或渗溢于肌肤的一类出血性病证。在内科范围内常见的有咯血、吐血、衄血（鼻衄、齿衄）、便血、尿血及紫斑等。各种出血虽部位不同，但有其共性，故把血证作为独立的病证。

西医学中多种急、慢性疾病所引起的出血，如血液系统疾病中的再生障碍性贫血、血小板减少性紫癜、过敏性紫癜、血友病、白血病等；其他系统（呼吸、消化、泌尿等）疾病中的支气管扩张、消化性溃疡、肝硬化、肾炎、肾结核，以及维生素缺乏症、肿瘤等以出血为主要临床表现者，均可参考本病辨证施护。

### 【辨证分型及临床表现】

| 1. 衄血（以鼻衄为例） | 2. 咯血 |
| --- | --- |
| （1）热邪犯肺：鼻燥衄血，口干咽燥，或兼有身热，咳嗽痰少等，舌质红，苔薄，脉数。<br><br>（2）胃热炽盛：鼻衄，或兼齿衄，血色鲜红，口、鼻干燥，口臭，口渴欲饮，烦躁，便秘，舌红苔黄，脉数。<br><br>（3）肝火上炎：鼻衄，头痛目眩，目赤口苦，烦躁易怒，舌红苔黄，脉弦数。<br><br>（4）气血亏虚：鼻衄或见齿衄、肌衄，病久不愈，头晕耳鸣，神疲乏力，心悸，面色㿠白，舌质淡，脉细。 | （1）燥热伤肺：喉痒咳嗽，痰中带血，口干鼻燥，或有身热，舌红少津，苔薄黄，脉数。<br><br>（2）肝火犯肺：咳嗽阵作，痰中带血或纯血鲜红，胁肋胀痛，口苦，烦躁易怒，舌质红，苔薄黄，脉弦数。<br><br>（3）阴虚肺热：咳嗽，痰少，痰中带血或反复咳血，口干咽燥，潮热，颧红，盗汗，舌红，脉细数。 |

## 3. 吐血

（1）胃热壅盛：脘腹胀闷，甚或作痛，吐血黯红，常混有食物残渣，口臭，便秘或大便色黑，舌红，苔黄，脉滑数。

（2）肝火犯胃：吐血色红或紫黯，胁痛，口苦，心烦易怒，寐少梦多，舌质红，脉弦数。

（3）脾不统血：吐血反复不止，时轻时重，血色暗淡，胃脘隐痛，喜按，神疲畏寒，心悸气短，自汗，便溏色黑，面色苍白，舌质淡，苔白，脉弱。

## 4. 便血

（1）肠道湿热：便血鲜红，大便不畅或稀溏，腹痛，口苦，舌质红，苔黄腻，脉濡数。

（2）气虚不摄：便血鲜红或紫黯，食少，体倦，面色萎黄，心悸，少寐，舌质淡，脉细。

（3）脾胃虚寒：便血紫黯，或呈黑便，腹部隐痛，便溏，喜温，喜热饮，面色无华，倦怠懒言，舌质淡，脉细。

（4）胃肠积热：便干夹血，色鲜紫或黯红，口苦口干，嘈杂烦渴，脘腹痞满胀痛，舌红，苔黄燥，脉洪数。

## 5. 尿血

（1）下焦热盛：小便黄赤灼热，尿血鲜红，心烦，夜寐不安，面赤，口疮，口渴，舌质红，脉数。

（2）肾虚火旺：小便短赤带血，头晕耳鸣，神疲体倦，腰膝酸软，颧红潮热，舌质红，脉细数。

（3）脾不统血：久病尿血，甚或兼见齿衄，肌衄，食少，体倦，气短声低，面色无华，舌质淡，脉细弱。

（4）肾气不固：久病尿血，血色淡红，头晕耳鸣，精神困惫，腰背酸痛，舌质淡，脉沉弱。

## 6. 紫斑

（1）血热妄行：皮肤出现紫红色斑点或斑块，或兼见鼻衄，齿衄，尿血，便血，发热，口渴，便秘，舌质红，苔黄，脉弦数。

（2）阴虚火旺：皮肤青紫斑点或斑块时发时止，或兼见鼻衄，齿衄，月经过多，颧红，心烦，手足心热，或潮热，盗汗，舌质红，苔少，脉细数。

（3）气不摄血：反复肌衄，病程较长，过劳加重，食欲不振，神倦乏力，头晕目眩，心悸气短，面色苍白，舌质淡，脉细弱。

## 【治疗原则】

### 1. 衄血（以鼻衄为例）

（1）热邪犯肺：清泻肺热，凉血止血。

（2）胃热炽盛：清胃泻火，凉血止血。

（3）肝火上炎：清肝泻火，凉血止血。

（4）气血亏虚：益气摄血。

## 2. 咳血

（1）燥热伤肺：清热润肺，宁络止血。

（2）肝火犯肺：清肝泻肺，凉血止血。

（3）阴虚肺热：滋阴润肺，宁络止血。

## 3. 吐血

（1）胃热壅盛：清胃泻火，化瘀止血。

（2）肝火犯胃：泻肝清胃，凉血止血。

（3）脾不统血：健脾养心，益气摄血。

## 4. 便血

（1）肠道湿热：清化湿热，凉血止血。

（2）气虚不摄：益气摄血。

（3）脾胃虚寒：健脾温中，养血止血。

（4）胃肠积热：清胃泻火，化瘀止血。

## 5. 尿血

（1）下焦热盛：清热泻火，凉血止血。

（2）肾虚火旺：滋阴降火，凉血止血。

（3）脾不统血：补脾摄血。

（4）肾气不固：补益肾气，固摄止血。

## 6. 紫斑

（1）血热妄行：清热解毒，凉血止血。

（2）阴虚火旺：滋阴降火，宁络止血。

（3）气不摄血：益气摄血。

## 【护理评估】

### 1. 评估血证病因

感受外邪、饮食失调、情志过极、劳倦过度、久病或热病之后。

### 2. 评估血证病位

血证的范围极广，病变脏腑涉及五脏六腑。

### 3. 评估血证病性

外感风热燥火、湿热内蕴、肝郁化火等，均属实火；而阴虚火旺之火，则属虚火。在疾病发展变化的过程中，又常发生实证与虚证之间的转化。如初起为火盛气逆，迫血妄行的实热证，但反复出血后，可致阴血亏损，虚火内生；或因出血过多，血去气伤，以致气虚阳衰不能摄血，而成虚证或虚实夹杂证。在出血之后，离经之血未排出而留积体内，可蓄结为瘀血，又会妨碍新血的生长及阻滞气血的运行，常使血虚难复或出血反复不止。

### 4. 评估血证病程

血证的病程短、程度轻多见于过敏性紫癜等，血证的病程长、程度重多见于再生障碍性贫血、血小板减少性紫癜、血友病，白血病等。

## 【护理诊断】

### 1. 不舒适：鼻衄

与热邪犯肺、胃热炽盛、肝火上炎、气血亏虚有关。

### 2. 不舒适：齿衄

与胃火炽盛、阴虚火旺有关。

### 3. 咯血

与肺络受损、血不循经有关。

### 4. 有吐血的危险

与胃络损伤、血不循经有关。

### 5. 便血

与肠道湿热、脾胃虚寒有关。

### 6. 尿血

与下焦湿热、阴虚火旺、脾肾亏虚有关。

### 7. 肌衄

与血热妄行、阴虚火旺、气不摄血有关。

### 8. 有血脱的危险

与出血量大或反复出血，血损气耗，气随血脱有关。

### 9. 有窒息的危险

与大量咯血或呕血，血块阻塞气道有关。

### 10. 体液不足

与液体摄入不足以及活动性液体丢失有关。

### 11. 自理缺陷

与体虚乏力或卧床、活动受限有关。

### 12. 情志异常：恐惧、焦虑

与出血过多，危及生命及对疾病认识不足，担心预后有关。

### 13. 缺乏自我调护知识

与患者及家属缺乏本病的调养知识以及缺乏对本病知识的宣教有关。

## 【护理措施】

### 1. 生活起居护理

（1）保持病室整洁安静，温度适宜，及时清除污物。

（2）出血量多和体虚的患者应卧床休息。

（3）气血亏虚者应安排温暖向阳病室，室温宜偏高。

（4）阴虚火旺者室温宜偏低，清静凉爽。

（5）胃热炽盛者出现口臭可用银连含漱液漱口；阴虚口干者用麦冬或地骨皮煎水代茶。

（6）齿衄患者为防止出血，禁用牙签剔牙。

（7）牙龈出血时用冷水漱口，若出血不止可于局部涂云南白药或三七粉等止血。

（8）咯血、吐血量多时，应保持呼吸道通畅，取侧卧位，头偏向一侧，防止窒息，加强口腔护理。

（9）便血及尿血患者保持肛周及会阴部清洁。

（10）紫斑患者保持皮肤清洁，避免搔抓，防止损伤。

（11）出血已止或少量出血的患者，可适当活动，以不感到疲劳为度。

### 2. 病情观察

（1）观察出血部位、颜色、性质、量及诱因和持续时间，注意患者神志、面色、血压、脉象、舌象、汗出及皮肤肢温等变化。

（2）若血色鲜紫深红，质浓而稠，多为热盛；若血色黯淡，质稀散漫，多为气虚；若血色鲜紫夹杂血块，多为血瘀。

（3）若出现头晕、心慌、面色苍白、汗出、四肢湿冷、呼吸急促、脉细数等征象，或有头痛、呕吐、视物模糊、意识障碍等颅内出血症状，应及时报告医生，配合救治，备好各种急救物品，并做好配血、备血等。

（4）急性大出血患者及时测量生命体征，并做好记录。

### 3. 体位与安全

（1）出血期应注意卧床休息。

（2）大出血者须绝对卧床，减少说话和活动，以免耗气动血，并减少人员探视，避免不必要的搬动和诊疗检查。

（3）恢复期，患者可适当下床活动，逐步增加活动量，以不疲劳为宜。

### 4. 清洁护理

（1）咯血吐血者，经常用清热解毒漱口液或生理盐水漱口，必要时，每天2次口腔护理，以保持口腔清洁，祛除口腔内异味。口腔溃疡糜烂者，可用野菊花、五倍子、黄芩、板蓝根煎汤含漱，用锡类散、珠黄散涂于患处。

（2）保持床单位的清洁、平整、干燥，注意患者皮肤清洁，预防压疮的发生。卧床日久的患者，应定时变换体位，间隔2~4小时翻身1次，用50%红花酒精按摩骨骼隆突处及受压部位。并注意患者皮肤的清洁卫生，衣被要柔软，如有湿污要及时更换。

### 5. 饮食护理

（1）饮食宜清淡、富含营养、易消化，忌辛辣、烟酒、煎炸之品。

（2）火热亢盛引起的出血，可多食性味偏苦凉的新鲜蔬菜和水果，如苦瓜、荸荠、百合、菊叶、雪梨、鲜藕汁等，忌食辛辣之品。

（3）气血亏虚者，平时应加强营养，可常服参汤，以益气摄血，还可常以党参、黄芪、桂圆等煎汤加粳米煮粥食用。

### 6. 情志护理

（1）血证的发生与肾、脾、心等脏腑关系密切。

（2）患者常因出血而感到恐惧紧张，或心烦失眠。

（3）长期反复出血体质虚弱者情绪更易波动、烦躁，对治疗缺乏信心，应体贴和同情患者，使之安心接受治疗。

（4）避免因情绪而致病情加重，指导患者自我调整情绪，保持心情舒畅。

### 7. 用药护理

（1）中药汤剂虚证者宜温服，热证者宜凉服。

（2）服药时不宜与西药止血剂同服，以利观察药后反应。

（3）中成药丸剂应研成细末加凉盐水吞服，服用散剂切勿直接倒入口腔，避免吸入气管引起呛咳，加重出血。

（4）阴虚火旺咯血者可用新鲜仙鹤草半斤，捣汁加入藕汁一盏，煎煮后待凉服；脾气亏虚者可用归脾丸口服；肾气亏虚者可用肾气丸口服；气阴亏虚者可用参麦注射液静脉滴注；脾肾气虚者可用参附注射液静脉滴注，以益气回阳，健脾补肾。

### 8. 排泄护理

（1）大便次数频繁者，每次便后应擦净肛门，保持臀部及肛周清洁干燥。除消化道出血而大便数日未行者慎用缓泻剂外，其他部位出血伴有便秘者，可适当做腹部按摩，蜂蜜 10ml 冲服，或以番泻叶 6g 泡茶代饮，或遵医嘱运用缓泻剂通便。

（2）急性出血绝对卧床期间，若伴有小便不利，可予以少腹部按摩，听流水声、温水冲洗外阴等方法，以帮助患者排尿。必要时，可行导尿术以解除患者的尿潴留。留置导尿者，应做好导管护理，保持外阴及床单位的整洁干燥，预防压疮的发生。

### 9. 并发血脱的护理

（1）迅速静脉补充血容量，加快补血、补液速度，同时严密观察生命体征的变化。

（2）潜在血脱者，给患者服独参汤以回阳救逆，亦可艾灸关元、百会、神阙等穴，每次 15 ~ 20 分钟，每日 1 次。

### 10. 临证（症）护理

（1）咯血

1）临床表现及证型：①痰中带血，或痰血相兼，或纯红鲜血，兼夹泡沫；②病位在肝、脾。主要有燥热伤肺、肝火犯肺、阴虚肺热等证型。

2）病情观察：①观察咯血的色、质、量，咯血的诱发因素及伴随症状；②出现面色青紫、胸闷、呼吸急促甚或意识模糊等窒息先兆时，立即汇报医生，配合处理。

3）生活起居：①保持并使安静、清洁，无异味，无烟尘；②保持室内湿度为 60% 左右；③出血期间应尽量卧床休息，禁做剧烈运动；④嘱患者不用力咳嗽、屏气，如喉间有血痰，应鼓励患者轻轻咳出。

4）饮食护理：饮食宜清淡，忌食辛辣、刺激、香燥动火之品如葱、蒜、咖啡、炒货等，戒烟酒。可选食滋阴润肺止血的食品，如梨、荸荠、百合、藕汁、甘蔗汁等。

5）情志护理：保持心态平和，避免盛怒或过悲，以防肝火犯肺、肺气郁闭。

6）临证（症）护理：遵医嘱服用三七、白芨粉时，用藕汁或梨汁调成糊状温开水送服，以加强清肺止血功能。

7）并发窒息的护理：①立即给患者取头低脚高位，将头偏向一侧，或者立即行体位引流；②迅速挖出口中血块，或用吸引器吸出，血块清除后，给予高流量氧气吸入；③及时建立静脉通道，配合抢救。

（2）吐血

1）临床表现及证型：①血由胃来，经呕吐而出，血色红或紫暗，常夹有食物残渣；②病位在脾、胃，主要有胃热炽盛、肝火犯胃、瘀阻胃络、脾不统血、肝胃阴虚等证型。

2）病情观察：①观察吐血的色、质、量，吐血的诱发因素及伴随症状，如有无腹痛、便血等；②严密观察血压、心率、面色、神志、汗出等情况。

3）生活起居：①吐血期间绝对卧床休息，头偏向一侧，防止血液误入气道；②及时清理呕吐物；③做好口腔护理，可用甘草银花液漱口；④出血停止后可适量运动。

4）饮食护理：①出血期间需禁食，血止后可逐步从流食过渡到半流、普软食、普食，食物宜温、软、熟、烂，忌辛辣、生冷、坚硬、粗粝之品；②恢复期可采用食疗方法，如进食健脾养血的红枣花生汤、猪肚红枣汤，健脾益肾的羊肾粥，滋阴补血的龟肉红枣汤等。

5）临证（症）护理：①遵医嘱服用三七、白芨粉时，用藕汁调成糊状吞服；②胃热炽盛者水药偏凉服，遵医嘱服用大黄粉时，用冰水调服；三七、白芨粉各1.5g，以藕汁调成糊状吞服；大出血难以止住时，可考虑用三腔二囊管压迫止血。

（3）便血

1）临床表现及证型：①血液随大便而下，或大便呈柏油样；②病位在胃肠，主要有肠道湿热、气虚不摄、脾胃虚寒等证型。

2）病情观察：注意观察大便的形状、性状及次数；便血的色、质、量，判断出血的部位，必要时留取标本送检。

3）生活起居：①出血量多时，绝对卧床休息，不可下地如厕，排便时切忌努责；②下床活动时，应注意不可用力过猛，防止晕倒；③保持大便通畅，做好肛周皮肤护理。

4）饮食护理：①大出血时应禁食，出血减少或停止后逐渐从流食过渡到半流、软普食、普食；②少量出血时，可食营养丰富的流食或半流食，如牛奶、鱼汤、肉末面条、稀饭等；③恢复期应加强饮食调养，进食血肉有情之品，同时也可进行食疗，如肠道湿热证，可选食黄芩葛根粥，服时加少量红糖，每日 2 次；气虚不摄者，可用黄芪煨黑木耳等。

5）临证（症）护理：①脾胃虚寒者，应注意腹部保暖，出血停止后，可艾灸足三里、气海、关元、天枢等穴，每次 15~20 分钟，每日 1 次；②输血时，用严密观察输血反应，保证用血安全。

（4）鼻衄

1）临床表现及证型：①鼻腔出血；②病位在鼻，与肺、肝、胃关系密切。主要有热邪犯肺、胃热炽盛、肝火上炎、气血亏虚等证型。

2）生活起居：①病室环境湿度适中，以 60%~70% 为宜，避免摆放香味浓烈的花卉；②注意口腔、鼻腔的卫生，不得经常抠挖鼻孔；③注意鼻部保护，防止磕、碰、压、撞等外力损伤局部。出血时切不可将头上仰，以防离经之血反流入口咽。

3）饮食护理：①饮食应清淡、无刺激，多食性味偏苦凉的新鲜蔬菜和水果，忌食辛辣、煎炸、炙煿之品，戒烟酒；②肝火上炎证可常服菊花脑汤、菠菜、绿豆粥等；③气血亏虚者，可常服参汤以益气养血，还可常以人参、黄芪、桂圆等煎汤或加粳米为粥食用。

4）情志护理：肝火上炎者易致心烦恼怒，应嘱患者注意克制急躁情绪，同时给予疏导，保持心境平和。

5）临证（症）护理：①出血时可用冰块外敷鼻部，或指压鼻根处；②鼻腔干燥者，可局部均匀涂抹黄连油膏，每日 1~2 次；③火热亢盛证，可用棉球蘸云南白药粉、三七粉塞鼻；④阳虚失血之鼻衄，可用艾绒塞鼻；⑤反复出血者，可遵医嘱用黄芩 5g，浸水 50ml，用此液磨白芨涂于鼻根处。出血不止者用蒜泥敷于足底涌泉穴，以引火下行。

（5）齿衄

1）临床表现及证型：①齿龈出血；②病位在牙龈，与胃肠、肾有关。主要有胃火炽盛、阴虚火旺等证型。

2）生活起居：①用软毛牙刷刷牙，刷牙时不可用力摩擦牙龈，不用牙签剔牙，防止损伤牙龈；②避免啃咬质地坚硬的水果，可将水果切成小块服用，以免损伤牙龈；③保持口腔清洁，可经常用甘草银花液漱口。

3）饮食护理：饮食宜清淡，尤以食用鲜藕汁、芹菜、苦瓜等具有清热凉血、滋阴降火作用的食物为佳，忌辛辣肥甘之品。

4）临证（症）护理：睡前可用大黄、生地切片贴于牙龈出血处。平时可经常将西洋参片含于口内，或遵医嘱用地骨皮煎汤代茶。

（6）紫癜

1）临床表现及证型：①青紫斑点或斑块；②病位在肌肤，与脾有关。主要有血热妄行证、阴虚火旺证、气不摄血证等证型。

2）病情观察：①注意观察肌肤出血的部位、面积、出血颜色的深浅情况变化；②出现斑点迅速蔓延，大片斑块甚至血肿时，说明病情加重；出现头昏、头痛、呕吐或意识障碍等情况，立即汇报医生，配合处理。

3）生活起居：①以卧床休息为主，尽量减少活动；②活动时注意自我保护，防止皮肤受到磕、碰、压、撞等外力损伤；③内衣裤以柔软的棉质或丝质品为宜，忌穿紧身衣裤，洗浴时水温不宜过高；④进行静脉采血或注射时，忌用力结扎止血带，拔针时不可用力撕揭胶布，拔针后局部按压时间不少于 5 分钟，按压力度不可过大，以免加重皮下出血；⑤尽量不用针刺、拔罐、艾灸等治疗手段。

4）饮食护理：①饮食宜清淡：忌食辛辣刺激之品，忌食海鱼、虾蟹等海腥发物，如明确发斑与某些食物有关，应绝对禁止食用这些食物；②气不摄血者可食红枣花生汤、猪肚红枣汤；阴虚火旺者，可食龟肉红枣汤等；③每日服带衣生花生 10 枚，以补气生血。

## 【健康教育】

### 1. 生活起居

（1）注意生活起居有节，劳逸结合，保证充足的睡眠，避免过度劳累，节制房事。

（2）根据四时季节气候及病情需要及时增减衣物，尤其在季节交替时，要防止外邪入侵。

（3）注意精神调摄，保持良好的心境及乐观的生活态度。

（4）养成良好的生活习惯，注意个人卫生，如不挖鼻孔，常漱口、少剔牙，定时排便、保证大便通畅等。

## 2. 饮食

调节饮食，给予清淡、富营养、易消化的食物，定时定量，少食多餐，不能暴饮暴食或饥饱无度，忌辛辣、烟酒等刺激之品，可诱发出血的食物应绝对忌口，切不可盲目进补。

## 3. 情志

保持心情舒畅，性格开朗，心胸开阔，改善急躁易怒、消极悲观等不良情绪，树立信心，战胜疾病。

## 4. 用药

遵医嘱按时服药，定期复查。

## 5. 运动

加强锻炼，做到强度适当、循序渐进、坚持不懈，以增强体质、提高抗病能力。活动时要注意避免磕碰，防止运动损伤。

## 6. 定期复诊

宣传出血性疾病的有关知识，尤其是诱发、加重或减轻的因素，使患者正确地认识病证表现，掌握基本的预防措施。积极治疗原发病，定期门诊随访，发现出血应立即就诊。

# 四、厥证

厥证是由阴阳失调、气机逆乱、气血运行失常所引起的，以突然昏倒，不省人事，或伴有四肢厥冷为主要临床表现的一种急危病证。病情轻者，发病后一般在短时内苏醒，醒后无偏瘫、失语、口眼㖞斜等后遗症；病情重者，则昏厥时间较长，甚至一厥不复而导致死亡。厥证是一个证候，可见于多种疾病之中。临床上有"气厥""血厥""痰厥""暑厥"等之分。

西医学中多种原因所致的昏厥，如癔症、高血压脑病、低血糖、脑血管痉挛、出血性或心源性休克等，均可参考本病辨证施护。

## 【辨证分型及临床表现】

### 1. 气厥实证

多因精神刺激而诱发，表现为突然昏倒，不省人事，口噤拳握，呼吸气粗，或四肢厥冷，苔薄白，脉沉或沉弦。

## 2. 气厥虚证

常因情绪紧张、恐惧、疼痛或站立过久而诱发，表现为眩晕昏仆，面色苍白，呼吸微弱，汗出肢冷，舌质淡，脉沉微。

## 3. 血厥实证

多因急躁恼怒而诱发，表现为突然昏倒，不省人事，牙关紧闭，面赤唇紫，舌黯红，脉沉弦有力。

## 4. 血厥虚证

常因失血过多而发，表现为突然昏厥，面色苍白，口唇无华，目陷口张，四肢震颤，自汗肢冷，呼吸微弱，舌质淡，脉芤或细数无力。

## 5. 痰厥证

平素咳喘宿痰，多痰多湿，因恼怒或剧烈咳嗽后而发突然晕厥，喉有痰声，或呕吐涎沫，呼吸气粗，舌苔白腻，脉沉滑。

## 6. 食厥证

暴饮暴食后突然昏厥，气息窒塞，脘腹胀满，舌苔厚腻，脉滑实。

## 【治疗原则】

### 1. 气厥实证

开窍，顺气，解郁。

### 2. 气厥虚证

补气，回阳，醒神。

### 3. 血厥实证

开窍活血，顺气降逆。

### 4. 血厥虚证

补养气血。

### 5. 痰厥证

行气豁痰。

### 6. 食厥证

消食和中。

## 【护理评估】

### 1. 评估厥证的病因

平素气血运行不畅，或素体阳旺阴亏，或脾虚有痰等，陡遇巨大精神刺激，遂致气血逆乱，发为厥证；恼怒惊骇恐吓的情志变动可致气逆上冲或清阳不升，而清窍失灵则发生昏仆致厥；或暴感外邪，内侵入体，传变迅速，传入心包，扰乱心神而见昏不知人。

2. 评估厥证的病位

脏腑、气血阴阳。

3. 评估厥证的病性

（1）气厥：实证为肝气不疏，气机上冲逆乱，清窍壅塞，不省人事而昏倒为厥；虚证为气虚不足，气陷于下，清阳不升。

（2）血厥：实证为素有肝阳偏亢，又暴怒伤肝，肝气上逆，肝阳上亢，血随气升，气血逆乱于上而为厥。虚证为大量失血者，气随血脱，气血一时不相顺接，血不上达，以致神明失养，不知人事，四肢不温，发为厥之虚证。

（3）痰厥：痰随气升，上犯于头而厥。

（4）暑厥：暑热郁逆，上犯神明而致。

4. 评估厥证的病程

阴阳气血相失，进而阴阳离绝，发展为一厥不复之死证；阴阳气血失常，或为气血上逆，或为中气下陷，或气血痰瘀等邪气内闭，气机逆乱而阴阳尚未离绝，此类厥证之生死，取决于正气来复与治疗措施是否及时、得当。若正气来复，治疗得当，则气复返而生，反之，气不复返而死。

## 【护理诊断】

1. 自理缺陷

与昏厥、体虚乏力有关。

2. 厥脱

与气机逆乱，阴阳不相顺接有关。

3. 潜在窒息

与分泌物阻塞气道，无力排出有关。

4. 有外伤的危险

与昏厥、意识障碍、疲乏无力有关。

5. 恐惧、焦虑

与死亡的威胁、特有的恐惧有关；与起病急，无心理准备有关；与对疾病认识不足，对治疗缺乏信心有关。

6. 知识缺乏

与患者及家属对本证的饮食调护知识缺乏有关。

## 【护理措施】

### 1. 生活起居护理

（1）病室整洁、安静，光线宜暗，温湿度适宜，避免噪声和各种声光刺激。

（2）牙关紧闭者，可使用张口器将口张开，但不可强撬，有舌根后坠者，应用拉舌钳，以免舌根后坠，阻塞呼吸道。

（3）虚证者卧床休息，以免劳则伤气。

（4）床旁加床档保护，防止坠床。

（5）抽搐时切忌强加约束，以免造成骨折。

（6）保持大小便通畅，便秘者可用芦荟或番泻叶煎汤服用。

（7）剪短患者指甲，有义齿、发夹者应取下，以免自伤或义齿脱落堵塞气道。

### 2. 病情观察

（1）厥证发作时，立即平卧，略抬高下肢，头转向一侧，解开衣领裤带，测心率、脉搏、血压，给氧。

（2）如患者神志不清，应使其颈部后仰，伸展，并托起下颌，以防舌根后坠阻塞气道。

（3）密切观察患者的生命体征、面色、肤温、汗出、舌象、二便等。

（4）详细观察厥证发作的持续时间及发作后的症状，以辨别病性，明确诊断。

（5）如气厥实证可出现血压升高，血厥、气厥虚证可出现血压下降，应定时观察血压。

（6）若出现窒息情况，应立即进行人工呼吸，准备气管切开器械，按气管切开护理，防止感染。

（7）如出现心悸、喘促、浮肿、尿闭、呼吸微弱、脉沉细微结代或四肢厥逆、大汗淋漓，不省人事，或服用大量参附汤后出现口唇四肢发麻、出汗流涎、心悸、心慌等中毒症状，均应立即报告医生进行抢救。

### 3. 体位与安全

（1）病床设置床档，由专人护理。患者取仰卧中凹位（头胸部抬高10°~20°，下肢抬高20°~30°），头偏向一侧（有义齿者应取下）左肩下垫一小枕，可与平卧位交替进行，以减少舌下坠和气道阻塞的可能，利于口腔、呼吸道分泌物排出。同时，保持呼吸道通畅，随时吸出气道中的分泌物和痰涎。

（2）注意保暖：肢冷严重者，可放置热水袋取暖，或安置于有空调的病室内。

### 4. 清洁护理

（1）患者邪盛正衰，易发生口腔继发感染，需保持口腔清洁、湿润，每日用清热解毒漱口液漱口，或做好口腔护理。出现张口呼吸者，口唇可盖上1~2层湿纱布，以起到滤过、湿润空气的作用。

（2）昏迷伴眼睑闭合不全者，应做好眼睛护理。每日用0.9%等渗盐水洗眼，定时滴眼药水。尽量使患者眼睑闭合，可用凡士林或0.9%等渗盐水纱布敷盖双眼，以免角膜干燥受损或异物刺激。

（3）患者卧床过久，气血不能舒展，易发生压疮，故要定时翻身、拍背，更换体位（2~4小时/次），受压部位用50%红花酒精做局部按摩，以防止坠积性肺炎和压疮的发生。并保持床单位整洁、干燥、无皱褶。

### 5. 饮食护理

（1）严禁烟酒及辛辣香燥之品。

（2）气厥之实证者，可予佛手、柑橘皮、木蝴蝶泡茶饮；虚证者宜多食血肉有情之品，以补益气血，如羊肉汤、瘦肉、蛋类。

（3）血厥也实证者，宜低盐低脂饮食，避免饮酒、浓茶、咖啡等；虚证者，多食血肉有情之品，以补益气血。

（4）痰厥者宜饮食清淡，忌肥甘油腻之品，多食健脾化痰、理气和胃食物，如柑橘、枇杷、莲子、山药、杏仁露，也可用白萝卜切碎煮汁当茶饮。

（5）暑厥者宜食用清凉祛暑之品，如黄瓜、西瓜、绿豆等。

（6）食厥者应饮食有节，清淡易消化，可食山楂助消化，忌过饥或过饱。

### 6. 情志护理

（1）患者发病常与情志过极有关，应向患者及家属讲解七情对人体健康的影响，同时取得家属的配合。切忌在病床前谈论病情或影响情志的话题。

（2）气厥可因情绪的波动或受到刺激而反复发作，更应加强情志护理，避免忧思恼怒。

（3）食厥者应注意在餐前和餐后，避免一切不良情志刺激，以防止诱发。

（4）对癔症性晕厥，可采用暗示疗法，终止疾病的发作。

（5）如因突遭惊吓而发厥证者，应安慰患者，消除其紧张恐惧心理。

（6）因过度悲痛、郁怒而导致气厥者，应鼓励患者发泄情绪。

### 7. 用药护理

（1）严格按医嘱用药。急性发作气厥虚证患者，可静脉滴注参麦注射液，或参附注射液，以回阳救逆。

（2）给予急救中药汤剂灌服时，应少量多次缓慢喂服，防止误入气管。

（3）气厥之实证者可化服苏合香丸，不能口服者可进行鼻饲。清醒后，可用四味回阳饮，或用独参汤，以补元气。

（4）血厥之实证者可吞服羚羊角粉、牛黄清心丸；血厥之虚证者可服独参汤，以益气摄血。

（5）痰厥者频服竹沥水，可口服或鼻饲安宫牛黄丸、猴枣散。

（6）中药汤剂宜温服，可少量、多次口服或鼻饲，预防吐药可加少许姜汁。

（7）若因过量饮食后不久出现食厥，可先用盐汤探吐以祛时邪，再用汤剂少量多次口服或鼻饲，或大承气汤加味灌肠导滞。虚证厥脱可给予独参汤口服。

### 8. 排泄护理

（1）大小便失禁者，应保持外阴部与肛周的清洁卫生，及时更换湿污的衣被床褥等。

（2）必要时，在无菌操作下行留置导尿术，并定时做膀胱冲洗，每日更换集尿袋，做好会阴护理。

### 9. 并发窒息的护理

（1）立即安置患者平卧，头偏向一侧，清除呼吸道异物或分泌物，痰多者予以吸痰，保持呼吸道通畅。

（2）予以氧气吸入。

（3）清除口腔内异物，取下义齿，解开衣领。口噤不开者使用开口器，舌根后坠者，用舌钳拉出。

（4）吸痰无效或气道阻塞水肿者，做好气管切开的准备。

### 10. 临证（症）护理

（1）气厥：实证者可按揉人中、涌泉穴；虚证者可用人参、黄芪煎服代茶饮。

（2）血厥：实证者遵医嘱吞服羚羊粉 3g 或牛黄清心丸 1 丸，或针刺十宣放血；虚证者可黄芪、当归煎服代茶饮，灸百会、膻中、关元等穴。

（3）痰厥：可用瓜蒌、陈皮煎水代茶饮。

（4）暑厥：实证者可按揉人中、涌泉穴等；虚证者可用西洋参、麦冬等泡茶饮，以益气生津。

（5）食厥：可用山楂、藿香煎服代茶饮，若腹胀大便不通者，可用生大黄粉脐部敷贴。

## 【健康教育】

### 1. 生活起居

（1）起居有常，劳逸结合，以免感受外邪，防止正虚邪袭，变生他证。

（2）因气虚、血虚而易致晕厥者，应注意休息，避免疲劳、饥饿、久立，保证充足的睡眠，平时加强营养。

（3）因情志变化而易致晕厥者，应注意情志调摄，避免暴怒、惊吓等不良情绪刺激。

（4）平素痰多者，季节交替时注意增减衣被，预防外感。

（5）高温环境工作者，应做好防暑降温措施。夏季在烈日下工作者，应戴好遮阳帽，并多饮糖盐水，以补充体液。

（6）告知患者晕厥先兆症状，如头晕眼花、出冷汗、面色苍白、注意力不集中等，教会其应对措施。

### 2. 饮食

（1）饮食有节，养成良好的饮食习惯，忌生冷、油腻刺激之品，禁烟酒，忌暴饮暴食。

（2）痰厥者，平时饮食应忌甜黏油腻类，所有厥证患者应严禁烟酒及辛辣香燥之品，以免助热生痰，加重病情。

### 3. 情志

（1）保持心情舒畅，避免情绪过激及各种诱因，注意晕厥前的先兆症状。注意思想修养，陶冶情志，避免恶性的精神和环境刺激。

（2）患者苏醒后，要消除其紧张情绪，针对不同的病因给以不同的情志护理。

### 4. 用药

因气血亏虚而致晕厥者，应注意休息，遵医嘱按时准确服药，定期复查。

### 5. 运动

根据自身情况进行适当的体育锻炼，如做保健气功、太极拳、五禽戏等，促使气血流畅，以增强机体对外邪的抵御能力。

### 6. 定期复诊

积极查找、治疗原发病。按时服药，门诊随访。

## 五、内伤发热

内伤发热是指因情志、饮食、劳倦等内伤，使脏腑功能失调，气血阴阳亏虚或气血痰湿郁遏所导致的发热。内伤发热与感受外邪所导致的发热不同，一般起病较缓，病程较长，临床表现多为低热，也有仅自觉发热或五心烦热而体温不高者，但有时也可以表现为高热。

西医学中的多种疾病，如功能性低热、结缔组织疾病、内分泌疾病、血液病、肿瘤、部分慢性感染性疾病所引起的发热，以及某些原因不明的发热，均可参考本病辨证施护。

### 【辨证分型及临床表现】

#### 1. 气郁发热

发热多为低热或潮热，热势常随情绪波动而起伏，精神抑郁或烦躁易怒，胸胁胀闷，口苦而干，苔黄，脉弦数。

#### 2. 瘀血发热

午后或夜晚发热，或自觉身体某些局部发热，口干咽燥，但不多饮，躯干或四肢有固定痛处或肿块，甚或肌肤甲错，面色萎黄或黯黑，舌质青紫或有瘀点、瘀斑，脉涩。

#### 3. 气虚发热

发热，热势或高或低，常在劳累后发生或加剧，头晕乏力，气短懒言，自汗，易于感冒，食少便溏，舌质淡，苔薄白，脉细弱。

#### 4. 血虚发热

发热，多为低热，头晕眼花，身倦乏力，心悸不宁，面白少华，唇甲色淡，舌质淡，脉细弱。

#### 5. 阴精亏耗

午后潮热，或夜间发热，不欲近衣，手足心热，少寐多梦，盗汗，口干咽燥，舌质红或有裂纹，无苔或少苔，脉细数。

## 【治疗原则】

### 1. 气郁发热
疏肝解郁，清肝泻热。

### 2. 瘀血发热
活血化瘀。

### 3. 气虚发热
益气健脾，甘温除热。

### 4. 血虚发热
益气养血。

### 5. 阴精亏耗
滋阴清热。

## 【护理评估】

### 1. 评估内伤发热的病因
情志不清、饮食失宜、劳倦过度等。

### 2. 评估内伤发热的病位
脏腑、气血阴阳。

### 3. 评估内伤发热的病性
气血痰湿郁遏所致的发热属于实证，如肝郁发热、血瘀发热；由于气血阴阳亏虚所致的发热属于虚证，如气虚发热、血虚发热、阴虚发热。发病日久可见由实转虚或虚实夹杂，表现为气郁气虚、气郁阴虚、血瘀血虚等复杂证候。若气虚热不解，病损及阳，阳衰浮越，可发展为阳虚发热。

### 4. 评估内伤发热的病程
内伤发热的程度轻可见于功能性低热；内伤发热的病程长多见于结缔组织疾病、内分泌疾病、血液病、肿瘤、部分慢性感染性疾病所引起的发热。

## 【护理诊断】

### 1. 寒热异常：低热、五心烦热、壮热
与肝气不舒、郁而化火，饮食不节、湿热内蕴或阴虚内热有关。

### 2. 舒适改变：头晕
（1）与阴血虚少，不能荣养清窍有关。
（2）与脾胃虚弱，生化乏源有关。

（3）与久病体虚有关。

### 3. 情志异常：焦虑

（1）与阴虚火旺，上扰心神有关。

（2）与久病难愈，思虑预后有关。

（3）与病情反复有关。

### 4. 活动无耐力

（1）与气血亏虚不能充养形体有关。

（2）与脾虚失运、形体失养有关。

（3）久病体弱、疲乏无力有关。

## 【护理措施】

### 1. 生活起居护理

（1）病室应整齐、清洁，温湿度适宜。

（2）患者因久病体虚，应寒暖有节，防止复感外邪。

（3）血虚者应卧床休息，阴虚发热者勿房劳。

（4）气郁发热者常汗出不畅，宜加衣盖被，促其微微发汗，使营卫调和，利于降温，也可用热粥助其发汗，一般不用解表发汗剂。

（5）气虚者表卫不固，以自汗为主，血虚发热者以盗汗为主，出汗后及时用干毛巾擦身，更换衣被。

（6）阴虚发热盗汗者，棉被勿太厚，睡前可用糯稻根须煎剂擦身或沐浴。

### 2. 病情观察

（1）注意观察发热的时间、程度、诱因、规律、神志、肤温、面色、舌苔、脉象等。

（2）时觉身热心烦，热势常随情绪波动而起伏为肝郁发热；午后或夜晚发热，五心烦热或骨蒸潮热者为阴虚发热；若午后或夜晚发热，或自觉身体某些局部发热，有痛处或肿块为瘀血发热；热势或低或高，常在劳累后发生或加剧为气虚发热。

（3）血虚发热则多表现为低热。

（4）若出现身热烦躁，反欲盖衣被，精神萎靡，面色浮红，时隐时现，或大汗淋漓，面色苍白，四肢厥冷，脉微欲绝等，为真寒假热或阳气欲脱之象。

### 3. 体位与安全

长期卧床不起的患者，必须保持床铺平整，定时协助患者变换体位，并予全身按摩，以免发生压疮。

### 4. 清洁护理

口舌糜烂患者，要加强口腔护理，协助患者晨起、饭后、睡前漱口，或用银翘漱口液含漱，喉风散、冰硼散喷撒患处；保持个人卫生，用温水洗浴，或用温水擦洗手足心、腹股沟、腋窝等处，有助于散热。

### 5. 饮食护理

（1）饮食宜清淡、细软、易消化，忌油腻、煎炸、辛辣、生冷之品，以免更伤脾胃。

（2）气郁发热者常食理气解郁食物，如金橘、芹菜、香菇、黄花菜等，平时可用佛手泡水代茶，若胁痛明显，可醋炒青皮煎服或研末吞服，忌辛温香燥食物；瘀血发热者饮食宜清淡易消化，如鱼片粥、黑木耳蒸瘦肉、山楂、山药、莲子等，忌食酸涩、辛辣油腻之物；气虚发热者宜食甘温补气的食物，如大枣、薏苡仁、山药、南瓜等，可常食扁豆山药粥、参枣汤，忌生冷硬固之品；血虚发热者宜食滋阴补血食物，如甲鱼、银耳、红枣、猪肝、蜂蜜等；阴虚发热者多食养阴生津的食品，如牛奶、鱼、雪梨、冬虫夏草炖水鸭、甘蔗白藕汁等。

### 6. 情志护理

（1）向患者解释内伤发热的原因，嘱患者正确对待疾病，积极配合治疗。

（2）忌思虑过多，劳累过度，恼怒生气，以免耗伤脾气或肝郁犯脾，加重病情。

（3）气郁发热者多因情志失和，肝气郁结所致，应加强情志调适，保持心情舒畅。

### 7. 用药护理

（1）气郁发热、瘀血发热、阴虚发热者中药汤剂宜温服，气虚发热者宜空腹热服，血虚发热者宜饭前空腹热服。

（2）高热者遵医嘱予以退热剂。

（3）气阴两虚者可静脉滴注参麦注射液，以益气养阴。

（4）气滞血瘀者可用川芎嗪注射液，以活血化瘀，通脉止痛。

### 8. 临证（症）护理

（1）阴虚低热盗汗者，遵医嘱可给予中药煎水代茶饮。

（2）阴津耗伤，肠燥便秘者，遵医嘱给予通便药或中药泡水代茶饮。

**【健康教育】**

### 1. 生活起居

（1）起居有常，生活规律，适当锻炼，以增强人体正气，但要避免过度劳累。

（2）慎避风寒，寒温适度，顺应四时季节气候变化，以防复感外邪。

（3）内伤发热常缠绵反复，体温正常后嘱患者仍需注意体温变化。

### 2. 饮食

注意饮食调理，食物要求以清淡、易消化、营养丰富为原则，禁肥甘厚味、辛辣醇酒及过食生冷瓜果，以护胃气。长期患病脾胃功能欠佳者，饮食必须清淡而又易消化，避免寒凉、腻滞。

### 3. 情志

保持良好的心态，心情愉快，乐观开朗，遇事冷静、宽容，避免急躁、焦虑、忧思等不良刺激。

### 4. 用药

遵医嘱按时服药。提高对内伤发热病证特点的认识，切忌一见发热就滥用辛散解表或苦寒泻火之品，以致耗气伤阴或伤败脾胃。

### 5. 运动

适当锻炼身体，以增强体质。

### 6. 定期复诊

积极治疗原发病，早期诊断，早期治疗，定时复诊，避免延误病情。定时来医院复查，密切观察体温及全身情况，发现异常及时就医。

## 第七节　肢体经络疾病的护理

## 一、头痛

头痛是指因肝阳上亢、痰瘀互结而致清阳不升，或浊邪上犯，清窍失养，以头部疼痛为主要临床表现的病证，又称为"头风"。根据病因，头痛可分为外感头痛和内伤头痛。头痛是临床上常见的自觉症状，可单独出现，也可发生在多种急慢性疾病中，有时亦是某种相关疾病加重或恶化的先兆。头痛常反复发作，大多经祛邪治疗后，可逐渐好转，甚至痊愈。若头痛进行性加重，或伴视力障碍，或伴肢体半身不遂者，多病情较重。

西医学中的血管神经性头痛、高血压、脑动脉硬化等颅脑疾病，以头痛为主要表现者，均可参考本病辨证施护。

## 【辨证分型及临床表现】

### 1. 外感头痛

（1）风寒头痛：太阳主一身之表，其经脉循项背，风寒侵袭，阻遏太阳经气，故见头痛而连项背；寒为阴邪，束于肌表，卫阳被遏，故见恶风寒而脉浮紧。

（2）风热头痛：风热之邪外侵，上扰清窍，火热之邪炎上，故见头痛而胀，甚则头痛如裂；风热郁于肌表则发热，热邪伤阴，故见口渴、便秘。

（3）风湿头痛：风湿侵袭，上蒙清窍，清阳不升，故见头痛如裹，风湿外束肌表，故肢体困重；脾被湿困，则胸闷、纳呆、小便不利、大便溏薄。

### 2. 内伤头痛

（1）肝阳头痛：肝阳偏亢，肝风上扰，故见头痛而胀，肝火上炎，则面红目赤，心烦口干。

（2）血虚头痛：脾为后天之本，气血生化之源，中气不足则气血亏虚，清窍失养，故见头痛隐隐，血虚则心悸。

（3）痰浊头痛：脾失健运，痰浊中阻，清阳不升，浊阴不降，清窍失养，故头痛昏蒙；痰阻中焦，则胸闷痞满，脾失健运，胃失和降，则泛恶、呕吐痰涎，纳少。

（4）瘀血头痛：瘀血阻窍，脉络涩滞，故见头痛剧烈，经久不愈，气血运行不畅则舌红，舌质紫黯或有瘀点。

（5）肾虚头痛：肝肾不足，髓海空虚，故见头痛且空，肾虚则腰酸乏力，肾虚精关不固，则遗精。阴虚而生内热，则舌红，少苔。

## 【治疗原则】

### 1. 外感头痛

（1）风寒头痛：疏散风寒止痛。

（2）风热头痛：疏风清热和络。

（3）风湿头痛：祛风胜湿通窍。

### 2. 内伤头痛

（1）肝阳头痛：平肝潜阳息风。

（2）肾虚头痛：养阴补肾，填精生髓。

（3）血虚头痛：养血滋阴，和络止痛。

（4）痰浊头痛：健脾燥湿，化痰降逆。

（5）瘀血头痛：活血化瘀，通窍止痛。

## 【护理评估】

### 1. 评估头痛的病因

外感风、寒、湿、热等外邪；情志恼怒；素体阴虚，久病体虚，失血之后；饮食不节；跌仆损伤。

### 2. 评估头痛的病位

肝、脾、肾。

### 3. 评估头痛的病性

外感头痛多为实证，内伤头痛多为虚证，或虚实夹杂。

### 4. 评估头痛的病程

头痛病程短多见于感染性发热性疾病等，头痛病程长多见于高血压等；头痛程度重多见于颅内疾患等。

## 【护理诊断】

### 1. 不舒适：头痛

与风、寒、湿、热、痰、火、瘀侵扰清空，阻闭脉络或气血亏虚，不能上荣脑髓脉络有关。

### 2. 不舒适：恶心、呕吐

与浊邪上逆，胃失和降有关。

### 3. 夜寐不安

与头痛扰乱心神有关。

### 4. 情志异常：忧思

与对疾病缺乏正确认识或家庭、社会、环境影响有关。

### 5. 潜在并发症

颅内压增高、眩晕、中风、目盲等与风火上扰或阳亢化风有关。

## 【护理措施】

### 1. 生活起居护理

（1）病室设施应安静、整洁、空气新鲜。

（2）风热头痛者室温不宜过高，光线应柔和；风湿头痛者病室应温暖、干燥；风寒头痛者病室应温暖，恶风严重时可用屏风遮挡。

（3）头痛重者需卧床休息，待疼痛缓解后方可下床活动。

（4）平时应保证睡眠充足，避免用脑过度，酌情进行体育锻炼，注意劳逸结合，养成起居规律的生活习惯。

（5）肾虚、血虚伴有头晕者，外出需有人陪同，防跌倒。

### 2. 病情观察

（1）观察疼痛的部位、性质、程度、发作时间，与气候、饮食、情志、劳倦等的关系。

（2）风寒头痛者，多头痛剧烈且痛连项背；风热者，头胀痛如裂；风湿者，头痛如裹；头胀痛兼见目眩者，多为肝阳上亢；瘀血头痛者，多为刺痛、钝痛，痛处固定不移；夹痰者，常见昏痛、胀痛；阴虚而致的头痛，其疼痛性质多表现为空痛、隐痛；气血亏虚所致的头痛常头痛绵绵；肝肾阴虚所致的头痛则为头痛且空。

（3）头痛发有停时，多为内伤头痛。

（4）风热者观察发热与头痛的关系。

（5）痰浊伴眩晕较甚者，变动体位时动作宜缓慢，随时观察病情变化。

（6）密切观察神志、瞳孔、血压、呼吸、脉搏、面色、四肢活动等变化，如出现异常，应及时采取措施。

### 3. 体位与安全

（1）适当卧床休息，经常改变卧床姿势，并配合按摩小腹，以利于排尿，排尿时间不宜太长，并注意保暖。

（2）一般取高枕平卧位，头部不宜多移动。

（3）头痛较剧有烦躁者，剪短指甲，取下义齿、发夹，床边设置床档，以防跌仆或损伤。

### 4. 清洁护理

（1）有呕吐及时清理，并予漱口。病症较轻者，鼓励自行洗脸刷牙。

（2）卧床时间较久者需进行皮肤护理，定时用红花酒精及三石散等按摩受压部位，鼓励经常变换体位，以促进局部气血运行，保持皮肤清洁干燥，床单位平整整洁。

### 5. 饮食护理

（1）根据辨证施食，戒烟酒、浓茶、咖啡、肥甘厚腻等。

（2）外感头痛膳食应清淡，慎用补虚之品；风寒头痛者宜食有助于疏风散寒的食物，如生姜、葱白、大蒜等，忌食生冷油腻之品；风热头痛者宜食具有清热泻火作用的食物，如绿豆、苦瓜、生梨等，忌食辛辣、香燥之品；风湿头痛者忌生冷、油腻、甘甜之类等助湿生痰之品。

（3）气血亏虚者饮食应注意营养，多食血肉有情滋补之品，如瘦肉、蛋类、奶类等以补养气血，忌食辛辣、生冷之品；肝肾阴虚者宜多食补肾填精食物，如核桃、芝麻、黑豆、甲鱼等，忌辛辣、刺激、烟酒。

### 6. 情志护理

（1）情志变化可诱发或加重头痛，头痛患者常伴有恼怒、忧伤等负性情绪。

（2）指导患者消除不良情绪，保持心情舒畅，以积极的态度和行为配合治疗。

（3）血虚头痛者睡前应放松，避免不愉快的交谈和情绪激动，卧时枕头不宜过高。

（4）积极疏导患者，使其了解情志调摄对疾病康复的重要性。

### 7. 用药护理

（1）中药汤剂一般宜温服，外感头痛多用疏散外邪的中药，汤药不宜久煎，以温热服为好，服药后稍加衣被，并进适当的热饮料或热粥，助其微微汗出，以助药力。

（2）风湿头痛者服药后宜食薏苡仁粥以助药力。

（3）治疗内伤头痛的多为补益药，汤剂宜久煎，以利于有效成分的析出，宜空腹服药。

（4）瘀血头痛痛有定处者，可用全蝎粉、蜈蚣粉冲服。

（5）肾阴不足者可服六味地黄丸，以补肝益肾；肾阳不足者可服金匮肾气丸，以温阳补肾；瘀血阻络者可用血府逐瘀汤，以活血理气，通络止痛。

### 8. 排泄护理

（1）大便时勿用力努责，保持大便通畅，防止便结，平时可按摩腹部或按摩关元、大肠俞、脾俞、气海、足三里等穴位，每天1次，每次10~15分钟。

（2）以蜂蜜2匙，约20g冲饮，具有益气补中、止咳滑肠功效。

（3）番泻叶6~9g沸水泡服，具有泻下导滞、清热作用。

（4）可食用核桃、香蕉等润肠通便的食品。

**【健康教育】**

**1. 生活起居**

（1）慎起居，劳逸结合，保证充足睡眠。

（2）改善生活及工作环境，室内干燥、阳光充足，避免潮湿阴冷。注意防寒保暖。

（3）生活中注意安全避免外伤。饭后勿急跑或做其他剧烈活动。

（4）避免诱发本病的原因，如受寒、涉水淋雨、汗出当风等。

**2. 饮食**

加强饮食调养，根据辨证指导患者及家属进行辨证施食。忌生冷饮食。

**3. 情志**

怡养性情，保持乐观情绪，勿忧思、郁怒。

**4. 用药**

中药汤剂一般适宜温服，服后需休息片刻后再活动。

**5. 运动**

加强体育锻炼，增强体质。

**6. 定期复诊**

指导患者了解头痛发生原因、护治方法等。积极防治外感疾病。如感冒、扁桃体炎、牙龈炎等。定期到医院复查。

# 二、痹证

痹证是由于人体正气不足，卫外不固，感受风、寒、湿、热等外邪，致使经络痹阻，气血运行不畅，引起以肌肉、筋骨、关节发生疼痛、酸楚、麻木、重着、灼热、屈伸不利，甚或关节肿大变形为主要临床表现的病证。按感受邪气的不同有风痹、寒痹、湿痹、热痹、风湿热痹等，按病证特点可分为行痹、痛痹、着痹等。轻者病在四肢关节肌肉，重者可内舍于脏。临床上具有渐进性或反复发作的特点。

西医学中的风湿性关节炎、类风湿性关节炎、坐骨神经痛、风湿热、强直性脊柱炎、痛风、增生性骨关节炎等出现痹证的临床表现时，均可参考本病辨证施护。

## 【辨证分型及临床表现】

### 1. 风寒湿痹

（1）行痹：肢体关节、肌肉疼痛酸楚，屈伸不利，可涉及肢体多个关节，疼痛呈游走性，初起可见有恶风、发热等表证，舌苔薄白，脉浮或浮缓。

（2）痛痹：肢体关节疼痛，痛势较剧，部位固定，遇寒则痛甚，得热则痛缓，关节屈伸不利，局部皮肤或有寒冷感，舌质淡，苔薄白，脉弦紧。

（3）着痹：肢体关节、肌肉酸楚，重着、疼痛，或有肿胀，关节活动不利，肌肤麻木不仁，舌质淡，苔白腻，脉濡缓。

### 2. 风湿热痹

关节疼痛，局部灼热红肿，痛不可触，得冷则舒，常伴有发热、恶风、汗出、口渴、烦躁不安等全身症状，舌质红，苔黄或黄腻，脉滑数或浮数。

### 3. 痰瘀痹阻

痹证日久，肌肉关节刺痛，固定不移，或关节肌肤紫黯、肿胀，按之较硬，肢体顽麻或重着，或关节僵硬变形，屈伸不利，有硬结、瘀斑，面色黯黧，眼睑浮肿，或胸闷痰多，舌质紫黯或有瘀斑，苔白腻，脉弦涩。

### 4. 肝肾亏虚

痹证日久不愈，关节屈伸不利，肌肉瘦削，腰膝酸软，或畏寒肢冷，阳痿，遗精，或骨蒸劳热，心烦口干，舌质淡红，苔薄白或少津，脉沉细弱或细数。

## 【治疗原则】

### 1. 风寒湿痹

（1）行痹：祛风通络，散寒除湿。

（2）痛痹：散寒通络，祛风除湿。

（3）着痹：除湿通络，祛风散寒。

### 2. 风湿热痹

清热通络，祛风除湿。

### 3. 痰瘀痹阻

化痰行瘀，蠲痹通络。

### 4. 肝肾亏虚

培补肝肾，舒筋止痛。

## 【护理评估】

### 1. 评估痹证的病因

痹病的发生因正气不足，腠理不密，卫外不固，外感风、寒、湿、热之邪，致使肌肉、筋骨、关节、经络痹阻，气血运行不畅，不通则痛。

### 2. 评估痹证的病位

肌肉、筋骨、关节。

### 3. 评估痹证的病性

素体阳气偏盛，内有蓄热者，感受外邪后，易从阳化热，而成为风湿热痹。阳气虚衰者，寒自生，复感风寒湿邪，多从阴化寒，而成为风寒湿痹。

### 4. 评估痹证的病程

病初邪在经脉，日久可由经络累及脏腑，耗伤气血，损及肝肾，出现相应的脏腑病变。

## 【护理诊断】

### 1. 不舒适：关节疼痛

与风、寒、湿、热邪痹阻经络，气血运行不畅有关。

### 2. 寒热异常：恶寒发热

与感受热邪或风寒湿邪郁而化热有关。

### 3. 躯体移动障碍

与关节疼痛，活动受限有关。

### 4. 情志异常：忧思

与患者对疾病缺乏正确认识以及病程长，担心预后不良有关。

### 5. 潜在并发症：心悸

与风湿热邪、内舍于心有关。

### 6. 有失用综合征的危险：肌肉萎缩

（1）与风湿痹阻经脉、气血运行失畅有关。

（2）与长期卧床、气滞血瘀、脉络不通有关。

（3）与邪阻经脉、筋肌失养有关。

（4）与久病气血阴精亏损有关。

（5）与缺乏功能锻炼不得法有关。

## 【护理措施】

### 1. 生活起居护理

（1）本病发生多与气候和生活环境有关，故应防风、防寒、防湿，避免长久居住暑湿之地。

（2）痛痹患者尤应注意保暖，可在痛处加护套，避免风寒湿之邪侵入人体。

（3）热痹者虽不畏寒，但也不宜直接吹风，劳动或运动后不可乘身热汗出入水洗浴等。

（4）患者应加强个体调摄，养成良好的生活习惯。

（5）关节肿胀、疼痛及发热患者需卧床休息。

（6）长期卧床患者，应注意定时更换体位，将罹患关节保持功能位置，在疼痛缓解后，协助患者进行功能锻炼，脊柱变形者宜睡硬板床，保持衣被清洁干燥，汗多者及时擦干，更换衣被。

（7）生活不能自理的卧床患者，应经常协助其活动肢体，适时变换卧位，受压部位用软垫保护，防止压疮发生。

（8）病情稳定，疼痛减轻后，应鼓励和协助患者进行肢体运动，循序渐进，以加强肢体功能锻炼，恢复关节功能。

### 2. 病情观察

（1）观察疼痛的部位、持续时间、性质、特点、诱发因素以及皮肤、汗出、体温、舌脉及伴随症状等。

（2）如关节红肿灼热疼痛者为风湿热痹；关节疼痛，但无局部红肿灼热者为风寒湿痹；如伴关节酸痛，游走不定者为行痹；痛有定处，疼痛剧烈，遇寒加重，得热痛减者为痛痹；肢体关节肿胀，重着，酸痛，痛有定处，肌肤麻木不仁者为着痹。

（3）本证病程日久可伤及脏腑，热痹病程呈进行性并有反复发作的倾向，容易累及脏腑，出现并发症，注意观察有无脉结代、心悸、气促、发热、皮疹等病情变化，以及尿量、水肿等情况，出现异常，及时报告医生。

### 3. 体位与安全

（1）痹证初起时，关节肿胀明显，常伴有发热、恶寒等表证，应卧床休息，将痛肢用柔软垫枕垫起，也可用气圈、海绵垫保护，选用舒适体位，保持关节局部功能位置，以减轻疼痛，但需定时变换体位，以免关节局部皮肤受压、功能减退，造成肌肉失用性萎缩及关节功能受限。

（2）待炎症消退，体温、心率、血沉正常后，方可逐渐下床活动。应鼓励和协助患者进行肢体活动，从被动到主动，由少而多，由弱而强，循序渐进，以帮助恢复关节功能。

### 4. 清洁护理

（1）卧床患者做好皮肤护理，保持床铺整齐清洁，皮肤干燥，若有汗出，应立即将汗擦干，并更换衣物。

（2）注意保暖，随气候变化及时更换衣被，慎防外感。

（3）风寒湿痹者尤应特别注意，可在痛处加用护套，阴雨寒湿天气勿外出活动，天晴时可多晒太阳，夏季勿贪凉；勿洗冷水浴，不宜用竹席、竹床。

（4）热痹者虽不畏寒，但也不宜直接吹风。

### 5. 情志护理

痹证病程缠绵，行动不便。不仅治疗时间较长，还需一段较长的卧床休息时间。尤其病证后期常会出现关节变形、肌肉萎缩等后遗症，造成生活能力下降，患者容易产生悲观情绪，对生活失去信心，应积极给予情志疏导，消除悲观、忧伤情绪，增强治疗信心，积极配合治疗，避免因情而影响病情。

### 6. 饮食护理

（1）饮食以高热量、高蛋白、高维生素、易消化食物为宜，忌生冷、肥甘厚腻之品。

（2）风寒湿痹者宜食狗肉、羊肉、葱、姜等温热食物，以疏风除湿，散寒和络；行痹者可多食豆豉、蚕蛹、荆芥粥等，以祛风除湿；痛痹者可多食羊肉、狗肉、乌头粥等，并可多用姜椒以散寒除湿；着痹者可常服苡仁、赤小豆、扁豆、茯苓粥等健脾祛湿之品。

（3）风湿热痹者宜多食蔬菜、瓜果和清凉饮料，如丝瓜、冬瓜、菱藕、香蕉、西瓜、果汁、绿豆汤等，以清热除湿；忌辛辣、煎炒和烟酒等食物。

（4）酒类性热而又能通经活络，可适量饮用，如五加皮酒、木瓜酒等。

## 7. 用药护理

（1）中药煎剂适宜温服或热服：如用全蝎、蜈蚣等药性峻猛、毒副作用较大的虫类药物，可研末转入胶囊内吞服。寒湿痹痛者可每天饮一小杯药酒，以助温经通络。

（2）应用生川乌、草乌、附子等有毒性的药物时，应从小剂量开始，逐渐增加，并先煎 30~60 分钟，再与其他药物合煎或与甘草同煎，以缓解毒性。药煎好后取汁加入白蜜，分 2 次温服。服药后要加强巡视，观察有无毒性反应；如发现患者唇舌发麻、头晕心悸、脉迟、呼吸困难、血压下降等症状时，则为中毒表现，应立即停药，并及时配合医师进行抢救。

（3）在使用祛风利湿药或抗风湿药物时，应在饭后服用，可减轻胃部症状。应观察药物不良反应，如恶心、呕吐、厌食、胃痛、胃出血等，有溃疡病及新近出血患者禁用水杨酸制剂。同时水杨酸制剂一般不与碳酸氢钠同服，因碳酸氢钠可减少水杨酸钠在胃内的吸收，并增加排泄。

## 8. 并发心痹的护理

（1）卧床休息，必要时予以氧气吸入。

（2）观察心率、脉搏、呼吸等变化，必要时予心电监护。

（3）夜寐不安时，可行耳穴埋籽，取穴：神门、交感、心；也可予穴位按摩，取穴：攒竹、鱼腰、太阳穴等，以宁心安神。

（4）根据病情轻重，配合医生积极抢救处理。

## 9. 临证（症）护理

（1）风寒湿痹者，肢体关节疼痛处可予艾灸、隔姜灸 15~20 分钟；或拔火罐留罐 10 分钟；或食盐 500g，大葱数段，炒热后布包熨患处 15~20 分钟；也可予中药熏蒸 20 分钟或当归酒按摩 5~10 分钟，以祛风散寒、除湿止痛；还可贴麝香止痛膏或伤湿止痛膏等。

（2）风湿热痹者，肢体关节红肿疼痛处可予金黄散或青敷膏外敷，每日 1 次；油松节、牛膝、黄芩水煎稍冷后外洗患处，每日 1~2 次，以清热除湿、消肿止痛，局部禁用湿热疗法。

## 【健康教育】

### 1. 生活起居

（1）痹证常因起居不慎复感外邪而反复发作，故应起居有常，注意防寒、保暖、防湿，随气温变化增减衣被，避免诱因。

（2）起居有常，室内干燥，注意防寒保暖，少下冷水，避免冒雨涉水及汗出当风。

（3）疼痛患者注意局部保暖，可给予热水袋或坎离砂热敷，同时指导患者局部按摩、揉搓擦交替运用，手法要轻，以局部热感为度。

### 2. 饮食

（1）饮食有节，忌生冷之品。宜食高蛋白、清淡可口、易消化饮食。

（2）痛风性关节炎患者应减少嘌呤类的食物。

（3）风寒湿痹者忌生冷，可多食温性食物，如羊肉、姜等；热痹宜清淡食品，忌辛辣、肥甘等食物，可多饮水。

（4）均衡饮食，肥胖者需指导患者减轻体重，以减轻关节负荷。

### 3. 情志

调畅情志，保持心情舒畅，并指导其家人共同关心、体贴、安慰患者，使其消除顾虑，增强战胜疾病信心。

### 4. 用药

（1）严格按医嘱服药，不可随意增减药物剂量或自行停药，定期复查。

（2）需继续服药者，应告知其特殊药物的煎煮法，并注意用药后的反应，如有不适，及时诊治。

### 5. 运动

（1）根据关节病变部位每日做一次关节功能锻炼操，如手指运动、腕掌部运动、肩肘部运动等，活动量由小到大，活动方式由被动到主动，以可耐受为度。

（2）根据病情进行适当的运动锻炼，促使筋脉舒通，气血运行通畅，有利于肢体功能的恢复。

### 6. 定期复诊

痹证的发作与扁桃腺炎、牙龈炎等有关，应积极治疗。定期到医院复查。

## 三、痿证

痿病是由邪热伤津或气阴不足而致经脉失养，以肢体软弱无力、筋脉弛缓，甚则肌肉萎缩或瘫痪为主要表现的肢体疾病。多因外感邪热，或嗜酒、嗜辛辣，蕴积内热，热邪伤津耗液；或体虚、久病、肝肾阴亏，气血津液不足，而导致筋脉肌肉失于濡养，弛纵不收，肢体痿弱不用之痿病。病位在肝、脾、肾。临床辨证有虚、实之分：脾胃虚弱、肝肾阴亏为虚证；肺热伤津、湿热浸淫为实证。

西医学中的周围性神经病变、脊髓病变，肌萎缩侧索硬化症、周期性麻痹、进行性肌营养不良、重症肌无力、脊髓空洞症、脊髓压迫症等疾病，均可参考本病辨证施护。

## 【辨证分型及临床表现】

### 1. 肺热津伤

起病急，病起发热或热退后突然出现肢体软弱无力，渐致肌肉瘦削，皮肤干燥，心烦口渴，咳呛咽干，小便黄赤，大便燥结，舌质红，苔黄，脉细数。

### 2. 湿热浸淫

起病较缓，逐渐出现四肢痿软，身体困重，尤以下肢多见，或兼见微肿，手足麻木，或发热，胸脘痞闷，小便赤涩热痛，苔黄腻，脉濡数。

### 3. 脾胃虚弱

起病缓慢，肢体痿软无力日重，甚则肌肉萎缩，食少，腹胀，便溏，面浮而色无华，神疲乏力，舌苔薄白、脉细。

### 4. 肝肾亏损

起病缓慢，渐见下肢痿软无力，腰膝酸软，不能久立，或伴眩晕，耳鸣，遗精早泄，或妇女月经不调，甚至步履全废，腿胫大肉渐脱，舌红少苔，脉细数。

### 5. 脉络瘀阻

久病体虚，四肢痿弱，肌肉消瘦，手足麻木不仁，唇紫舌青，四肢青筋显露，伴活动时肌肉隐痛不适，舌质黯淡或有瘀点、瘀斑，脉细涩。

## 【治疗原则】

### 1. 肺热津伤

清热润肺，养阴生津。

### 2. 湿热浸淫

清热利湿，通利经脉。

**3. 脾胃虚弱**

补中益气，健脾升清。

**4. 肝肾亏损**

补益肝肾，滋阴清热。

**5. 脉络瘀阻**

益气养营，活血行瘀。

## 【护理评估】

1. 评估病程长短、患者对疾病的认知程度以及心理承受能力。
2. 评估患者有无肌无力加重，吞咽及视觉障碍程度。
3. 评估患者的自理能力和需要。

## 【护理诊断】

**1. 体温升高**

与湿热之邪犯肺，外感湿邪、湿热郁蒸有关。

**2. 躯体移动障碍：筋肌痿软无力**

（1）与热伤阴津、气血不运、筋失濡养有关。

（2）与脾胃亏虚、精微不济、筋肌失荣有关。

（3）与肝肾精亏、髓枯精痿有关。

**3. 吞咽困难**

与筋肌痿软、咽喉部肌肉无力有关。

**4. 自理缺陷**

与肌筋痿软无力，行动困难及发热有关。

**5. 悲观**

（1）与筋肌痿软无力，生活不便，需要照顾有关。

（2）与担心病情较重，疗效不明显，预后不佳有关。

（3）与缺少亲友的关爱及心理支持有关。

**6. 有失用综合征的危险**

（1）与筋肌痿软、无力活动有关。

（2）与重度营养不良有关。

（3）与长期卧床、肢体失用有关。

### 7. 有发生压疮的危险

与筋肌无力、久卧病床及正气亏虚、抗病力低有关。

### 8. 有误吸的危险

与咽喉部、面部及呼吸肌痿弱无力及吞咽困难有关。

### 9. 有呼吸困难的危险

与呼吸肌痿弱无力及误吸有关。

### 10. 有营养不良的危险

（1）与咀嚼、吞咽困难，进食量过少有关。

（2）与思虑伤脾，脾失健运有关。

## 【护理措施】

### 1. 生活起居护理

（1）病室宜整洁、安静。

（2）室内应有防护设施，以利患者活动和防止跌倒。

（3）生活不能自理者，应做好照顾。

（4）下肢腰背痿软者，要注意皮肤干燥，定时翻身，保持肢体功能位置，防止垂足。

（5）恢复期，协助和指导家属做被动肢体活动和肢体按摩，鼓励患者做主动运动，逐步增加运动量。

（6）对于感觉迟钝或失去知觉的肢体不宜使用热水袋，以免烫伤。

（7）长期卧床患者要防止压疮、坠积性肺炎等并发症的发生。

### 2. 病情观察

（1）注意观察痿证发生的时间、部位、程度及病情的进展情况。

（2）观察患者肢体自主运动的能力是否减退或丧失；肢体活动度和肌张力有无减退以及肌肉是否出现萎缩和萎缩的程度如何；皮肤感觉、浅反射有无减弱或消失等，从而判断病情轻重和转归趋向。

（3）如肢体痿软部位逐渐增加，程度不断加重，说明病情处于进展期。

（4）若痿证患者出现溲短、便干，或气短、颜面虚浮，或目眩、脱发、咽干、耳鸣、遗精、遗尿等全身各个脏腑的伴发症状，是热邪伤津或气虚，或肝肾精血亏损的表现，属痿之重症，应积极护治。

（5）若在较短时间内见下肢痿软明显加重，上延至腹部、胸部肌肉，甚至出现呼吸困难，呼吸肌麻痹等情况，说明病情危急，应进行抢救。

### 3. 体位与安全

（1）协助和指导家属做被动肢体活动和肢体按摩，轻者适宜鼓励患者做主动运动，逐步增加运动量。

（2）床边设置床档，以方便患者在床上自行运动；床尾放护架，避免下肢受压发生肌肉痉挛和畸形。足跟保持在垂直位，以防足下垂。

（3）病室内物品放置有序，不潮湿，以免患者因行走不便造成意外。

（4）对于感觉迟钝或失去知觉的肢体不宜使用热水袋，以免烫伤。

### 4. 饮食护理

（1）饮食以清淡易消化、高营养、多纤维素食物为宜，忌肥甘辛辣等生痰助热之品。

（2）肺热津伤者，多食汤水及西瓜、雪梨、荸荠、鲜藕、绿豆、番茄等滋养肺胃阴津之品。

（3）湿热浸淫者，多食鲤鱼、赤豆、冬瓜、荠菜、苡仁等清热利湿之品。

（4）脾胃虚弱者，多食鸡蛋、瘦肉、牛乳、鱼类、桂圆、红枣、莲子、山楂等补中健脾之品。

（5）肝肾亏损者，多食甲鱼、牛猪蹄筋、猪牛羊骨髓等血肉有情之品，以滋补精血。

### 5. 清洁护理

卧床患者，保持皮肤及床单位清洁、干燥、平整、无碎屑、无污迹，污染后及时更换；不能自动更换卧位的患者，每2~4小时协助翻身，骨突受压处以红花酒精做环行按摩，并可垫以气圈或海绵垫，以防压疮的发生。

### 6. 情志护理

（1）痿证患者因部分肢体丧失功能，失去正常的活动能力，会随着病程的延长和病情的加重而产生绝望情绪，应多与患者交流，鼓励患者表达自己的感受。

（2）向患者介绍有关疾病知识，鼓励患者正确对待疾病，消除忧郁、恐惧心理和悲观情绪，取得家属的配合，帮助患者树立战胜疾病的信心，积极配合治疗。

### 7. 用药护理

（1）中药汤剂以饭前或空腹温服为佳，服药期间忌油腻、生冷、辛辣、炙烤的食物。

（2）观察药物的作用及不良反应，指导患者遵医嘱正确服药。

（3）实证者，护治当祛邪为主，予以清热、利湿、润燥等方法；虚证者，护治当补养为主，予以健脾益气、滋养肝肾等方法；若虚实夹杂，则宜分清主次兼顾护治,如兼瘀、夹痰者,酌配祛瘀、化痰、通络等方法。

### 8. 排泄护理

(1) 痿证可因膀胱、直肠功能障碍,发生排尿困难及尿失禁,从而易导致泌尿系统感染,排尿困难时尽量用针刺及按摩方法促使排尿。

(2) 尿潴留患者,可留置导尿。导尿时应严格执行无菌操作。

(3) 留置导尿期间,每日进行膀胱冲洗,做好会阴部护理,定时更换集尿袋以及导尿管。保持尿袋低于膀胱区,以免尿液倒流,引起逆行性感染。

(4) 保持大便通畅,养成定时排便的习惯,便秘可按医嘱服缓泻剂。

### 9. 并发症护理

(1) 气脱危象:①病室内空气新鲜、流通,整洁安静;②保持呼吸道通畅,指导患者有效咳嗽和深呼吸,定时翻身拍背,必要时予吸痰;③密切观察病情变化,注意呼吸频率、节律等,发现异常,及时氧气吸入并汇报医生,必要时予机械通气。

(2) 失用综合征:①保持床铺整洁、干燥,定时翻身,避免肢体长时间受压;②做好皮肤护理,每天温水擦拭 1~2 次,肢体置于功能位置;③鼓励、指导和协助患者进行功能锻炼;④配合针灸、按摩、推拿、药物熏洗及理疗等方法,防止肢体痿废。如可,予患处穴位按摩,每日 20~30 分钟。

### 10. 临证(症)护理

(1) 肺热津伤者,高热时应绝对卧床休息,可嘱患者服用西瓜汁,以清热生津。

(2) 脾胃虚弱者注意休息,不宜疲劳过度,可予艾灸患处每日 1 次,每次 15~20 分钟。

(3) 重症者每日被动活动或按摩痿废肢体 2~3 次,每次 20~30 分钟。

(4) 癃闭者,可予耳穴埋籽,取穴:肾、膀胱、交感等。

## 【健康教育】

### 1. 生活起居

(1) 痿证的发生常与居住湿地、感受温热湿邪有关,应避居湿地,防御外邪侵袭。

（2）对瘫痪者，应注意患肢保暖，保持肢体功能位，防止肢体挛缩和关节僵硬。

（3）由于肌肤麻木，知觉障碍，在日常生活与护理中，应避免冻伤或烫伤。

## 2. 饮食

饮食有节，注意脾胃功能的调养，多食高蛋白，富有营养的食物，如鸡、鸭、鱼、瘦肉、蛋类、豆制品及新鲜蔬菜水果，忌食生冷、辛辣食物以及烟酒等刺激物。

## 3. 情志

加强精神调养，舒畅情志，保持乐观情绪。

## 4. 用药

遵医嘱服药治疗。

## 5. 运动

坚持合理的锻炼，恢复期患者，可适当运动，如打太极拳、五禽戏等。病情较重者，可经常用手轻轻拍打患肢，以促进肢体气血运行，有利于康复。

## 6. 定期复诊

定期复查，发现异常及时就医。

# 第三章　中医外科病症的护理

## 一、丹毒

丹毒是一种皮肤突然成片红肿，色如丹涂脂染，游走极快，伴有恶寒发热为特征的急性传染性皮肤病。由于发病部位不同而有不同的命名。发于下肢者称流火；发于头面者称抱头火丹；发于躯干者称内发丹毒；新生儿丹毒多生于臀腿部，且多流走性，称赤游丹。丹毒为一常见多发性皮肤病，不分性别、年龄、季节均可发病。

西医学中的急性网状淋巴管炎可参考本病辨证施护。

### 【辨证分型及临床表现】

| 1. 风热毒蕴 | 2. 肝脾湿火 |
|---|---|
| 发于头面，皮肤焮红灼热，肿胀疼痛，甚则发生水疱，眼睑肿胀难睁，恶寒发热。舌红苔薄黄，脉浮数。 | 发于胸腰胯部，皮肤红肿蔓延，疼痛，伴口干口苦。舌红苔黄腻，脉弦滑数。 |
| 3. 湿热毒蕴 | 4. 胎火蕴毒 |
| 发于下肢、局部红赤肿胀，灼热疼痛，或见水疱、紫斑，甚至结毒化脓或皮肤坏死，或反复发作，可形成大脚风（象皮腿）。舌红苔黄腻，脉洪数。 | 发于新生儿，多见臀部，局部红肿灼热，常呈游走性，伴壮热烦躁，甚则神昏谵语，恶心呕吐。 |

### 【治疗原则】

| 1. 风热毒蕴 | 2. 肝脾湿火 |
|---|---|
| 疏风清热解毒。 | 清肝泻火利湿。 |

### 3. 湿热毒蕴

利湿清热解毒。

### 4. 胎火蕴毒

凉血清热解毒。

## 【护理评估】

### 1. 评估丹毒的病因

丹毒命名虽多，但其发病多先由皮肤、黏膜破损，外感风、湿、热毒与血热搏结，蕴阻肌肤，不得外泄所致。

### 2. 评估丹毒的病位

本病病位在皮肤，发无定处。但发病部位与病因病机密切相关。应作为评估重点考虑的内容。

### 3. 评估丹毒的病性

丹毒病属阳热实证，其本为内蕴热毒，其标为外感风、热、湿邪，急性期以实（湿）热为主，反复发作的慢性丹毒，以血瘀、湿滞为主，热毒内陷证表现为本虚标实。

### 4. 评估丹毒的病程

丹毒的病程、程度决定于引起该病的内蕴血热、外感风热温邪与人体正气相争，及其消长变化。病发初起，内外合邪，热毒之气暴发于皮腠之间，不得外泄，蓄热为病。如果正气不衰，经过辨证论治，风得以散、热得以清、湿得以利、毒得以解，正胜邪退，则热退身凉，红斑渐以消散。新生小儿稚阴稚阳之体，脏腑未实，或平素体弱，气阴不足，或年老体虚，气阴两亏，正不胜邪，倘若火毒炽盛，极易毒邪内攻，进入营血，出现热毒内陷之证。热毒之气暴发于皮腠，皮肤间斑块呈色红光亮，若湿重，热从湿化，湿热毒邪稽留肌肤，水湿外透，则于红斑上出现水疱、大疱；湿热壅盛，蕴蒸于肌腠，则可见血疱，甚至热盛腐肉，皮肉为之坏死腐烂，均为逆证，使治愈难度加重。流火由外感湿热与脾经湿热相合，湿热下注，游走于下肢腿足部，湿多黏腻，缠绵不断，故流火多易复发，形成慢性丹毒。严重者湿热互结，久滞经络，气滞血瘀，导致下肢粗肿，形成"象皮腿"。

## 【护理诊断】

### 1. 不舒适：疼痛

与湿毒内侵，血脉受阻及风热毒邪侵袭肌肤有关。

### 2. 寒热异常：壮热

与风热火炽，肝经郁火以及湿热火盛，毒邪内侵有关。

### 3. 脾胃功能失调：纳呆

（1）与湿热内蕴、困阻中焦有关。

（2）与风热灼及脾胃及胃腑有关。

（3）与毒邪传脾、运化失职有关。

### 4. 有感染的危险

（1）与湿热之邪泛滥肌肤有关。

（2）与风热之邪侵淫肌肤有关。

（3）与气郁血运不畅有关。

### 5. 相关知识缺乏

与缺乏对本病的认识以及调护知识不足有关。

### 6. 焦虑、恐惧

（1）与突然发病，肤色变异有关。

（2）与担心疾病预后有关。

## 【护理措施】

### 1. 生活起居护理

（1）急性期卧床休息，保护局部皮肤勿受损伤，床边隔离。

（2）头面部丹毒时，适当抬高患者头部；下肢丹毒时，抬高患肢30°~40°。

（3）唇及颊部出现皮肤、黏膜破损时，少说话，少咀嚼，避免刺激。

### 2. 病情观察

（1）观察神志、生命体征，疼痛部位、性质、程度及苔脉、皮肤等情况。

（2）出现下列情况时，应立即报告医生，并配合处理：①壮热烦躁、神昏谵语、恶心呕吐等征象；②患部皮肤红肿灼痛、化脓，红肿斑片由四肢或头面向胸腹蔓延等征象。

### 3. 饮食护理

（1）饮食以清淡易消化为宜，多饮水及清凉饮料，忌食辛辣油腻及海腥发物。

（2）风热毒蕴者，宜食疏风清热解毒之品，如绿豆、梨等或丝瓜粥。

（3）湿热毒蕴者，宜食清热利湿之品，如西瓜、扁豆、赤小豆山药粥或予以银花、菊花等各 10~15g 泡茶饮。

（4）胎火毒蕴者，宜食清热凉血之品，如芹菜汁、丝瓜汁、鲜藕粥。

### 4. 情志护理

注意稳定患者情绪，避免各种不良刺激，积极配合治疗。

### 5. 用药护理

（1）中药汤剂宜偏温凉服，服药后观察皮疹、体温等变化。

（2）敷药的范围要大于红肿创面 2cm 以上，厚薄均匀适中。如有小面积破溃、红疹、瘙痒时，不宜外敷。对初起有脓头或成脓阶段的肿疡，宜中间留有空隙，围敷四周。

### 6. 并发症护理

（1）高热：①阴虚低热盗汗者，遵医嘱可给予中药煎水代茶饮；②阴津耗伤，肠燥便秘者，遵医嘱给予通便药或中药泡水代茶饮。

（2）下肢水肿：①卧床休息，予半卧位抬高下肢，注意保暖；②观察水肿的部位、程度、消长规律、出入量、体重、体温、血压、舌脉等情况；③穿纯棉宽松衣裤，避免使用碱性沐浴用品，皮肤破损处予以覆盖无菌敷料保护，以防感染。

### 7. 临证（症）护理

（1）风热蕴毒者，可选取适量蒲公英、马齿苋、芙蓉叶捣烂外敷，以清热解毒。

（2）湿热蕴毒者，可予青宝散、金黄散外敷，以清热解毒；疼痛时予以耳穴埋籽，主穴取：肺、神门、交感，配穴取：肾上腺、皮质下等穴。

## 【健康教育】

### 1. 生活起居

保持良好的个人卫生习惯，增强皮肤抗病能力，防止皮肤损伤。

### 2. 饮食

清淡、易消化饮食，多食新鲜蔬果。忌烟酒及辛辣等刺激性食物。

### 3. 情志

自我调节，消除紧张、恐惧等情绪，保持情绪稳定，避免精神紧张、焦虑、过度脑力劳动等诱发因素。

### 4. 用药

遵医嘱按时服药，巩固治疗，防止复发。

### 5. 运动

适当锻炼，增强体质，勿劳累。

### 6. 定期复诊

遵医嘱按时复查。如皮肤出现突发红肿疼痛，恶寒发热等需及时就医；因脚湿气而导致下肢复发性丹毒患者，应彻底治愈脚湿气，以减少丹毒复发。

## 二、脱疽

脱疽是以肢端缺血性坏死、趾节脱落为特征的慢性血管疾病。本病又称为"脱痈""脱骨疽""脱骨疔"。其特点是：初起患趾（指）怕冷、麻木、步履不便，逐渐趾（指）色转为暗紫，疼痛剧烈，继则趾（指）色变黑，筋骨糜烂。五趾相传，趾节零落，顽固难愈。脱疽的发生多与脾气不健、肾阳不足、寒湿之邪入侵等因素有关。本病常在寒冷季节加重，治疗后易复发。

脱疽绝大多数发生于男性，好发部位是四肢末端，尤以下肢更易罹患，寒湿地区发病率较高，吸烟者发病率明显高于不吸烟者。

西医学的血栓闭塞性脉管炎、闭塞性动脉硬化症和糖尿病坏疽，均可参考本病辨证施护。

### 【辨证分型及临床表现】

#### 1. 寒湿阻络

患指（趾）喜暖怕冷，麻木，酸胀疼痛，多走疼痛加剧，稍歇痛减，皮肤苍白、发凉。舌淡苔白腻，脉沉细。

#### 2. 血脉瘀阻

患指（趾）皮色黯红或紫黯，坠胀疼痛加重，步履艰难，皮肤发凉干燥，肌肉萎缩。舌黯红或有瘀斑，苔薄白，脉弦涩。

### 3. 湿热毒盛

剧痛，日轻夜重，局部肿胀，皮肤紫黯，溃破腐烂，肉色不鲜，身热口干，便秘溲赤。舌红苔黄腻，脉弦数。

### 4. 热毒伤阴

皮肤干燥，毫毛脱落，指（趾）甲增厚变形，肌肉萎缩，指（趾）呈干性坏疽，口干欲饮，便秘溲赤。舌红苔黄，脉弦细数。

### 5. 气阴两虚

坏死组织脱落创面久不愈合，肉芽黯红或淡而不鲜；倦怠乏力，口渴不欲饮，面色无华，形体消瘦，五心烦热。舌淡尖红，少苔，脉细无力。

## 【治疗原则】

### 1. 寒湿阻络

温阳散寒，活血通络。

### 2. 血脉瘀阻

活血化瘀，通络止痛。

### 3. 湿热毒盛

清热利湿，活血化瘀。

### 4. 热毒伤阴

清热解毒，养阴活血。

### 5. 气阴两虚

益气养阴。

## 【护理评估】

### 1. 评估脱疽病因

劳伤心脾，肝肾不足为脱疽的主要内因。感受寒湿为本病的主要外因。此外，长期、大量吸烟也是本病常见的原因。总之，本病的发生是由于内外综合因素致脏腑功能失调，气血凝滞，瘀阻络脉，四肢失养而成。

### 2. 评估脱疽病位

本病病位多在肌肤血脉，涉及心、肝、脾、肾多个脏腑功能紊乱。

### 3. 评估脱疽病性

本病为本虚标实。在一期以阳虚寒凝为主；二期及三期早期以标实为主，血瘀、瘀热等症状突出；三期后期，病程日久，阴虚、气虚、血虚等证候越来越明显，以本虚表现为突出，同时可兼热毒瘀滞的虚实夹杂之候。

### 4. 评估脱疽病程

本病一期，患肢发凉、怕冷、麻木、疼痛，肤色苍白，间歇性跛行，跗阳脉减弱或消失。此期若治疗及时，收效较快，预后好。至二期上述症状加重，则病程较长，病情易反复。发展到三期，患肢出现坏疽、溃疡，则病程更长，若不坚持正确治疗，必逐渐发展为正虚邪实，溃疡向上蔓延，终致不愈而受截肢之苦，甚则危及生命。但在各阶段，只要辨证准确，治疗正确，护理得当，均能使病势逆转。

## 【护理诊断】

### 1. 不舒适：疼痛

（1）与血行不畅，不通则痛有关。

（2）与火毒蕴结，筋脉阻滞有关。

（3）与血管痉挛而引起组织缺血、缺氧有关。

### 2. 自理缺陷

（1）与肌肉萎缩，行动困难有关。

（2）与疼痛有关。

（3）与肢端肉腐筋烂，足趾脱落跛行有关。

### 3. 脾胃功能失调

（1）与寒湿凝聚致脾胃虚寒有关。

（2）与久病卧床，脾胃运化失常有关。

（3）与焦虑、急怒，肝脾不和有关。

### 4. 睡眠型态紊乱

（1）与疼痛有关。

（2）与对疾病的预后忧虑有关。

（3）与疾病对生活的影响有关。

### 5. 情志异常：焦虑、易怒

（1）与久病不愈有关。

（2）与长期疼痛，对疾病丧失信心有关。

（3）与不适应医院环境有关。

## 【护理措施】

### 1. 生活起居护理

（1）居住环境宜干爽，阳光充足，光线柔和，注意适当通风换气。

（2）急性期绝对卧床休息，抬高患肢，不宜行走，防止损伤病足。

（3）趾端宜保暖，禁止热敷。注意防止肢体碰伤、刺伤、压伤或擦伤，鞋袜以大小合适、舒适为度。

（4）保持患肢清洁，每晚用温开水或中药液洗涤后轻轻擦干。有足癣者及时治疗。

（5）冬季户外工作时，注意保暖，以防寒邪侵袭。

### 2. 病情观察

（1）注意观察早、中期患者间歇性跛行的距离及疼痛发作频率有无变化，跛行距离缩短及疼痛发作频率增高是病情进展的标志；另外患趾（指）局部情况也是观察的重点，如坏死与溃疡的有无及其大小变化有助于判断病情转化方向，脓腐颜色、气味以及皮肤色泽、冷热变化有助于判断疾病的寒热性质，毛发干枯情况能反映局部气血充盛与否，观察患肢肌肉是否萎缩，血脉是否流通并比较两侧肢体动脉搏动的情况。

（2）经常观察腹主动脉、髂动脉、股动脉、腘动脉及胫后动脉的搏动情况，警惕突发性高位广泛坏疽，若间歇性跛行突发症状加重，并出现肢体剧痛，皮色苍白、发凉时，要高度怀疑突发脉络闭塞，应及时报告医师。

### 3. 创面护理

（1）换药时严格执行无菌操作规程，动作宜轻柔，仔细观察患趾坏死、溃疡及创面大小，肉芽生长情况和周围皮肤色泽及肿胀的情况。必要时遵医嘱做脓液培养。

（2）干性坏疽不宜用软膏外敷，可遵医嘱用75%酒精消毒后，再用干纱布敷料包扎，以保持创面干燥。湿性坏疽疮口脓多及有坏死组织，可遵医嘱用抗生素溶液换药，并遵医嘱对创面脓液进行细菌培养和药物敏感试验。干性坏疽及湿性坏疽处于感染阶段，禁用熏洗法。

（3）敷药厚薄需根据脓液多少而定，如创面清洁，有上皮生长，药膏要薄而均匀，以促使疮面愈合。

（4）血栓闭塞性脉管炎的疮口以清洁换药为主，避免使用有刺激性及腐蚀性的药物，也不宜用中药粉剂，以免形成药痂，阻碍肉芽生长、疮口收敛。

### 4. 患肢的局部护理

（1）患肢平放，限制活动，注意保暖。棉被不宜过重，要柔软，并在棉被内放置护架，避免患肢受压，影响血液循环而加重缺血及疼痛。

（2）保持足趾的干燥，患者鞋袜以宽大、柔软、透气、暖和为宜，切忌穿紧、硬的胶鞋、塑料鞋，以免影响足部血液循环或擦伤皮肤，或因足部潮湿而产生脚癣感染，诱发坏疽发生。

（3）避免足部外伤，防跌倒碰伤，以免促发患趾溃疡。

### 5. 饮食护理

（1）饮食宜高蛋白、高维生素之品，忌食辛辣刺激之品，戒烟酒。

（2）寒湿阻络者，宜食羊肉、狗肉等温阳散寒之品；或食山鸡桂枝红花汤。

（3）血脉瘀阻者，宜食鸡、鸭、荔枝等活血化瘀之品；或食川芎黄芪糯米粥。

（4）湿热毒盛者，宜进白扁豆、杨梅等清热利湿之品。

（5）热毒伤阴者，宜食绿豆、梨等滋阴清热之品；或食鸭血膏。

（6）气血两虚者，宜食瘦肉、海参等益气养阴之品；或食龙眼莲子粥。

### 6. 情志护理

患者因久病难愈，疼痛难忍，且有截趾（肢）的可能，常悲观失望或烦躁易怒，需经常安慰鼓励患者，消除悲观紧张心理，说明情志不畅对疾病的影响，并鼓励患者树立战胜疾病的信心。对于需要截肢患者，术前需向患者阐明截肢的必要性，消除患者的顾虑；术后应多安慰鼓励患者，逐步介绍义肢佩戴相关知识，令患者积极主动面对。患者佩戴义肢时，要帮助其调整心态，对患者的微小进步给予鼓励，以助其逐步适应并达到自理。

### 7. 用药护理

（1）中药汤剂温服，一般在进食后半小时服用效果更佳。

（2）热毒伤阴证患者中药汤剂宜偏凉服。

（3）糖尿病、高血压患者应督促其按时服药，不得随意停药，严格掌握用药剂量和用药时间，定时监测血糖和血压。

（4）使用血管扩张剂和镇痛剂时应注意药物疗效及不良反应。

### 8. 并发疽毒内陷的护理

（1）备好各种急救物品，发现异常情况及时汇报医生处理。

（2）体温超过 38.5℃ 时，予以颈肩部刮痧治疗，以助热退；若汗出多时，及时更换衣裤、被褥。

（3）局部开窗或引流患者，密切观察引流液情况，保持引流通畅。

### 9. 临证（症）护理

（1）寒湿阻络者，可遵医嘱将温阳通络的中药煎水熏洗，每日 1 次；或给予灸法，取膝眼、阳陵泉、足三里等穴；患肢疼痛较剧时，给予穴位按摩，选穴同上。

（2）血脉瘀阻者，可用当归、独活、桑枝、桃仁、红花、三棱等各 10~30g，煎水熏洗，每日 1 次；或推拿患肢阳陵泉、足三里等穴。

（3）湿热毒盛者，疮面腐烂时，应以蚕食法清除腐肉，并用黄连油膏或玉红膏外贴，创面洁净时可用生肌散外用换药；肢端疼痛时予以耳穴埋籽，取穴：神门、交感、皮质下、心、阳性反应点等。

（4）热毒伤阴者足部有嵌甲、鸡眼时，不宜随意用药或处理。患肢已有溃疡者，应按医嘱进行换药。

## 【健康教育】

### 1. 生活起居

禁止吸烟，注意患肢保暖；鞋袜应宽大舒适；每天用温水泡洗双足；修剪趾甲时避免损伤。

### 2. 饮食

宜高蛋白、高维生素、低脂、低胆固醇饮食，忌浓茶、咖啡、酒等辛辣刺激之品。

### 3. 情志

根据五音入五脏的中医理论，推荐患者多听宫调式音乐，此类乐曲具有助脾健运，安神宁心的作用。

### 4. 用药

遵医嘱用药，不随意增减药量。

### 5. 运动

每日步行，速度以自我感觉良好为宜，感到疼痛时可停下休息 1~2

分钟，运动量循序渐进，加强患肢功能锻炼。

### 6. 定期复诊

遵医嘱复查。如伤口出现红、肿、热、痛等及时就医。

## 三、乳痈

乳痈是由热毒侵入乳房所引起的一种急性化脓性疾病。多见于产后未满月的妇女，尤以初产妇多见，也可在怀孕期，或非哺乳期及非怀孕期发生。其特点是乳房局部结块，红肿热痛，伴有全身发热。发于妊娠期的名"内吹乳痈"；发于哺乳期的名"外吹乳痈"。多因乳汁淤积，情志不畅，肝气淤滞，感受外邪等所致。临床辨证分为气滞热壅、热毒炽盛、正虚毒恋。

西医学中的急性化脓性乳腺炎，可参考本病辨证施护。

### 【辨证分型及临床表现】

#### 1. 气滞热壅

乳汁结块，排乳不畅，皮色不变或微红，肿胀疼痛，伴恶寒发热，周身酸楚，胸闷呕恶，纳差，大便秘结，舌质正常或红，苔薄，脉数。

#### 2. 热毒炽盛

乳房结块增大，肿痛加重，皮肤掀红灼热，结块变软，有应指感。或切开排脓后引流不畅，红肿热痛不减，有"传囊"现象，伴壮热不退，口渴喜饮，舌红，苔黄腻，脉洪数。

#### 3. 正虚毒恋

溃脓后乳房肿痛虽轻，但疮口脓水清稀不尽，愈合缓慢或形成乳漏，伴全身乏力，面色少华，或低热不退，纳差，舌淡，苔薄，脉弱无力。

### 【治疗原则】

#### 1. 气滞热壅

疏肝清热，通乳消痈。

#### 2. 热毒炽盛

清热解毒，透脓消肿。

### 3. 正虚毒恋

益气补血，和营托毒。

## 【护理评估】

1. 评估乳房肿胀疼痛情况。评估患者有无压痛性肿块、局部皮肤情况，有无脓肿形成，腋窝淋巴结有无肿大疼痛，有无高热寒战、食欲不振、全身不适，白细胞计数增多等情况。

2. 评估患者有无乳头发育不良造成新生儿吮吸障碍，有无乳头破损等情况。

3. 评估患者对病因、治疗的认识程度及心理状态。

4. 进行气滞热壅、热毒炽盛和正虚毒恋的辨证评估。

## 【护理诊断】

### 1. 疼痛：乳房胀痛

（1）与乳头及乳晕部皮肤皲裂有关。

（2）与乳汁排泄不畅有关。

（3）与乳汁分泌过多，婴儿少饮有关。

（4）与情志不畅，肝气不舒有关。

### 2. 体温升高：恶寒、发热

（1）与败乳蓄积化热有关。

（2）与毒邪外袭有关。

### 3. 脾胃功能失调：纳呆

（1）与胃热壅滞、不思饮食有关。

（2）与乳房胀痛、患者心情烦闷、肝脾不和有关。

### 4. 舒适的改变：烦渴

（1）与饮食不节，胃中积热有关。

（2）与毒热炽盛，热邪伤津有关。

### 5. 焦虑、恐惧

（1）与乳房胀痛难忍有关。

（2）与担心不能正常授乳有关。

### 6. 知识缺乏

（1）与初次患病，缺乏对本病的认识有关。

（2）与对本病的医疗、调护知识了解太少有关。

### 7. 睡眠型态紊乱

（1）与乳房胀痛有关。

（2）与情绪紧张有关。

### 8. 有切口继发感染的可能

（1）与正虚毒盛，正不胜邪有关。

（2）与乳汁营养丰富，易于细菌繁殖有关。

（3）与手术创伤，肌肤抵抗力下降有关。

## 【护理措施】

### 1. 生活起居护理

（1）病室宜安静，光线柔和，温湿度适宜，定期通风，保持室内空气新鲜。

（2）产妇产后常因气虚汗出过多，故应经常淋浴，及时更换内衣，并注意避免外邪侵袭。

### 2. 病情观察

（1）观察乳房皮肤的色泽、温度、乳房肿块的大小范围、波动感、疼痛程度及溃后脓出是否通畅，是否"袋脓"或"传囊"，溃后脓液的量、色、质、气味及观察有无乳汁郁积、疮口有无溢乳。

（2）观察患者有无发热，是否伴有胸闷头痛、恶心呕吐及同侧腋窝淋巴结是否肿大、有无压痛等情况，以判断证候类型及预测疾病的发展，便于治疗。

### 3. 饮食护理

（1）饮食宜清淡、易消化，少食辛辣、肥甘及鱼腥发物。

（2）气滞热壅者可食用疏肝理气、清热散结之品，如薏米、莲子、山药、佛手等。

（3）热毒炽盛者可食用清热解毒、托里透脓之品，如绿豆、百合、茄子、西瓜等。

（4）正虚毒恋者可食用益气养血、祛腐生肌之品，如黑芝麻，红枣、藕、乌鸡等。

### 4. 情志护理

（1）给患者讲解乳房的解剖结构、生理知识，介绍疾病的成因及发病特点，消除其对本病的顾虑。

（2）详细介绍病情，说明治疗的方法及必要性，帮助患者树立起战胜疾病的信心，缓解紧张情绪。

（3）缓解疼痛的原因及规律。

（4）帮助患者掌握如何分散对疾病的注意力，以及消除恐惧焦虑心理的方法。

### 5. 用药护理

（1）局部给予清热解毒、消肿止痛类中草药外敷。

（2）局部红、肿、热、痛严重者，可服中药回乳。

（3）内服中药汤剂宜温服，热毒炽盛者宜凉服。

（4）乳痈初期可用金黄散或玉露散以冷开水或醋调敷；或用金黄膏或玉露膏敷贴；或用鲜野菊花、鲜蒲公英、鲜地丁草、仙人掌（去刺）等洗净捣烂外敷；或用 20% 芒硝溶液湿敷；或用大黄、芒硝各等份研末，适量凡士林调敷。

（5）外敷药物如引起过敏反应，即应停用，并用青黛散香油调敷局部。

（6）成脓期外敷药时应暴露乳头，保持乳汁分泌通畅，尽量减少上肢活动，用乳罩托起患乳，避免牵拉，使脓液畅流，防止袋脓。

（7）溃脓期应及时更换敷料，保持疮周皮肤清洁。

### 6. 并发症护理

（1）袋脓：可在脓腔下方用垫棉法加压。

（2）传囊：配合医生及时切开排脓，外敷金黄膏。

（3）乳漏：外治宜生肌收口，脓尽改用生肌散盖贴直至愈合。

### 7. 临证（症）护理

（1）气滞热壅：部外敷金黄散或玉露散；或用鲜蒲公英捣汁调敷患处，也可用50%芒硝溶液湿敷，每日 3～4 次。也可取肩井、膻中、足三里强刺激留针 15 分钟，每日 1 次，发热者加曲池。

（2）热毒炽盛：切开排脓或用注射器抽脓外敷金黄膏，也可火针排脓（局部清洁消毒，将三棱针烧红迅速刺入脓腔，稍加转动后立即将针拔出），待脓出后疮口内插入提毒祛腐药捻。

（3）正虚毒恋："感染"者切开排脓或用注射器抽脓外敷金黄膏。"乳漏"用八二丹或九一丹药捻，提脓祛腐，脓尽时改用生肌玉红膏，气血凝结者局部外敷金黄散或玉露散；或用鲜蒲公英捣汁调敷患处，也可用50%芒硝溶液湿敷，每日3~4次。

## 【健康教育】

### 1. 生活起居

（1）注意乳头清洁，纠正乳头内陷。

（2）定时哺乳，乳汁要排尽。

（3）哺乳后用胸罩将乳房托起，切勿让婴儿含乳而睡。

（4）注意婴儿的口腔清洁。

| 2. 饮食 | 3. 情志 |
|---|---|
| 宜进食清淡、富于营养的食物，忌辛辣、刺激、油腻之品。 | 采用心理疏导法，保持心情舒畅。 |

| 4. 用药 | 5. 运动 |
|---|---|
| 遵医嘱用药，不随意增减药量。 | 注意卧床休息，避免劳累。 |

### 6. 定期复诊

遵医嘱复查。如乳房局部结块，红肿热痛应及时就医。

## 四、乳癖

乳癖是一种乳腺组织的既非炎症也非肿瘤的良性增生性疾病。其特点为单侧或双侧乳房疼痛并出现肿块，肿块大小不等，形态不一，边界不清，质地不硬，活动度好。本病好发于25~45岁的中青年女性，乳痛和肿块与月经周期及情志变化密切相关。是临床最常见的乳房疾病，其发病率占乳房疾病的首位。根据研究资料发现，本病有一定的癌变风险，尤其是有乳癌家族史的患者，更应引起重视。

西医学中的乳腺增生症，可参考本病辨证施护。

## 【辨证分型及临床表现】

### 1. 肝郁痰凝

多见于青壮年女性或病程较短者，乳房肿块随喜怒消长，质韧不坚，胀痛或刺痛，伴胸闷胁胀，善郁易怒，失眠多梦，心烦口苦，苔黄腻，脉滑数。

### 2. 冲任失调

多见于中年女性，乳房肿块月经前加重，经后缓解，乳房疼痛较轻或无疼痛，偶有乳房溢液，伴腰酸乏力，神疲倦怠，月经失调，量少色淡或闭经，舌淡苔白，脉沉细。

## 【治疗原则】

| 1. 肝郁痰凝 | 2. 冲任失调 |
|---|---|
| 疏肝行气，化痰散结。 | 调摄冲任，和营散结。 |

## 【护理评估】

1. 评估乳房局部肿块的大小、质地，有无乳头溢乳及其色、质、量及月经情况等。

2. 评估患者对疾病的认知程度及心理状态。

## 【护理诊断】

| 1. 知识缺乏 | 2. 不舒适：疼痛 |
|---|---|
| 缺乏自我调护的知识。 | 单侧或双侧乳房疼痛。 |

### 3. 情志异常：忧虑

与月经周期及情志变化密切相关。

## 【护理措施】

### 1. 生活起居护理

（1）生活起居有规律，合理安排工作学习与休息，注意劳逸结合。

（2）乳房疼痛者，可用胸罩托起，以减轻疼痛。

（3）减少外界刺激，保持环境安静，避免噪声干扰。

（4）保持乳房清洁、干燥。伴月经失调者应嘱其及时治疗，调节情志，疏通经脉。

## 2. 病情观察

（1）观察证候特点，注意肿块位置、范围、增大速度、是否单发、质地、表面是否光滑、是否与周围组织分界不清、活动度等。

（2）观察乳房肿块疼痛有无规律，与情志及月经周期的关系，观察服药后肿块变化情况。

## 3. 清洁护理

（1）保持乳房清洁干燥，避免乳头破裂，勤换内衣，以免感染，乳头有溢液者，及时用消毒棉球揩干，必要时敷上清洁纱布。

（2）乳房肿胀疼痛时，用胸罩托起乳房，以缓解胀痛。

## 4. 饮食护理

（1）向患者介绍合理的膳食结构，忌肥甘厚味、辛辣刺激食物。

（2）少吃高脂肪、高蛋白食物，以免雌激素、催乳素含量增高。

（3）少饮酒，常饮绿茶，多食五谷杂粮、新鲜蔬菜、水果，肝郁痰凝者应多吃陈皮或佛手片等，以起到疏肝理气的作用。

## 5. 情志护理

（1）本病证与情绪密切相关，应鼓励患者表达自己的感情，倾诉内心不快，发泄负性情绪，给予积极疏导。

（2）耐心向患者讲解疾病相关的知识，安慰开导患者，强调情志对本病治疗的影响，使其消除顾虑及紧张情绪，保持心情愉快。

## 6. 用药护理

（1）行中药治疗的患者，应禁食生冷油腻、腥发、辛辣等食物。

（2）活血化瘀药物在月经期暂停服用。

（3）妊娠期禁服行气活血中药，避免流产。

（4）有急性病变的患者，应先行治疗急性病。

（5）中药局部外敷可用阳和解凝膏掺黑退消或桂麝散盖贴；或以生附子或鲜蟾蜍皮外敷；或用大黄粉醋调敷。外敷中药若出现过敏应立即停用。

## 7. 并发乳岩的护理

（1）遵医嘱正确给予镇痛药，注意药物使用时间和注意事项。局部予中药膏外敷时，注意观察皮肤情况。

（2）遵医嘱执行化疗，注意药物的配置、给药途径、药量和注意事项等。注意观察有无胃肠道反应及有无骨髓抑制情况，及时处理。

### 8. 临证（症）护理

（1）肝郁痰凝者，应调节生活节奏，减轻压力，给予低脂饮食，养成良好的生活习惯。

（2）冲任失调者，年龄较大，病史较长、肿块较大且硬，有乳岩家族史的患者要警惕发生恶变。

## 【健康教育】

### 1. 生活起居

（1）养成良好的卫生习惯，保持乳房清洁，勤换内衣，以免感染。起居有常，避免过度劳累。生活要有规律、劳逸结合。

（2）起居有规律，劳逸结合，并注意保持排便通畅。

### 2. 饮食

（1）饮食应多食高维生素、低脂食物，多食新鲜水果、蔬菜，忌食生冷、油腻、腥发、辛辣之品；忌食咖啡、巧克力等含有大量黄嘌呤食物，以免促使乳腺增生。

（2）应适当控制脂肪的摄入，宜多食含有复合维生素的食物。

### 3. 情志

注意调和情志，避免情绪激动、抑郁等，保持心情舒畅，避免紧张忧郁情绪。

### 4. 用药

（1）按时服药，经行停药，经后续服，以保证疗效。

（2）遵医嘱可给予芒硝外敷，外敷药时注意皮肤情况，如出现过敏应及时汇报医生，配合处理。

### 5. 定期复诊

（1）指导患者经常自我检查乳房，一般在月经后7天进行。乳头有溢液者，及时就诊。

（2）及时治疗月经不调等妇科疾病和其他内分泌疾病。高危人群要定期检查。避免使用含有雌激素的面霜或药物，以免体内雌激素水平增高，诱发乳腺增生。

# 五、乳岩

岩生于乳者谓之乳岩，为常见岩证之一。其特点是：乳中结核，坚硬如石，凹凸不平，推之不易移。初起不痛不痒，破后或深溃如岩洞，或外凸似泛莲，疼痛连心。久则五脏俱衰，多致不救。本病大多发于40~60岁的妇女，围绝经期的妇女发病率较高，约占全部患者的75%，60岁以后又稍有下降。

西医学中的乳腺癌可参考本病辨证施护。

## 【辨证分型及临床表现】

### 1. 肝郁气滞

七情内伤，则肝脾气逆，肝郁则气血瘀滞，脾伤则痰浊内生，痰瘀互结，阻塞经络，痰瘀结滞于乳房而为岩。

### 2. 冲任失调

冲任隶属于肝肾，为气血之海，肝肾不足，冲任失调则气血运行不畅，气滞血凝，阻于乳房而发为本病。

### 3. 肝郁化火

肝郁气滞，久而化火，火毒蕴结，导致痰火渐生，经络阻塞，气血瘀滞，火毒痰瘀互结而发为岩。

### 4. 肝肾阴虚

阴虚则火旺，火旺则灼津为痰，痰瘀互结于乳房亦可成岩。

### 5. 气血两亏

气血亏虚，邪气留滞而致气滞血瘀，痰凝毒聚，互相搏结而发为岩。

## 【治疗原则】

### 1. 肝郁气滞

中医治法为疏肝解郁，化痰散结。方药用逍遥散加味。每天1剂，分2次温服。

### 2. 冲任失调

中医治法为调理冲任。方药用二仙汤合逍遥散加味。每天1剂，分2次温服。

### 3. 肝郁化火

中医治法为清肝解郁，降火解毒。方药用清肝解郁汤合丹栀逍遥散加味。每天 1 剂，分 2 次温服。

### 4. 肝肾阴虚

中医治法为滋补肝肾，化痰逐瘀。方药用知柏地黄汤加减。每日 1 剂，分 2 次温服。

### 5. 气血两亏证

中医治法为益气养血，化痰散结。方药用香贝养荣汤加减。中药为补益剂，每日 1 剂，分 2 次饭前或睡前空腹温服。

## 【护理评估】

### 1. 评估乳岩的病因

本病多因机体正气不足，七情内伤，肝脾郁结，冲任失调，导致经络阻塞，气血瘀滞，痰瘀互结于乳房而成。

### 2. 评估乳岩的病位

本病病位在乳房。

### 3. 评估乳岩的病性

病性属本虚标实证。脏腑亏损、气血不足为发病之本；气郁、痰浊、瘀血、热毒等为发病之标。

### 4. 评估乳岩的病程

乳岩的恶性程度虽高，但其发病部位在浅表，检查方法也较简单，如能早期发现、早期诊断、及时治疗，可获得较好疗效。否则，病至晚期，将危及生命。

## 【护理诊断】

### 1. 缺乏自我调护知识

与患者及家属缺乏本病的调养知识以及缺乏对本病知识的宣教有关。

### 2. 不舒适：疼痛

（1）与乳头及乳晕部皮肤皲裂有关。

（2）与乳汁排泄不畅有关。

### 3. 活动无耐力

（1）与气血亏虚不能充养形体有关。

（2）与脾虚失运、形体失养有关。

（3）久病体弱、疲乏无力有关。

### 4. 有感染的危险

（1）与湿热之邪泛滥肌肤有关。

（2）与风热之邪侵淫肌肤有关。

（3）与气郁血运不畅有关。

### 5. 情志异常：忧虑

（1）与久病不愈有关。

（2）与长期疼痛，对疾病丧失信心有关。

（3）与不适应医院环境有关。

### 6. 自我形象紊乱

与活动无耐力、皮肤完整性受损有关。

## 【护理措施】

### 1. 生活起居护理

（1）病室环境清洁、安静、舒适、空气新鲜。

（2）起居有常，劳逸结合，适当进行有氧锻炼。

### 2. 病情观察

（1）观察乳房肿块大小、硬度、疼痛程度、腋窝淋巴结，乳头有无溢血、异常凹陷、凸起等。

（2）术后严密观察生命体征情况，观察伤口有无渗血、渗液及引流液的性质和量。

（3）术后伤口加压包扎，观察患肢是否肿胀，保持负压引流通畅。

### 3. 术前护理

（1）与患者交流，了解该病的治疗效果及手术治疗的重要性，告知患者术后可戴义乳，消除患者对癌症的恐惧及对术后改变形体的焦虑情绪，使患者主动配合手术治疗。

（2）协助做好肝肾功能及心电图检查，做出凝血时间测定。

（3）做好术前备皮、卫生处置、药物过敏试验，进行相关健康知识宣教，遵医嘱术前30分钟使用术前药，更换洁净手术衣、裤入手术室。

## 4. 术后护理

（1）麻醉未苏醒前去枕平卧6小时，头偏向一侧，麻醉苏醒后取半坐卧位，利于呼吸和伤口引流。

（2）术后乳房缺失，患者情绪低落，顾虑重重，与家属联系鼓励患者丈夫多给予安慰与心理支持，多陪伴患者。再次告知患者术后可佩戴义乳，消除患者的不良情绪。

（3）观察生命体征，特别注意呼吸情况，避免因胸带包扎太紧而影响呼吸。出现呼吸紧迫感时，做好解释工作，并将胸带松紧度调节合适。

（4）加强引流管的护理，妥善固定，保持通畅。观察引流液的颜色、性质和量，术后第1天引流量50~100ml，以后逐日减量，颜色逐渐变淡为正常改变。负压盒每天更换1次，注意无菌操作。

（5）观察术侧上肢血运情况，如发现肿胀不适，说明胸带包扎太紧，而影响术侧上肢血运，应将胸带调整至合适松紧度；嘱患者做握拳动作，由远心端向近心端按摩患肢，仰卧位时将手垫高或放于患者自己的腹壁上，起床活动时可用三角巾托起前臂。

（6）指导患者形体训练，乳岩术后创伤面积大，伤口牵拉引起疼痛，使患者呈斜肩驼背状，指导患者活动时挺胸收腹肩膀平。术侧肩勿往伤口侧倾斜，避免伤口畸形愈合。

（7）乳岩术后患侧上肢的功能锻炼：术后24小时应鼓励患者做腕部、肘部的屈曲和伸展运动，如伸指、握拳、屈腕和屈肘等，但避免外展上臂；术后48小时后可下床活动，患肢用吊带托扶，他人不要扶患侧，以免引起腋窝皮瓣滑动从而影响愈合；术后3~4天可坐起进行屈肘运动；术后5天可将固定患侧上臂的胸带解除，可以练习患侧手掌扪及对侧肩部及同侧耳部。术后9~10天可酌情拆除切口缝合线，开始肩部活动，即提高患肢，将患侧肘关节进行屈曲后抬高，把手掌放到对侧肩部。开始可用健侧手掌来托扶患侧肘部，逐渐抬高患肢，直至到与肩平。术后10~12天鼓励患者用患侧的手进行刷牙、梳头、洗脸等。术后14天，可将患侧手掌置于颈后，使患肢逐渐抬高，开始锻炼从低头位达抬头、挺胸位，进一步患侧手掌越过头顶，并且去触摸对侧耳部。为使各种动作协调、自然，轻松扩大上臂全关节的活动，还可以指导患者进行爬墙运动、转绳运动、举杠运动、滑绳运动等。各种锻炼每天要练习1~3次，每次30分钟左右，循序渐进，避免过度疲劳或拉伤。

### 5. 饮食护理

（1）饮食宜清淡、易消化，少食辛辣、肥甘及鱼腥发物，多食五谷杂粮、新鲜水果、蔬菜，适当进食高蛋白食物，如牛奶、鱼、蛋等。

（2）术后可给予益气养血、理气散结之品，如山药粉、糯米等。

（3）放疗时宜食用甘凉滋润之品，如枇杷、梨等。

（4）化疗时可食和胃降逆、益血养血之品，如姜汁、甘蔗汁等。

### 6. 用药护理

（1）遵医嘱正确给予镇痛药，注意药物使用时间和注意事项。局部予中药膏外敷时，注意观察皮肤情况。

（2）遵医嘱执行化疗，注意药物的配置、给药途径、药量和注意事项等。注意观察有无胃肠道反应及有无骨髓抑制情况，及时处理。

### 7. 情志护理

消除恐惧及焦虑心理，避免精神紧张，保持舒畅的心情，积极配合治疗。

### 8. 并发症护理

（1）术后出血：密切观察生命体征、伤口敷料的情况，引流液情况，如有异常立即汇报医生，配合处理。

（2）上肢水肿：患侧肢体抬高，进行屈伸、握拳运动。

（3）恶病质：加强营养，减少消耗，增强体质。

（4）呕吐：遵医嘱可予耳穴埋籽，取穴交感、神门、胃。

（5）骨髓抑制：暂停使用化疗药；避免外感，注意防护，必要时保护性隔离。

### 9. 临证（症）护理

（1）情志郁结、冲任失调者，遵医嘱局部敷贴中药膏。

（2）疼痛者，遵医嘱给予针刺、艾灸或镇痛药。

（3）择期手术者，术前教导患者术后注意事项，乳岩术后患侧上肢制动，保护好引流管，避免脱落等。

（4）术后伤口加压包扎，保持引流通畅，观察伤口有无渗血、引流液的量、颜色及引流速度。

（5）术后3天内患侧上肢制动。无异常情况时，鼓励患者及早下床活动，并用手吊兜将患肢托起。

（6）术后3~5天指导患者进行握拳、屈腕、屈肘、上举、活动肩关节等功能锻炼。

## 【健康教育】

### 1. 生活起居

（1）生活要有规律、劳逸结合。

（2）出院后不宜用患侧上肢测量血压、行静脉穿刺，以避免皮肤破损，减少感染机会，防止肢体肿胀。

（3）避免用患侧上肢搬动、提拉过重物体。

（4）创面愈合后，指导患者掌握伤口护理知识，保持伤口的清洁、干燥。

（5）术后首次洗澡必须取得医师同意，注意保护伤口。

（6）伤口愈合后可佩戴义乳。术后 5 年内避免妊娠。

### 2. 饮食

进食低脂肪、高蛋白、高维生素饮食，特别要控制动物脂肪的摄入；肥胖患者指导其控制每天进食的总热量摄入，配合运动，保持合适体重。

### 3. 情志

保持心情愉快，避免紧张、忧郁等情绪。引导患者经常听音乐、看书、看报、看电视，与人交谈、散步、体育锻炼、种植花草等，培养积极乐观的生活态度。

### 4. 用药

遵医嘱坚持放射治疗或化学药物治疗，坚持服用中药以巩固疗效。

### 5. 运动

继续进行手臂功能锻炼，达到完全恢复的目的。

### 6. 定期复诊

指导患者定期自我检查乳房肿块的方法。3 个月后复查。

## 六、肠痈

肠痈是一种转移性右下腹痛，持续性胀痛，阵发性加剧为特征的痈类疾病。多与饮食不节、饱食后急速奔走或跌仆损伤、寒湿不适、情志所伤等因素有关。病位在肠。

西医学中的急性阑尾炎可参考本病辨证施护。

## 【辨证分型及临床表现】

### 1. 气滞血瘀型

腹痛持续、进行性加剧，右下腹局限性压痛或拒按，伴恶心、纳差，可有轻度发热；苔白腻，脉弦滑。

### 2. 瘀滞化热型

腹痛加剧，右下腹或全腹压痛、反跳痛，腹皮挛急；右下腹可摸及包块；恶心、呕吐，便秘或腹泻，壮热；舌红苔黄腻，脉弦数或滑数。

### 3. 热毒炽盛型

腹痛剧烈，全腹压痛、反跳痛，腹皮挛急；恶心、呕吐，腹胀，便秘或者似痢不爽；高热不退或恶寒发热，时时汗出，烦渴。舌红绛而干，苔黄燥，脉洪数或细数。

## 【治疗原则】

### 1. 气滞血瘀型

行气活血，通腹泻热。

### 2. 瘀滞化热型

通腑泻热，利湿解毒。

### 3. 热毒炽盛型

通腑排脓，养阴清热。

## 【护理评估】

1. 评估患者的腹痛性质、部位、持续时间。腹痛表现为腹肌紧张度，有无压痛、反跳痛。
2. 评估患者有无恶心、呕吐的症状。
3. 评估患者对疾病的认知程度及心理状态。
4. 进行气滞血瘀型、瘀滞化热型和热毒炽盛型的辨证评估。

## 【护理诊断】

### 1. 疼痛：腹痛拒按

（1）与劳损过度，暴急奔走致气滞血瘀有关。
（2）与暴饮暴食致肠道气机壅塞有关。

（3）与湿热蕴结，下焦瘀阻有关。

（4）与毒热内蕴，血脉瘀滞有关。

（5）与术后筋脉肌肤受损有关。

## 2. 体温升高：壮热

（1）与热毒炽盛、壅结肠腑有关。

（2）与湿热内蕴，热极化火、腐熟成脓有关。

（3）与瘀血郁积、郁而化热有关。

## 3. 脾胃功能失调：呕恶不思食

（1）与脾胃失和、胃气上逆有关。

（2）与脾失运化、腑气不通有关。

## 4. 腹胀、便秘

（1）与热毒伤津、肠道燥涩有关。

（2）与脾胃运化失常、腑气不通有关。

（3）与血络阻瘀扩散、气机不畅有关。

（4）与脓毒扩散、传化失司有关。

## 5. 舒适的改变：口干渴

（1）与热毒炽盛、热邪伤津有关。

（2）与热盛伤阴、烦热口渴有关。

## 6. 知识缺乏

（1）与初次患病，缺乏对本病的认识有关。

（2）与认知能力差有关。

## 7. 有阑尾穿孔的危险

（1）与正虚毒盛、脓肿溃破有关。

（2）与对本病知识缺乏，活动过量，或未及时来院诊治有关。

## 8. 有术后切口感染的危险

（1）与正虚毒盛、正不胜邪有关。

（2）与年老体衰，抗病能力低下有关。

（3）与手术创伤，肌肤抵抗力下降有关。

## 9. 有术后尿潴留的危险

（1）与不习惯床上排尿有关。

（2）与切口疼痛有关。

（3）与麻醉有关。

## 【护理措施】

### 1. 生活起居护理

（1）病室环境清洁、安静、舒适，空气流通，光线充足。

（2）起居有常，劳逸结合，餐后不宜剧烈运动。

### 2. 病情观察

（1）观察患者生命体征、腹痛的部位、性质、程度、时间、肌紧张程度、腹部有无包块等情况。

（2）出现恶心频作、呕吐剧烈等征象时，立即汇报医生，配合处理。

### 3. 饮食护理

（1）初起、酿脓期宜食清淡饮食或半流质，并发腹膜炎者，根据病情给予禁食或流质饮食，可进食绿豆汤、银花露等清热利湿之品。

（2）热毒炽盛，呕吐频繁者，暂禁食。

（3）恢复期可进食高蛋白、新鲜蔬菜及水果，忌食生冷、油腻、辛辣刺激之品。

### 4. 用药护理

（1）中药汤剂宜多次温服，并观察腹痛是否减轻，体温是否下降。

（2）用通里攻下药时，应注意排便情况。泻下太过者，应报告医师处理，并鼓励患者多饮水。

### 5. 情志护理

与患者多沟通，使其保持情绪稳定，积极配合治疗。

### 6. 并发腹膜炎的护理

（1）禁食、持续胃肠减压。

（2）半卧位：无休克症状的患者宜取半卧位。卧床期间要鼓励患者经常活动下肢，以防止下肢静脉血栓形成；协助患者翻身，防止压疮。

（3）按医嘱静脉输液：纠正水电解质及酸碱平衡失调，必要时输血、清蛋白等。

（4）按医嘱应用抗生素：控制感染。

（5）病情观察：定时测体温、脉搏、呼吸、血压等。注意观察腹痛、腹胀情况。

### 7. 临证（症）护理

（1）体温过高时，可遵医嘱给予退热药或物理降温，并密切观察体温变化，做好记录，同时做好皮肤及口腔护理。

（2）腹痛加重，范围扩大，压痛、反跳痛明显，腹肌紧张的范围超过一个象限，发热超过 39℃以上者，有脓肿破溃穿孔的可能。应安慰患者，取半卧位。并及时报告医师给予处理。

（3）按医嘱给予双柏水蜜膏外敷：使用加味双柏散每次 200～300g，水蜜调敷右下腹部，每日 2 次。

（4）遵医嘱选用玉露散、大蒜糊剂、金黄散敷腹部痛处或包块处。

（5）按医嘱给予中药保留灌肠：使用通腑泻热合剂保留灌肠，每次 250ml，每日 2 次。

（6）腹痛甚时可按医嘱针刺阑尾、天枢等穴，伴发热配曲池、内庭穴；伴恶心呕吐配内关、中脘穴；伴腹胀配大肠俞、次髎穴，宜泻法，中刺激或用电针。

（7）若需手术者，做好术前、术后护理。

## 【健康教育】

| 1. 生活起居 | 2. 饮食 |
|---|---|
| 避免饭后剧烈运动，养成良好的排便习惯。 | 饮食有节，宜食清淡易消化的食物，忌食生冷之品。 |

| 3. 情志 | 4. 用药 |
|---|---|
| 保持心情舒畅，避免不良情绪刺激。 | （1）中药汤剂宜多次温服，观察服药后腹痛是否减轻，体温是否下降。<br>（2）服用通里攻下药时，观察大便情况。 |

| 5. 运动 | 6. 定期复诊 |
|---|---|
| 术后及早下床活动，避免肠粘连。 | 遵医嘱定期复查。如有伤口疼痛、渗出，腹痛腹胀等不适及时就诊。 |

## 七、痔疮

痔疮是直肠末端黏膜下和肛管皮肤下的直肠静脉丛发生扩大、曲张所形成的柔软静脉团，或肛缘皮肤结缔组织增生或肛管皮下静脉曲张破裂形成的隆起物。男女老幼皆可为患，故有"十人九痔"之说，其中以青壮年占大多数。根据发病部位不同，痔分为内痔、外痔及混合痔。内痔是指生于肛门齿线以上，直肠末端黏膜下的痔内静脉扩大、曲张所形成的柔软静脉团。外痔是指发生于肛管齿线之下，有痔外静脉丛扩张曲张或痔外静脉破裂，或反复炎症，纤维增生而成的疾病。混合痔是指内、外痔静脉丛曲张，相互沟通混合，使内痔部分和外痔部分形成一个整体者，兼有内、外痔的双重症状。

西医学中的各期内痔、炎性外痔或混合痔，均可参考本病辨证施护。

## 【辨证分型及临床表现】

### 1. 内痔

（1）风伤肠络：大便带血，滴血或喷射而出，血色鲜红，或伴口干，大便秘结，舌红，苔黄，脉数。

（2）湿热下注：便血色鲜红，量较多，痔核脱出嵌顿，可自行回纳，肛门灼热，重坠不适，苔黄腻，脉弦数。

（3）气滞血瘀：肛内肿物易脱出，易因炎症、水肿而发生嵌顿，触痛明显，肛管紧缩，坠胀疼痛，甚则肛缘有水肿，舌黯红，苔白或红，脉弦细涩。

（4）脾虚气陷：肛门坠胀，痔核脱出，需用手托还，大便带血，色鲜红或淡红，病程日久，面色少华，神疲乏力，纳少便溏，舌淡，苔薄白，脉弱。

### 2. 外痔

（1）湿热下注：便后肛缘肿物隆起不缩小，坠胀明显，甚则灼热疼痛或有滋水，便干或便溏，舌红，苔黄腻，脉滑数。

（2）血热瘀结：肛缘肿物突起，剧痛难忍，肛门坠胀，排便、走路、坐下时加重，局部可触及硬性结节，其色紫黯，自觉有异物感，舌红，苔黄，脉弦数。

## 【治疗原则】

### 1. 内痔

（1）风伤肠络：清热凉血，祛风润燥。

（2）湿热下注：清热利湿，消肿止血。

（3）气滞血瘀：清热利湿，行气活血。

（4）脾虚气陷：健脾益气，升阳举陷。

## 2. 外痔

（1）湿热下注：清热利湿，活血散瘀。

（2）血热瘀结：清热凉血，散瘀止痛。

## 【护理评估】

### 1. 评估痔的病因

本病多因饮食不节，过食辛辣，或便秘，久泻、久痢，妊娠多产，负重远行等导致湿热下注，或气血不调，经络阻滞，瘀血浊气下注肛门而成。

### 2. 评估痔的病位

本病病位在肛门。

### 3. 评估痔的病性

本病多为本虚标实或实证，虚证者较为少见。本虚以气血不足或肺肾两虚为主，标实可见风热或湿热，继之出现瘀血阻络。发作期以实为主，平时以虚为主。

### 4. 评估痔的病程

本病初起时，症状较轻，大便偶带鲜血，无其他不适感觉，出血时有时无，可自行缓解，如不及时治疗，病情逐渐发展，便血加重，甚至发生大出血或贫血，病情危重，不可忽视。病情进一步发展，则出现便后脱出，始能自行回纳肛内，继之出现便后脱出不能回纳，甚至出现嵌顿，病势较为峻烈。一般来说，本病病证较轻，后果并不严重，无生命危险，但患者自觉症状非常痛苦。

## 【护理诊断】

### 1. 便血

（1）与风伤肠络，血不循经有关。

（2）与湿热下注，血络受损有关。

（3）与生血乏源，统血不利有关。

（4）与脾虚气陷，血失统摄有关。

（5）与手术创伤，脉络受损有关。

（6）与凝血功能障碍有关。

## 2. 舒适的改变：肛门坠胀

（1）与湿热下注，热盛熏灼有关。

（2）与湿热积聚，经络阻滞有关。

（3）与脾虚下陷，虚火挟毒有关。

（4）与手术刺激有关。

## 3. 舒适的改变：痔核脱出

（1）与湿热下注，固摄失司有关。

（2）与脾虚气陷，无以摄纳有关。

（3）与气滞血瘀，升举无力有关。

## 4. 疼痛：肛门疼痛

（1）与气滞血瘀，经络阻塞有关。

（2）与手术所致，筋伤络损有关。

（3）与痔核脱出、嵌顿有关。

（4）与敷料填塞过紧有关。

## 5. 情志异常：焦虑

（1）与反复发作、便血疼痛难忍有关。

（2）与缺乏对本病有关知识的认识有关。

（3）与担心手术效果有关。

## 6. 有血脱的危险

（1）与结扎线滑脱有关。

（2）与痔核坏死、破裂有关。

（3）与术后活动剧烈有关。

（4）与术后便秘有关。

## 7. 有尿潴留的危险

（1）与麻醉有关。

（2）与肛门填塞纱布条或压迫过紧有关。

（3）与术后局部水肿和疼痛有关。

（4）与不习惯床上排尿有关。

## 8. 有感染的危险

（1）与患者体弱、抵抗力低有关。

（2）与本身为有菌手术有关。

（3）与伤口引流不畅有关。

（4）与患者年老体弱，抵抗力差有关。

### 9. 潜在并发症：便秘

（1）与惧怕伤口疼痛有关。

（2）与燥热内结，耗伤津液有关。

（3）与血虚津乏，肠失濡润有关。

（4）与术后长期卧床，肠蠕动减慢有关。

（5）与患者有习惯性便秘有关。

### 10. 活动无耐力

（1）与气血亏虚不能充养形体有关。

（2）与脾虚失运、形体失养有关。

（3）久病体弱、疲乏无力有关。

## 【护理措施】

### 1. 生活起居护理

（1）居室安整洁，起居有常，避免劳累。

（2）保持肛门清洁卫生。必要时用 1 : 5000 的高锰酸钾溶液温水坐浴，养成定时大便的习惯。

（3）起床前可行腹部顺时针按摩，促进肠蠕动，或用热水熏洗，促进血液循环。

（4）对脾虚气陷、湿热下注者避免久蹲久坐，便后、睡前做深呼吸及肛门上提的动作。

（5）排便时如痔核脱出，应及时回纳；内痔下血量多者，宜卧床休息。

（6）内痔脱出嵌顿疼痛剧烈者，取健侧卧位。

（7）外痔伴有感染或发生嵌顿，或突发血栓外痔者应卧床休息并报告医师处理。

### 2. 病情观察

（1）注意观察痔核大小及脱出情况，是否伴有充血，疼痛，表面糜烂情况等。

（2）观察出血是否与粪便相混，是否便中带血，或是排便前后滴血或射血。

（3）观察出血量、色以及患者面色、神态、脉象等。

（4）出血多者注意观察面色、脉搏、神志、血压等变化，并做好配血输血的准备。

### 3. 改变不良的生活习惯

（1）劳逸结合：从事久站久坐工作的患者应适时更换体位，或坚持工间操活动。每隔1小时最好能转换体位活动3~4分钟，如舒展筋骨、房内走动或有意识进行肛门舒缩的练习。

（2）保持大便通畅：每天定时排便，患者常因排便困难、出血、疼痛、痔核脱出而不敢排便，应向患者说明及时排便的必要性。大便时以坐厕为好，如用蹲厕则不可蹲过久（5~10分钟为宜）；排便时不宜用力过猛，应慢慢增加力量，以免损伤肛门。排便后应用温水清洗肛门或坐浴。

### 4. 饮食护理

（1）饮食宜清淡，多吃新鲜蔬菜与水果，如荠菜、芹菜、菠菜、木耳、香蕉等，忌辛辣刺激、肥甘厚味之品，忌饮酒，以免助湿内生，加重病情。

（2）避免暴饮暴食，以免加重胃肠负担。

（3）风伤肠络者宜食性味偏凉的食物，如鲜藕等；脾虚气陷者宜多食补中益气之品，如莲子、山药等，忌酸冷食物；湿热下注者可用鲜菊花、蒲公英、金银花等煎汤代茶饮，或常食绿豆粥；便秘者宜食润肠通便食品，每日晨起以蜂蜜冲服等。

### 5. 情志护理

本病缠绵，经久不愈。每遇下血，患者精神紧张，有恐惧感，且疼痛导致坐立不安，情志不遂，烦躁易怒，应予解释开导，消除紧张恐惧感，随时解释与疾病有关的医疗常识，使其保持心情舒畅，配合治疗。

### 6. 用药护理

润肠通便药，宜在早晨空腹或睡前1小时服用；清热泻火中药汤剂宜凉服，以助药力降泄；中成药宜在睡前服用；抗菌抗炎类西药，如甲硝唑（灭滴灵）宜饭后服用，观察用药后效果与不良反应。局部疮面换药，注意无菌操作，防止交叉感染。

### 7. 并发症护理

（1）术前并发症：①继发感染：局部红肿热痛时可外敷金黄膏，并观察体温、舌苔、脉象、大小便等全身情况；成脓后，报告医师做切开排脓处理，并做好创口护理。②高热：患者宜卧床休息，多饮水，以利于毒素排泄。按高热护理，防止继发感染，便后用温水清洗肛周皮肤，保持局部清洁卫生。

（2）术后并发症：①小便困难：遵医嘱配合针灸治疗，或以车前子煎水代茶，少腹部热敷等。经上述方法无效，膀胱充盈明显者，遵医嘱施行导尿术。②出血：局部创面用三七粉，或用云南白药纱条压迫止血。创面渗血量增多，患者感下腹胀痛伴有便意感，并逐渐出现疲劳、四肢无力、头晕、冷汗、面色苍白、血压下降、脉搏增快等，应立即报告医师，并严密观察生命体征，备好手术、抢救器械与药物。③疼痛：遵医嘱或在医师的指导下行针灸治疗或中药外敷，或遵医嘱取出肛门内部分填塞物，以减轻疼痛。痔核脱出嵌顿时，可以消毒纱布按揉复位，并给予精神安慰。④水肿：遵医嘱行中药熏洗，并外敷消痔膏药；或遵医嘱局部做红外线照射治疗。⑤排便困难：鼓励多食新鲜蔬菜、水果，或进食润肠通便食物适当下床活动，卧床时可腹部按摩，促进肠蠕动。⑥创口愈合缓慢：气血不足者需增加饮食营养，补充适量的蛋白质；假性愈合或肉芽高突者，报告医师及时修剪扩创，以促使局部早日愈合。

### 8. 临证（症）护理

（1）外痔：①术后出现尿潴留，经诱导仍无法自行排尿者，遵医嘱予针灸、外敷或导尿；②术后7～9天为痔核坏死脱落阶段，嘱患者减少活动，密切观察便血情况。

（2）内痔：①术后出现尿潴留，经诱导仍无法自行排尿者，遵医嘱予针灸、外敷或导尿；②术后7～9天为痔核坏死脱落阶段，嘱患者减少活动，密切观察便血情况；③内痔结扎术后，嘱患者不可牵拉留在肛外的线端，以免疼痛或出血。

（3）混合痔：①术后出现尿潴留，经诱导仍无法自行排尿者，遵医嘱予针灸、外敷或导尿；②术后7～9天为痔核坏死脱落阶段，嘱患者减少活动，密切观察便血情况；③术后嘱患者不可牵拉留在肛外的线端，以免疼痛或出血。

## 【健康教育】

### 1. 生活起居

（1）生活有规律，劳逸结合，保证睡眠充足。

（2）指导患者养成良好的卫生习惯及预防便秘的方法，定时排便，排便时不要看书、吸烟，蹲厕时间不宜过长，勿努责用力。

（3）注意肛门卫生，便后宜用清洁柔软的手纸揩擦，用温热水清洗肛门，可经常用热水或温盐水坐浴。

（4）不宜穿紧身裤和粗糙内裤。

（5）忌久坐、久立或久蹲，不坐太热、太冷、潮湿物体或地面。

（6）忌负重远行，防止过度劳累。

（7）妇女在妊娠期和产后要保持大便通畅，做好便后的肛门保护工作，如收缩肛门、按摩肛门。

（8）从事久站或久坐工作的患者，应多锻炼身体，增强抗病能力。

### 2. 饮食

（1）饮食要有规律，不暴饮暴食，种类多样化，粗细搭配合理，主副食搭配比例适宜。要多进食含纤维素高的食物，如杂粮、蔬菜、新鲜水果、粗麦面粉等，不宜吃辛辣、炙烤、肥甘、生冷食物。

（2）饮水是防止便秘有效而价廉的方法。成年人每天饮水量应为 2000～3000ml，可以饮用白开水、淡盐水、蜂蜜水和新鲜果汁等。尤其在夏季出汗过多、秋季气候干燥时要格外重视及时补足水分。不宜过多饮用浓茶或咖啡，因茶叶中的鞣酸可以收敛涩滞大便，而咖啡因有利尿、加速水分丢失的作用。

### 3. 情志

保持心态平和，避免急躁发怒。

### 4. 用药

遵医嘱用药。

### 5. 运动

加强体育锻炼，增强机体抗病能力，每日练提肛运动 3 次，每次 10～15 分钟。提肛运动可改善局部血液循环，增强肛门括约肌的功能。也可选择锻炼腰腹部肌肉的运动。

### 6. 定期复诊

（1）积极防治引起腹内压增高的疾病，如便秘、腹泻、肝硬化门静脉高压症等。

（2）如有排便困难及肛门不适及时到医院就诊。

（3）告知患者需要复诊的症状：如出血、持续疼痛、肛门渗出液有恶臭味、持续便秘等，应及时复诊。

## 八、肛痈

肛痈是指肛管直肠周围软组织间隙急性感染所形成的化脓性病变，又称"脏毒""悬痈""坐马痈""跨马痈"等。以肛周突然肿胀，剧烈疼痛，伴有高热、破溃或切开排脓后常形成肛瘘为主要临床特点。

肛痈的发生99%与肛门腺感染化脓有关，由于发生部位的不同而有不同的名称。如生在肛门旁皮下，称为肛门旁皮下脓肿；生在坐骨直肠窝，称为坐骨直肠窝脓肿；生在骨盆直肠间隙，称为骨盆直肠间隙脓肿；生在直肠后间隙，称为直肠后间隙脓肿。本病任何年龄均可发生，但以20~40岁青壮年居多，婴幼儿也时有发生，男性多于女性。

西医学中的肛门直肠周围脓肿，可参考本病辨证施护。

## 【辨证分型及临床表现】

### 1. 火毒蕴结

肛门肿痛剧烈，持续数日，痛如鸡啄，难以入寐，肛周红肿热痛，按之有波动感，或穿刺时有脓液，伴恶寒发热，口干、便秘、小便困难，舌质红，苔黄，脉弦滑。

### 2. 热毒炽盛

肛门周围突然肿痛，逐渐加剧，肛周压痛或见红肿，质硬，皮肤焮红，伴恶寒发热，口干，尿黄，舌红，苔薄黄，脉数。

### 3. 阴虚毒恋

肛周肿痛，日久不消，皮色黯红，成脓时间长，溃脓稀薄，疮口难敛，伴午后潮热，心烦口干，盗汗，舌红，苔少，脉细数。

## 【治疗原则】

### 1. 火毒蕴结

清热解毒透脓。

### 2. 热毒炽盛

清热解毒，消肿止痛。

### 3. 阴虚毒恋

清热祛湿，解毒养阴。

## 【护理评估】

### 1. 评估肛痈的病因

本病多因饮食不节，过食厚味辛辣，引起湿热内生，热毒结聚；或因肌肤损伤，感染毒邪，瘀血凝滞，经络阻塞，血败肉腐；或因肺、脾、肾亏损，湿热乘虚下注而成。

### 2. 评估肛痈的病位

本病病位在大肠肛门。常与脾、肺、肾的功能失调有关。

### 3. 评估肛痈的病性

大多数肛痈属实证，少数为虚证，多见于结核性肛周脓肿。

### 4. 评估肛痈的病程

肛痈初期，多由于湿热火毒蕴结于肛周，致使气血经络壅塞不通，出现局部肿胀疼痛。初期未经治疗或治疗不当则热毒炽盛，肉腐成脓。成脓后若治疗及时，则脓毒得泄。若未及时治疗或治疗不当，则脓毒旁窜，致使病情加重或变得复杂。溃后多因湿热之邪留恋而后遗肛瘘。

## 【护理诊断】

### 1. 寒热异常：恶寒、发热

（1）与湿热下注，蕴结肛门有关。

（2）与血热瘀阻，运行不畅有关。

（3）与手术刺激有关。

### 2. 不舒适：肛门肿痛

（1）与湿热下注，热盛熏灼有关。

（2）与湿热积聚，经络阻滞有关。

（3）与脾虚下陷，虚火挟毒有关。

（4）与手术刺激有关。

### 3. 恐惧

（1）与反复发作、便血疼痛难忍有关。

（2）与缺乏对本病有关知识的认识有关。

（3）与担心手术效果有关。

### 4. 有尿潴留的危险

（1）与麻醉有关。

（2）与肛门填塞纱布条或压迫过紧有关。

（3）与术后局部水肿和疼痛有关。

（4）与不习惯床上排尿有关。

### 5. 潜在并发症：便秘

（1）与惧怕伤口疼痛有关。

（2）与燥热内结，耗伤津液有关。

（3）与血虚津乏，肠失濡润有关。

（4）与术后长期卧床，肠蠕动减慢有关。

（5）与患者有习惯性便秘有关。

### 6. 有感染的危险

（1）与患者体弱、抵抗力低有关。

（2）与本身为有菌手术有关。

（3）与伤口引流不畅有关。

## 【护理措施】

### 1. 生活起居护理

（1）病室宜清洁、舒适，空气新鲜，温湿度适中，避免直接吹风，以防加重寒战、高热等全身症状。

（2）高热及病情较重者应卧床休息，取侧卧位；疼痛剧烈者，避免坐位，以免加重局部疼痛。

（3）脓肿部位不宜挤压、碰撞，以免毒邪扩散。

（4）加强肛周保护及清洁护理，脓液较多者，勤换敷料和垫褥，以防脓液浸渍皮肤引起湿疹。

### 2. 病情观察

（1）密切观察局部皮肤红肿热痛程度、范围，有无局部皮肤温度增高及肿块有无波动感。

（2）观察患者的精神状态及伴随症状，如发热、寒战、乏力、口干、便秘、溲赤、苔黄、脉数等。

（3）观察术后伤口情况，如成脓溃破者，观察脓液的量、色、质。

（4）如高热不退，疼痛加剧，或成脓破溃引流不畅，需切开排脓，以保持局部引流通畅。

（5）如引流物稀薄，味臭或有渗血，应及时报告医生。

### 3. 饮食护理

（1）饮食给予清淡、易消化之品，忌辛辣刺激、肥甘厚味，戒烟酒。

（2）火毒蕴结、热毒炽盛者，可食用绿豆汤、银花薏仁粥。

（3）阴虚毒恋者，可食鲤鱼赤豆汤。

### 4. 情志护理

（1）疼痛导致患者坐立不安，特别是实证者，湿重火盛，易烦易怒，有恐惧感。

（2）要及时向患者解释，了解其心理活动，解除恐惧，保持心情舒畅，气血调和，有利于疾病的恢复。

### 5. 用药护理

（1）润肠通便药、中药汤剂宜在早晨空腹或饭前1小时服，清热泻火药宜冷服，以助药力。

（2）选用合适的抗生素静脉滴注，抗生素现配现用，并观察用药后效果及不良反应。

（3）局部外敷金黄膏，涂擦厚薄均匀，以利于活血化瘀，软坚散结，消肿止痛。器械严格消毒，避免交叉感染。

### 6. 并发癃闭的护理

（1）根据中医辨证的不同，中药汤剂给予温服或凉服，注意观察服药后的排尿情况，并且做好记录。禁用阿托品、普鲁卡因、洋金花等抗乙酰胆碱药物。

（2）按医嘱准时给药。根据病证性质在用药物时温度及方法各有不同。观察用药及针刺后排尿情况，并做好记录

（3）膀胱过度充盈时，下腹部穴位适宜浅刺、斜刺或横刺，忌深刺、直刺，以免损伤膀胱。

（4）当患者排尿不畅时，可以选用诱导排尿，如让其听流水声或用温水冲洗、热敷会阴部，按摩膀胱等。

### 7. 临证（症）护理

（1）疼痛剧烈者，可予耳穴埋籽，取穴神门、直肠、肛门；穴位贴敷次髎、长强以解痉止痛。

（2）行负压吸引冲洗时，按常规进行护理。

（3）体温超过39℃，按高热护理常规进行。

## 【健康教育】

### 1. 生活起居

（1）养成良好的生活习惯，不要久蹲、久坐，避免长时间坐卧潮湿的地方，养成定时排便的良好习惯，排便时不要猛力努责，经常清洗肛门和肛周，保持肛周皮肤清洁干燥，平时要穿干净、柔软、宽松、透气性好的纯棉内裤。

（2）积极防治全身性疾病，如糖尿病、甲状腺功能亢进症、心脑血管病、腹泻等。积极防治痢疾、肠炎、痔、肛裂、肛窦炎、肛门湿疹等肛周局部的各种化脓性感染疾病，以防染毒形成脓肿。

（3）保持大便通畅，积极预防和治疗便秘，可以手掌或掌根做腹部按摩，从右下腹开始向上、向左，再向下顺时针方向按摩，每天2~3次，

每次 3~5 分钟，以促进肠蠕动。便秘的患者，可以每天清晨空腹喝 1 杯淡盐水或蜂蜜水，以润肠通便，必要时应用开塞露、缓泻剂等。

### 2. 饮食

饮食要有节制，不能过饥过饱或偏嗜。饮食应多样化，荤素搭配，多吃富含纤维素的食物、绿色蔬菜、新鲜水果等，不宜吃辛辣刺激、肥甘油腻、腥发等食物。

### 3. 情志

疏导患者情志，解除害羞及因恐惧而害怕排便、担心预后等心理问题，积极配合治疗。

### 4. 用药

遵医嘱用药。

### 5. 运动

平时多练习提肛运动，增强肌肉的力量，可预防疾病的发生或者促进病后肛门功能的恢复。久坐之人要积极参加锻炼，增加抗病能力。

### 6. 定期复诊

遵医嘱定期复查。肛周有肿块、疼痛、发热等症状，或肛门直肠有坠胀不适者，应及时检查，早期治疗。

## 九、肛裂

肛管的皮肤全层纵行裂开并形成感染性溃疡者为肛裂。多由于阴津不足或脏腑热结、肠燥便秘、粪便粗硬、排便努责等，使肛门皮肤裂伤；或因感受风火燥热，湿热蕴结，肠燥便秘，损伤魄门所致。本病以周期性肛门疼痛、大便带血、便秘为主要临床特征。中医又名"钩肠痔""裂痔""裂肛"。本病好发于肛门后、前正中位，以肛门后部居多。多见于青壮年，在肛门直肠疾病中，其发病率仅次于痔疮。

西医学中的肛裂，可参考本病辨证施护。

### 【辨证分型及临床表现】

#### 1. 血热肠燥

大便秘结坚硬，排便时肛门剧痛，便血色鲜红，便时滴血或手纸染血，裂口色红，伴小便短赤，口干口臭，心烦意乱。舌红苔黄燥，脉滑数。

### 2. 气滞血瘀

肛门刺痛明显，大便秘结或不爽，时带鲜血，肛门坠胀，裂口溃疡呈梭形，伴有潜行瘘道，时流黄水。舌苔黄腻，脉数。

### 3. 阴虚津亏

大便燥结，便后肛门绵绵作痛，便血量少色淡，裂口灰白，边缘不整齐，伴面色无华，头晕目眩，心烦失眠，口干舌燥，皮肤干涩。舌淡少苔，脉细无力。

## 【治疗原则】

### 1. 血热肠燥

祛风清热、润肠通便。

### 2. 气滞血瘀

行气止痛、清热化湿通便。

### 3. 阴虚津亏

养血润燥。

## 【护理评估】

1. 评估患者排便情况。
2. 评估肛门疼痛性质、程度、持续时间，有无大便带血、滴血的现象及色、质、量。

## 【护理诊断】

### 1. 疼痛：肛门疼痛

（1）与血热肠燥、大便努责有关。
（2）与阴虚津亏、邪热蕴阻有关。
（3）与气血瘀滞、运行不畅有关。
（4）与手术创伤有关。
（5）与术后敷料填塞过紧有关。

### 2. 舒适的改变：肛周瘙痒

（1）与肛门分泌物刺激有关。
（2）与肛裂并发症肛窦炎、肛乳头炎刺激有关。

**3. 恐惧**

（1）与惧怕排便时肛门剧痛有关。

（2）与惧怕肛门出血有关。

（3）与担心手术效果有关。

**4. 潜在并发症：出血**

与排便努责，肛门皮肤黏膜破裂有关。

**5. 潜在并发症：便秘**

（1）与惧怕排便时发生疼痛有关。

（2）与患者有习惯性便秘有关。

**6. 有尿潴留的危险**

（1）与麻醉有关。

（2）与术后局部水肿和疼痛有关。

（3）与不习惯床上排尿有关。

**7. 有感染的危险**

（1）与本身为有菌手术有关。

（2）与患者年老体弱、抵抗力差有关。

（3）与创口引流不畅有关。

## 【护理措施】

**1. 生活起居护理**

（1）病室温湿度适宜，过于燥热，会增加患者的津液耗损。

（2）疼痛剧烈者宜卧床休息或取俯卧位。

（3）保持肛周皮肤清洁干燥，便后用干净柔软的卫生纸擦拭，内裤宜宽松、柔软、透气。

**2. 病情观察**

（1）密切观察肛裂的三大特征，即疼痛、出血和便秘。

（2）观察肛门疼痛性质、程度与持续时间、大便是否带血。

（3）出血量多者，应密切观察血压变化及局部有无红肿热痛，警惕并发肛痈，炎性外痔。

（4）位于肛门前后正中线以外的多发性裂口，疼痛可不严重，但病程迁延。

**3. 饮食护理**

（1）血热肠燥：宜食润肠通便之品，如番薯、绿豆、燕麦、无花果等。食疗方：香蕉粥、蜂蜜粥。

（2）气滞血瘀：宜食清热化湿通便之品，如冬瓜、山楂、海带、萝卜、粳米粥、黄豆、西瓜、绿豆等。食疗方：山楂粥。

（3）阴虚津亏：宜食养血润燥之品，如芦根、雪梨、鲜藕、荸荠、西洋参、甲鱼汤、山药、扁豆、莲子、大枣、阿胶等。食疗方：黑糯米粥（大枣、桂圆、黑糯米）。

### 4. 用药护理

（1）润肠通便药适宜在早晨空腹或睡前1小时服用；血热肠燥者中药汤剂宜频频凉服，此药为增水行舟之剂，每剂药可复煎后代茶饮；阴虚津亏者中药汤剂宜空腹和饭前服，服药期间忌忧思恼怒。

（2）川楝子对肝脏有一定毒性，肝功能异常者慎用。局部疮面换药，注意无菌操作，预防交叉感染。

### 5. 情志护理

患者常因排便后肛门疼痛而情绪低落，终日忧虑，夜寝不安。应予情绪上的安慰、劝导，消除恐惧、紧张心理，避免因疼痛产生排便恐惧感，导致便秘加剧。

### 6. 并发癃闭的护理

（1）根据中医辨证的不同，中药汤剂给予温服或凉服，注意观察服药后的排尿情况，并且做好记录。禁用阿托品、普鲁卡因、洋金花等抗乙酰胆碱药物。

（2）按医嘱准时给药。根据病证性质在用药物时温度及方法各有不同。观察用药及针刺后排尿情况，并做好记录

（3）膀胱过度充盈时，下腹部穴位适宜浅刺、斜刺或横刺，忌深刺、直刺，以免损伤膀胱。

（4）当患者排尿不畅时，可以选用诱导排尿，如让其听流水声或用温水冲洗、热敷会阴部，按摩膀胱等。

### 7. 临证（症）护理

（1）便秘者，嘱多饮水或给予穴位贴敷，必要时遵医嘱服用麻仁丸等润肠通便药或缓泻剂以助排便；气虚便秘者，可予穴位按摩，取穴关元、气海、支沟、大肠俞。

（2）肛门疼痛明显，可予温水坐浴或中药熏洗以缓解疼痛；或予穴位贴敷次髎、长强穴，以解痉止痛。

（3）早期肛裂者，排便后遵医嘱予以中药坐浴，或用生肌玉红膏涂于裂伤处。

## 【健康教育】

### 1. 生活起居

养成定时排便的习惯，做到不忍便，忌久蹲、久坐、排便努责用力，

每次大便时间不宜过长，以 5 分钟左右为宜；保持肛门清洁，便后及时清洗肛门（禁用皂液）。每日更换内裤。

### 2. 饮食

饮食宜清淡，少食辛辣、煎炒、油炸、烈酒等不消化和刺激性食物，多食水果、蔬菜和纤维性食物，尤其是香蕉、蜂蜜类润肠通便食物。多饮水，保证每日摄入水分 2000~3000ml，在干燥季节尤为重要。

### 3. 情志

肛裂是肛门疾病中疼痛比较剧烈的，患者一般表现为情绪紧张。应解除患者精神顾虑，避免害怕排便时肛门疼痛就推迟排便时间，加重便秘，进而加重排便的疼痛，形成恶性循环。鼓励患者听亲切清新、欢快、明朗的乐曲，使其从忧虑及痛苦中解脱出来，保持心情舒畅，有利于疾病的康复。

### 4. 用药

遵医嘱用药。

### 5. 运动

不要久站久坐，适当增加运动，特别是提肛运动。适当参加体育活动，如做操、跑步、打太极拳等。

### 6. 定期复诊

遵医嘱复查。如有排便时肛门疼痛、大便带血等及时就医。

## 十、湿疮

湿疮是一种反复发作的过敏炎症性皮肤病。其特点是：皮损对称分布，多形损害，剧烈瘙痒，有渗出倾向，反复发作，易成慢性。根据发生部位及皮损形态的不同，其名称也各异，如浸淫遍体，滋水极多者，称为浸淫疮；发生在耳部者，称旋耳疮；发生在乳头者，称乳头风；发生在手足部者，称𤻤疮；发生在肘、膝弯曲部者，称四弯风；发生在脐部者，称脐疮；发生在阴囊部者，称肾囊风；发生在小腿者，称湿气疮；丘疹为主者，称血风疮或粟疮。本病男女老幼皆可罹患，但以先天禀赋不足者为多，无明显的季节性，冬季常复发。根据病程和皮损特点，一般可分为急性、亚急性、慢性三类。

西医学中的湿疹可参考本病辨证施护。

## 【辨证分型及临床表现】

### 1. 湿热浸淫

常见于本病的急性期。发病急，皮损潮红灼热，瘙痒无休，渗液流汁。伴身热，心烦口渴，便干溲赤。舌红苔薄白或黄，脉弦滑或数。

### 2. 脾虚湿蕴

常见于本病的亚急性期。发病较缓，皮损淡红，瘙痒，抓后糜烂渗出，可见鳞屑。伴有纳少，神疲，腹胀便溏。舌淡胖苔白腻，脉弦缓。

### 3. 血虚风燥

常见于本病的慢性期。病程日久，皮损色黯或色素沉着，瘙痒，或皮损粗糙肥厚。伴口干不欲饮，纳差。舌淡苔白，脉弦细。

## 【治疗原则】

### 1. 湿热浸淫

清热利湿止痒。

### 2. 脾虚湿蕴

健脾利湿止痒。

### 3. 血虚风燥

养血润肤、祛风止痒。

## 【护理评估】

1. 评估患者对本病中瘙痒的承受能力。
2. 评估患者的生活方式、排便情况。
3. 评估患者的有无皮损表现。
4. 评估患者的饮食宜忌。

## 【护理诊断】

### 1. 皮肤完整性受损：皮损、瘙痒

（1）与湿热侵淫有关。
（2）与脾虚湿蕴有关。
（3）与血虚风燥有关。

### 2. 有皮损感染的危险

（1）与缺乏卫生知识有关。

（2）与正气虚弱，外邪乘虚侵袭有关。

### 3. 睡眠型态紊乱

（1）与心脾两虚，心神失养有关。

（2）与肝郁化火，心神失宁有关。

（3）与皮肤瘙痒有关。

### 4. 焦虑

（1）与对疾病认识不足，病情迁延不愈，担心预后有关。

（2）与环境和日常生活方式的改变有关。

## 【护理措施】

### 1. 生活起居护理

（1）病室环境安静、整洁、舒适，床单元清洁干燥。湿热蕴肤者，室内宜干燥；脾虚湿蕴者，室温略高。

（2）保持皮肤清洁，皮损处忌用热水、肥皂水及盐水清洗，修剪指甲，避免搔抓，防止感染。

（3）内衣宜柔软，以棉织品为宜。

### 2. 病情观察

（1）密切观察皮疹、渗出、糜烂程度，瘙痒性质，皮损的色泽、形态、大小、渗液等情况。

（2）观察生命体征、饮食、睡眠、二便、舌苔、脉象等情况。

（3）出现皮肤反复滋水淋漓、浸润成片、痒甚等情况时，立即汇报医生，配合处理。

### 3. 体位与安全

（1）起居有常，切忌劳累，急性期应卧床休息。衣被穿盖不宜过暖。

（2）慢性湿疮做热烘疗法时，电吹风的热量要适中，不要与皮肤靠得太近，以免引起烫伤。

（3）患病期间，暂停预防注射。

### 4. 清洁护理

（1）保持床铺清洁、干燥，渗液多者，随时更换衣、被，避免感染。患者的内衣要宽松、柔软，以棉织品为好，不穿毛织品、化学纤维、皮毛织品，以减少刺激，内衣要经常更换洗涤、暴晒。

（2）急性发作者，局部皮肤应少洗为佳，特别是皮损处忌用热水烫洗或用碱性肥皂、碱水、盐水、辣椒水等刺激物洗涤，即使有糜烂、渗液、水疱，也不宜外洗，以免使糜烂面扩大。

（3）平时注意个人卫生，经常洗澡，修平指甲，病变处忌搔抓，忌用胶布类粘贴，以免破溃后感染加重病情。

（4）保持皮肤的清洁、干燥，寻找并去除任何可疑病因，减少复发机会。

（5）伴有细菌感染者，注意消毒隔离。因为此病大多是链球菌、葡萄球菌引起的感染，不但可以自身感染，还可以传染给他人。

### 5. 饮食护理

（1）饮食宜清淡，多食新鲜蔬菜、水果。忌食辛辣刺激及荤腥之物，如海鲜，香菇，牛肉，羊肉等。

（2）过敏性体质者食用异性蛋白食物，如牛奶、鸡蛋等也可引发湿疮，找出引起过敏的原因，避免诱发。

（3）湿热内盛者宜食具有清热利湿功效的茯苓车前粥、马铃薯粥及绿豆百合薏苡仁汤等；脾虚湿蕴者宜食具有健脾利湿作用的赤小豆薏苡仁粥、莲子粥等；血虚风燥者宜食具有养血润肤作用的龙眼莲子粥、何首乌桑葚大枣粥、菠菜瘦肉粥等。

### 6. 情志护理

湿疹患者常因病情反复发作，奇痒难忍，造成较大的心理压力，易产生急躁、恼怒或悲观情绪，对治疗失去信心。因此，加强情志疏导尤为重要。鼓励患者保持乐观情绪，正确对待病情，树立信心，坚信"湿疹并非不治之症"，积极配合治疗，以利疾病的恢复。

### 7. 用药护理

（1）一般药物宜在进食后半小时服用。

（2）热重于湿者汤药宜温凉服用，湿重于热者应温服。

（3）湿热浸淫者初期仅有丘疹、水疱而无渗液时，可选用清热止痒的苦参、黄柏、地肤子、荆芥等煎汤温洗；若水疱糜烂、渗出明显时，可用10%黄柏溶液或野菊花、蒲公英等煎汤待凉后湿敷，以起到收敛、清热、止痒、消炎。

（4）后期滋水减少时，可选黄连软膏、青黛膏外搽，促进角质新生，清除残余炎症。

（5）脾虚湿蕴者皮疹糜烂渗出时，可用马齿苋水煎后湿敷，再用祛湿散。

（6）血虚风燥者以滋养为主，局部可选用各种软膏剂、乳剂外涂。

### 8. 并发继发感染的护理

按医嘱用药，观察患者的体温、舌苔、脉象、大小便等变化，观察局部皮损程度，一旦病情变化，及时通知医师。

### 9. 临证（症）护理

（1）湿热蕴肤者，皮损部位保持干燥；剧痒，难以入寐时，可予耳穴埋籽，取穴神门、心、交感穴。

（2）脾虚湿蕴者，糜烂渗出时，遵医嘱予以中药熏洗，或用10%黄柏溶液、三黄洗剂等外洗并湿敷，亦可用青黛散麻油调匀外涂。

（3）血虚风燥者，可予艾灸止痒；主穴：曲池、血海；配穴：环跳、合谷、百会、大椎等。

## 【健康教育】

### 1. 生活起居

慎起居、避风湿热等外邪侵扰；根据四时变化增减衣服，穿棉制内衣；注意皮肤养护，避免不良刺激，勤剪指甲，忌搔抓；保持皮肤清洁，洗浴不宜过勤，忌用肥皂、热水烫洗，忌用毛巾搓擦皮肤，沐浴后应涂抹护肤用品。

### 2. 饮食

饮食宜清淡易消化之物，多食水果、蔬菜、豆类，忌辛辣、虾蟹腥发动风之品。忌烟酒。

### 3. 情志

保持情绪稳定，过度紧张劳累或思虑、恼怒等不良情志可使疾病加重或激发疾病。

### 4. 用药

遵医嘱用药，不可自己乱用外用药，以免发生不良反应。急性湿疮或慢性湿疮急性发作期间，不宜做药物过敏试验及预防接种。

### 5. 运动

加强体育锻炼，增强体质，提高抗病能力。

### 6. 定期复诊

遵医嘱定时复诊，皮疹增多，渗出、瘙痒加剧时及时就诊。

## 十一、白疕

白疕因情志内伤、饮食失节所致，因其"肤如疹疥，色白而痒，搔起白屑"而得名，是一种常见的慢性复发性鳞屑性皮肤病。其特点是：在红斑上有松散的银白色鳞屑，抓之有薄膜及露水珠样出血点。好发于四肢伸侧，尤多见于肘、膝关节伸侧，且多为对称性，头部亦常发生。病程长，病情变化多，时轻时重，易于复发，不易根治。本病好发于青壮年男性，有一定遗传倾向。多数患者发病有明显的季节性，冬季加重而夏季减轻。中医文献记载有"松皮癣""白壳疮"等病名，俗称"牛皮癣"。根据其皮损特点，临床分为寻常型、特殊型（包括关节炎型、红皮病型、脓疱型三种）两类。

西医学中的银屑病可参考本病辨证施护。

### 【辨证分型及临床表现】

| 1. 血热内蕴 | 2. 血虚风燥 |
|---|---|
| 皮疹多呈点滴状，色鲜红，瘙痒剧烈，抓之有点状出血，口干舌燥，心烦易怒，便干溲黄。舌红苔黄，脉弦滑或数。 | 皮损色淡、鳞屑减少，干燥皲裂，自觉瘙痒，伴口咽干燥，舌淡红苔少或薄白，脉沉细。 |

| 3. 气血瘀滞 | |
|---|---|
| 皮疹多呈斑块状，鳞屑较厚，色黯红。舌紫黯夹瘀，脉涩或细缓。 | |

| 4. 湿毒蕴阻 | 5. 火毒炽盛 |
|---|---|
| 皮损多发生在腋窝、腹股沟等皱褶部位，红斑糜烂，痂屑黏厚，瘙痒剧；或掌趾红斑、脓疱、脱皮；或伴关节酸痛、肿胀、下肢沉重。舌红苔黄腻，脉滑。 | 全身皮肤潮红、肿胀，灼热痒痛，大量脱屑，或有密集小脓疱，伴壮热，口渴、溲赤便干。舌绛红苔黄腻，脉弦滑数。 |

### 【治疗原则】

| 1. 血热内蕴 | 2. 血虚风燥 |
|---|---|
| 清热凉血，解毒消斑。 | 养血滋阴，润肤息风。 |

### 3. 气血瘀滞

活血化瘀，通络解毒。

### 4. 湿毒蕴阻

清利湿热，解毒通络。

### 5. 火毒炽盛

清热泻火，凉血解毒。

## 【护理评估】

1. 评估皮疹分布的部位、颜色、大小，鳞屑多少、瘙痒程度、有无出血点现象及同形反应等。
2. 评估患者对疾病的认知程度及心理状态。

## 【护理诊断】

### 1. 皮肤完整性受损的危险：皮损、瘙痒

（1）与阴血耗伤、化燥生风、肌肤失养有关。

（2）与内有蕴热、郁于肌肤有关。

### 2. 有感染的危险

（1）与患者阴血耗伤、化燥生风、肌肤失养有关。

（2）与皮肤瘙痒、皮损面积大有关。

（3）与内有蕴热、郁于血分有关。

（4）与正气虚弱，外邪乘虚侵袭有关。

### 3. 饮食失调

（1）与心脾两虚，心神失养有关。

（2）与肝郁化火，心神失宁有关。

（3）与皮肤瘙痒有关。

### 4. 焦虑

（1）与病情迁延不愈，担心预后有关。

（2）与健康状况改变有关。

（3）环境和日常生活方式的改变有关。

### 5. 知识缺乏

（1）与患者缺乏对本病的病因、治疗常识有关。

（2）与对本病的调护知识了解甚少有关。

## 【护理措施】

#### 1. 生活起居护理

（1）病室环境安静、整洁、舒适，光线柔和，定时开窗通风，空气清新。

（2）起居有常，选择合理的运动方式，如散步、太极拳等，以不疲劳为度。

（3）保持皮肤清洁，穿柔软、宽松的棉质衣服，修剪指甲，避免使用碱性溶液和使用搓澡巾搓擦皮肤。

（4）重症患者卧床休息，如出现大量脱屑、皮肤潮红等症状时应尽量安排单人房间，严格床边隔离。

（5）协助做好生活护理，局部避免针刺及注射等刺激。

#### 2. 病情观察

（1）观察皮疹分布的部位、颜色、大小、鳞屑多少、瘙痒程度、有无出血点现象及同形反应等。

（2）出现以下情况，立即汇报医生，配合处理：①突然出现全身弥漫性潮红、大量脱屑、伴有高热；②痛痒剧烈，烦躁不安者。

#### 3. 体位与安全

重症患者应卧床休息，如出现大量脱屑，皮肤潮红等症状时应尽量安排单人房间，需严格床边隔离，局部避免针刺及注射等刺激。

#### 4. 清洁护理

（1）保持床铺清洁，定期更换床单，协助做好生活护理，以免发生交叉感染。并及时清扫皮屑，使患者舒适，有利于安心治病。

（2）勤换内衣，保持患者的内衣干燥、平整、清洁，特别在治疗期间外搽油膏时，应穿柔软全棉布衣，避免油污及化纤衣物等对皮肤的刺激，有利于治疗。

（3）经常修剪指甲，防止搔抓产生新的皮损。

（4）每天或隔日温水沐浴，以帮助去除过多的鳞屑，但禁用碱性肥皂和热水烫洗，以免刺激皮肤而加重病情。

（5）做好口腔护理，饭后及睡前用冷开水或20%的一枝黄花液、野菊花液等含漱，防止口腔黏膜真菌感染。

#### 5. 饮食护理

（1）宜多饮水，多食富含植物蛋白的豆类食品和新鲜蔬菜、瓜果，忌烟酒及辛辣食物，少食油炸及甜腻的食物，避免浓茶、咖啡等刺激性饮品。

（2）血热者宜食清热解毒、凉血活血之品，如紫草橄榄茶，茯苓槐花粥；血虚者宜多食养血滋阴，润肤息风之品，如熟地黑豆甲鱼汤等；血瘀者宜食活血通络、祛风利湿之品，如三七川芎炖母鸡等。

### 6. 情志护理

白疕较顽固，易复发，加强与患者沟通，避免急躁不安情绪，忌怒，保持心情舒畅，正确对待自身疾病，积极配合治疗。

### 7. 用药护理

（1）中药汤剂一般温服，服后观察药物反应，并记录。

（2）换药时严格消毒，防止继发感染，换药前，用温水洗浴，用软毛巾轻轻搓去鳞屑，不宜硬剥，便于药物吸收。

（3）急性期不宜选刺激性的外用药，以免激发红皮病。

（4）首次用药需在小片皮损处试用 3 次，局部无红肿反应，方可大面积外搽，如发现有刺激现象或不良反应，应立即停药报告医生。

（5）若头部有皮损，男性患者应把头发剃光，女性患者应把头发剪短。

（6）皮损范围广泛，应选用分区交替擦药，擦药时注意皮损变化，如皮损加剧，应停止擦药。

### 8. 并发继发感染的护理

按医嘱用药，观察患者的体温、舌苔、脉象、大小便等变化，观察局部皮肤损害程度，病情发展加重，及时通知医师。

### 9. 临证（症）护理

（1）血热症见皮损色红者，可予中药湿敷：将清热凉血、燥湿解毒中药按 3%～10% 比例加水煎汤，药液温度 40～42℃，避免烫伤，每次 20～40 分钟，每日 1～2 次。

（2）血燥证、血瘀证症见皮损色暗或淡，静止或趋于消退者，可予中药浸浴：根据病情选用养血活血、润燥止痒药物，煎汤浸浴或熏蒸，每次 20～40 分钟，每日或隔日 1 次。

（3）肌肤丰厚处，皮损肥厚、顽固经久不退者，可采用走罐疗法，每日或隔日 1 次。

## 【健康教育】

### 1. 生活起居

起居有常。适宜穿柔软的衣服，定时更换内衣及床单，防止皮损感染。忌用热水烫洗及刺激性较强的洁肤用品清洁皮肤。修剪指甲，防止搔抓损伤皮肤，注意避免外伤。

### 2. 饮食

饮食宜清淡、易消化，多吃新鲜水果、蔬菜，摄入适量的蛋白质、维生素及微量元素等。少食煎烤、油炸之品，忌辛辣、鱼虾、羊肉、狗肉等发物，禁烟酒。

### 3. 情志

向患者说明不良情绪对本病的危害，指导患者采用心理咨询和宣泄方法，缓解不良情绪，避免情志内伤。

### 4. 用药

遵医嘱用药。不可擅自滥用糖皮质激素、免疫抑制药等，观察用药反应。

### 5. 运动

适度运动，如慢跑、练气功、打太极拳等，以增强体质，提高抗病能力。

### 6. 定期复诊

遵医嘱定时复诊，定期复查肝肾功能、血常规等。若出现皮疹增多、关节疼痛、体温升高及时就诊。

# 第四章　中医妇产科病症的护理

## 一、月经不调

月经不调是以月经的周期、经期、经量、经色、经质出现异常，或伴随月经周期，或于月经前后出现明显症状为主要临床表现的病证。常见的月经不调有月经先期、月经后期、月经先后无定期、月经过多、月经过少、经期延长等。本病证是一种常见的妇科病证，无明显季节性。

西医学中的排卵型功能失调性子宫出血、盆腔炎、子宫肌瘤、子宫内膜异位症、子宫内膜结核等疾病，以月经的周期、经期、经量、经色、经质出现异常者，均可参考本病辨证施护。

## 【辨证分型及临床表现】

### 1. 脾气虚

月经周期提前，经量或多或少，色淡红，质清稀，面色萎黄，神疲乏力，四肢倦怠，气短懒言，小腹空坠，纳呆，便溏，脘腹胀闷，舌淡红，苔薄白，脉细弱。

### 2. 肾气虚

月经提前或延后或先后无定，经量或多或少，色黯淡，质清稀，或带下清稀，精神不振，面色晦黯，腰骶酸软，头晕耳鸣，小便频数清长或夜尿频，舌质淡，苔白，脉沉细弱。

### 3. 阳盛血热

月经提前，经量多或正常，色鲜红，或紫红，质黏稠，面色红，唇赤，或口渴，或心烦，小便短黄，大便燥结，舌质红，苔黄，脉数或滑数。

### 4. 阴虚血热

月经提前，经量少或正常（亦有量多者），色深红，质稠，伴有颧红，潮热，盗汗，五心烦热，口燥咽干，舌质红，苔少，脉细数。

### 5. 肝郁血热

月经提前，经量或多或少，色深红或紫红，质稠，经行不畅，或有血块，或烦躁易怒，或胸胁胀闷，乳房、小腹胀痛，或口苦咽干，舌质红，苔薄黄，脉弦数。

### 6. 血虚证

月经延后，经量少，色淡红，质清稀，或伴有小腹绵绵作痛，面色苍白或萎黄，头晕眼花，心悸失眠，唇舌淡白，脉细弱。

### 7. 阴虚证

月经周期延后，经量少，色质正常，或经色深红、紫红，质地黏稠，或有块；可伴潮热，颧红，盗汗，口燥咽干，头晕耳鸣，五心烦热，失眠；舌红少苔，脉细数。

### 8. 血寒证

（1）虚寒证：月经周期延后，经量少或正常，色淡，质清稀，可伴有面色㿠白，畏寒肢冷，小腹隐痛，喜温喜按，腰膝酸软无力，小便清长，大便溏薄；舌淡胖嫩，苔白，脉沉迟或细弱。

（2）实寒证：月经周期延后，经量少或正常，色黯有块，可伴有面色青白，畏寒肢冷，小腹冷痛拒按，得热痛减，舌质淡黯，脉沉迟。

### 9. 气滞证

月经周期延后或先后无定，经量或多或少，色质正常或紫红质稠，或有血块，可伴精神抑郁，善太息，经前胸胁、乳房、小腹胀痛，经来痛减，舌质正常或红，苔薄白或薄黄，脉弦或弦数。

## 【治疗原则】

### 1. 脾气虚

健脾益气，摄血固冲调经。

### 2. 肾气虚

补肾养血调经。

### 3. 阳盛血热

清热凉血，固冲调经。

### 4. 阴虚血热

滋阴清热，固冲调经。

### 5. 肝郁血热

疏肝清热，凉血固冲调经。

### 6. 血虚证

补血益气调经。

### 7. 阴虚证

滋养肾阴，益冲调经。

| **8. 血寒证** | **9. 气滞证** |
|---|---|
| （1）虚寒证：扶阳祛寒，温肾调经。<br>（2）实寒证：温经散寒调经。 | 　理气活血，行滞调经。 |

## 【护理评估】

1. 评估患者的记录，月经周期，经期长短，经血的色、质、量、气味及伴随症状等情况。
2. 评估患者是否有精神刺激、环境、劳累、饮食习惯等诱发因素。
3. 评估患者有无盆腔炎、宫腔病变、阴道感染、贫血等疾病。

## 【护理诊断】

| **1. 活动无耐力** | **2. 舒适的改变：少腹胀痛、乳房胀痛、胸胁胀痛** |
|---|---|
| （1）与血分热盛，月经量多有关。<br>（2）与脾虚气弱，月经量多有关。<br>（3）与缺乏自我调护方法有关。 | （1）与肝郁血热有关。<br>（2）与血瘀，经量多或持续难净而小腹胀痛有关。 |

| **3. 焦虑心烦** | **4. 潜在并发症：肥胖** |
|---|---|
| 与病程迁延，求愈心切有关。 | 　与月经量少、内分泌失调有关。 |

| **5. 有晕厥的危险** |
|---|
| （1）与经血量多有关。<br>（2）与缺乏调护知识有关。<br>（3）与血虚乏力有关。 |

| **6. 有血脱的危险** |
|---|
| 与经量暴涌有关。 |

## 【护理措施】

| **1. 生活起居护理** |
|---|

（1）居室环境保持清洁、舒适、空气清新。

（2）经前、经期注意调适寒温，不宜受凉、涉水等，虚证者室温宜偏暖，实证者宜偏凉。

（3）起居有常，根据气候变化增减衣被。

（4）劳逸结合，保持适度的活动和充足睡眠，避免外邪侵袭。

（5）经量多或腹痛重时，应卧床休息；经期不宜劳累，严禁行房事、游泳、盆浴、阴道用药及阴道检查。

（6）保持外阴清洁，指导患者每日清洁会阴，勤换内裤或月经垫，内裤可经常在阳光下暴晒。

（7）虚证者加强锻炼，以增强体质。

（8）肾虚者，注意节制房事，以防耗损肾精肾气；血虚者坐卧起立时，动作宜缓慢，以防眩晕跌仆。

## 2. 病情观察

（1）观察患者月经的量、期、色的情况，以及神志、血压变化。

（2）如经血量多，要观察面色和甲床有无苍白，有无活动后心悸等，及时发现和纠正贫血；一旦出现面色苍白、汗出、肢冷、血压下降等大出血症状，应及时报告医生，并做好抢救准备。

（3）若月经淋漓不净或阴道不规则出血者，应嘱随访，以排除妊娠及其他妇科疾病。

（4）非规律性月经期延迟应排除早孕出现。月经异常并有腹痛者应及早就诊。

## 3. 饮食护理

（1）饮食宜营养、易消化，可多食鱼、肉、蛋、奶及新鲜蔬菜；忌食辛辣、肥甘厚腻之品。

（2）血热者，宜食新鲜水果，如西红柿、鲜山楂、香蕉等，忌食生姜、辣椒、芥菜等辛辣、温燥助阳之品。

（3）气滞者，宜食金橘、佛手、槟榔等疏肝理气之品。

（4）虚证宜食瘦肉、蛋、乌骨鸡、奶类食物及新鲜蔬菜，忌生冷、苦寒、酸涩之品，如梨、苦瓜、柿子等。

## 4. 情志护理

本病的发生与情志因素有密切的关系。应尽量避免情绪激动、暴怒等。平时要调节情绪，保持心情舒畅，避免七情过极，五志化火，热扰冲任而经行先期。鼓励患者参加娱乐活动，减少不良情绪刺激。

### 5. 用药护理

（1）遵医嘱服药，观察用药后症状缓解情况，并注意服药后的不良反应。

（2）急性、病重者可多次给药，滋补药可饭前服；调经药，宜在行经前数日开始服用；对需要进行性激素治疗者，指导合理用药。

（3）寒证汤剂宜热服，热证汤剂宜凉服，活血化瘀及补益药宜热服。

（4）虚证者，以温经养血为主，服药期间切勿另服过多的滋补之品，以防伤及阳气；气虚证患者行经1~3天内不宜大量用固涩止血之品，以免止血留瘀。

### 6. 并发症护理

（1）痛经：①患者疼痛剧烈时，取平卧位，保暖，保持呼吸道通畅，及时报告医生，并配合处理；②遵医嘱用镇痛药，如罗通定、曲马多等；③严密观察患者的阴道出血情况、腹痛时间、部位、性质、程度及神色、出汗、舌象、脉象、血压等变化；④寒湿凝滞证者应遵医嘱按摩热敷小腹部。

（2）厥脱：①卧床休息，取中凹体位、注意保暖；②必要时吸氧，遵医嘱采取抢救措施。

### 7. 临证（症）护理

（1）血寒伴腹部冷痛者，遵医嘱于经前5~7天，予当归、吴茱萸、肉桂、莪术、小茴香各2g，研为细末，以生姜汁调敷脐部；或用粗盐炒吴茱萸热熨神阙、关元、中极、中脘穴，每次20~30分钟，每日1~2次。

（2）气虚者，可予艾灸神阙、关元、中极、肾俞、三阴交穴，每日1~2次。

（3）采用耳穴埋籽，取穴：子宫、卵巢、内分泌，月经先期者配肝、脾、肾；月经后期者配皮质下、神门、肝、脾、肾；月经先后不定期者配肾、肝；月经延长者配皮质下、肝、脾、肾；月经过多者配肾；月经过少者配皮质下、神门、交感、脾、肾等。

## 【健康教育】

### 1. 生活起居

（1）病室安静、整洁、空气新鲜、温湿度适宜。

（2）进行月经期保健的教育，如注意经期卫生，经期禁止性生活。

（3）勤换内裤并在日光下暴晒，不宜阴干。

（4）预防感冒，平时做好保暖工作，避免冒雨涉水。

（5）保证充足睡眠。

## 2. 饮食

加强饮食调护，合理安排日常膳食，多食补益气血调经之品。饮食宜高蛋白、高维生素、高热量及含铁、钙高的食物，经前及经期忌食生冷、苦寒、辛辣刺激之品。

## 3. 情志

保持心情舒畅，避免恐惧、焦虑、郁怒等不良情绪的刺激。指导患者注重培养个人爱好，以怡情悦志，多听音乐，与人聊天，保持心情舒畅，使气机条达，气血运行通畅。

## 4. 用药

遵医嘱服药，不可随意增减药量或停药。

## 5. 运动

告知患者劳逸结合，加强体质锻炼。如练气功、打太极拳等以助气血运行。月经前后及经期避免游泳、重体力劳动和剧烈活动。

## 6. 定期复诊

遵医嘱定时复诊，若出现月经量多，伴面色苍白、汗多肢冷及时就诊。

# 二、痛经

痛经也称"经行腹痛"，是指妇女正值在经期或经行前后，出现周期性小腹疼痛，或痛引腰骶，甚至剧痛晕厥者，称为"痛经"。若经前或经行初期仅感小腹或腰部轻微胀痛不适，这为经期常见的现象不作病论。本病是妇科常见病证，以伴随月经周期出现小腹部疼痛为特征，青年女性居多。现代医学将痛经分为原发性痛经和继发性痛经，前者又称功能性痛经，系指生殖器官无明显器质性病变者，多见于月经初潮后2～3年的青年女性；后者多继发于生殖器官某些器质性病变，如盆腔子宫内膜异位症、子宫腺肌病、慢性盆腔炎等，常见于育龄期妇女。痛经病因复杂，病程较长，易迁延不愈，反复发作，疗效尚不理想。

西医学中的原发性痛经以及子宫内膜异位症、子宫腺肌病、宫颈狭窄、盆腔炎等引起的继发性痛经，均可参考本病辨证施护。

## 【辨证分型及临床表现】

### 1. 气滞血瘀

经前或经期，小腹胀痛，拒按，胸胁、乳房胀痛，经量少，经行不畅，经色紫黯有块，血块排出后痛减，经净后痛消失，舌紫黯，或有瘀点，苔薄白，脉弦。

### 2. 寒凝血瘀

经前或经期小腹冷痛，拒按，得热则痛减，经血量少，色黯有块，畏寒肢冷，面色青白，舌黯，苔白，脉沉紧。

### 3. 湿热瘀阻

经前或经期小腹痛，有灼热感，拒按，痛连腰骶，或平时小腹痛，至经前疼痛加剧，经量多或经期长，经色紫红，质稠或有血块，平素带下量多，黄稠臭秽，或伴低热，小便黄赤，舌红，苔黄腻，脉弦数或濡数。

### 4. 气血虚弱

经期或经后小腹隐痛，或小腹及阴部空坠，喜按，月经量少，色淡质稀，面色无华，神疲乏力，头晕心悸，舌淡，苔薄，脉细弱。

### 5. 肾气亏损

经期或经后 1~2 天，小腹隐隐作痛，喜按，月经量少，经色黯淡，质稀，面色晦暗，头晕耳鸣，腰酸腿软，舌淡红，苔薄，脉沉细。

## 【治疗原则】

### 1. 气滞血瘀

理气行滞，化瘀止痛。

### 2. 寒凝血瘀

温经散寒，化瘀止痛。

### 3. 湿热瘀阻

清热除湿，化瘀止痛。

### 4. 气血虚弱

补气养血，调经止痛。

### 5. 肾气亏损

补肾益精，养血止痛。

## 【护理评估】

### 1. 评估痛经的病因

经期前后，血海由满盈而泄溢至暂虚，冲任气血变化较平时急剧，易受致病因素干扰，加之体质因素的影响，导致胞宫气血运行不畅或失于煦濡，不通则痛或不荣而痛。

## 2. 评估痛经的病位

若痛在少腹一侧或双侧多气滞，病在肝；痛在小腹正中多属胞宫血瘀；若小腹正中虚痛引及腰脊多病在肾；阴部、少腹部及乳房部抽掣痛，与肝肾有关。

## 3. 评估痛经的病性

痛经发病有虚有实，虚者多责之于气血肝肾之虚，实者多责之于气郁及寒、热、湿邪之侵。结合疼痛发生的时间、性质、部位以及疼痛的程度，结合月经的期、量、色、质、兼证、舌脉及患者的素体情况等辨其寒热虚实。一般经前、经期多属实；痛在经后多属虚；经候如常而量少、质稠夹块者多属实；量少色淡或黯而质薄者多属虚。隐痛、巧痛、坠痛喜揉喜按属虚；掣痛、绞痛、灼痛、刺痛、拒按属实。灼痛得热反剧属热；冷痛、绞痛得热减轻属寒。痛甚于胀，持续作痛属血瘀；胀甚于痛，时痛时止属气滞。素体多抑郁易诱发气滞痛经；素体虚弱易成虚痛；素体常带多色黄而臭，逢经期作痛者，多属湿热蕴结痛经。

## 4. 评估痛经的病程

结合兼证以明确痛的程度。疼痛时伴手足厥冷，唇青面白，冷汗淋漓，或恶心呕吐，或寒热往来，属重症，严重者可致虚脱或昏迷。疼痛伴腰部酸痛，恶心呕吐，四肢不温，用止痛措施后疼痛暂缓，属中度痛经；如疼痛伴腰部酸痛，但能坚持工作，无全身症状者，属轻度。一般实证痛经，疼痛时间较短；虚证痛经，疼痛时间较长；严重痛经者，疼痛时间较长；轻度痛经者，疼痛时间较短。

## 【护理诊断】

### 1. 不舒适：小腹疼痛、头痛

（1）与肝郁气滞，血行不畅，经血滞入胞中有关。
（2）与寒湿凝滞，客于胞宫有关。
（3）与肝肾亏虚，精亏血少有关。

### 2. 不舒适：头晕

与肝肾不足，髓海空虚有关。

### 3. 不舒适：恶心、呕吐

（1）与肝气犯胃、胃失和降有关。

（2）与痰饮内阻、胃气不降有关。

### 4. 有昏厥的危险

（1）与气血亏虚、疼痛剧烈有关。

（2）与寒湿凝滞，气血运行不畅，胞中瘀阻有关。

### 5. 焦虑

（1）与肝气郁结有关。

（2）与气血两虚、心失所养有关。

（3）与病情反复有关。

（4）与病程长，担心预后不良有关。

### 6. 相关知识缺乏

与缺乏对本病的认识以及调护知识不足有关。

## 【护理措施】

### 1. 生活起居护理

（1）病室宜整洁、安静，空气流通。

（2）注意气候环境变化，适当增减衣被，行经时注意腹部、足部保暖，禁止游泳、涉水。痛经尚轻时，可适当活动。痛经剧烈时，应卧床休息。子宫后位者，可采取俯卧位。保证休息及睡眠充足。

（3）协助生活护理，满足患者所需。保持会阴部清洁。

### 2. 病情观察

（1）观察月经的周期、经量及色、质情况。如排出血块，并伴有腹痛剧烈者，应留取标本（块状物）送病检。

（2）经期保持外阴部清洁，加强会阴部护理。勤换内裤及消毒月经垫（或卫生巾），每日早晚用温水清洗外阴或遵医嘱给予会阴擦洗。

（3）观察腹痛时间、部位、性质、程度及神色、出汗、舌象、脉象、血压等变化，若腹痛剧烈，面色苍白，冷汗淋漓，手足厥冷，甚至昏厥时，应立即平卧，注意保暖，并及时报告医师。

### 3. 饮食护理

（1）饮食宜清淡、易消化、富有营养之食品，忌辛辣、煎炸、燥热食物。

（2）经前、经期忌生冷、寒凉、酸涩性食物，以防收敛、凝滞气血。

（3）气血瘀滞者，经前、经期可遵医嘱服益母草汤或赤砂糖汤；寒湿凝滞者也可选食生姜红糖汤；湿热瘀滞可选偏凉性的食物，如西瓜等；气血亏虚者经前、经后可遵医嘱服当归养血膏或羊肉当归汤；肝肾亏损者可选食甲鱼、黑鱼、猪肝等。

### 4. 用药护理

（1）遵医嘱按时、准确给药。原发性痛经可于经前5~7天开始服药。

（2）根据医嘱按时服药，中药汤剂宜温服或热服。

（3）化瘀止痛药宜经前服用，补益类药宜在饭前服用。如有恶心、呕吐者，中药汤剂宜少量多次频饮，或遵医嘱先饮少量生姜汁。

（4）痛经剧烈者，遵医嘱给予镇静、镇痛药物。

### 5. 情志护理

（1）加强情志调摄，使之心情舒畅，避免患者产生紧张、恐惧心理，使肝气调达、气血调和。

（2）向患者讲解与疾病相关的知识，以增强其信心，积极配合治疗。

### 6. 临证（症）护理

（1）患者疼痛剧烈时，取平卧位，保暖，保持呼吸道通畅，及时报告医生，并配合处理。

（2）遵医嘱用镇痛药，如罗通定、曲马多等。

（3）严密观察患者的阴道出血情况，腹痛时间、部位、性质、程度及神色、出汗、舌象、脉象、血压等变化。

（4）寒湿凝滞证者应遵医嘱按摩热敷小腹部。

## 【健康教育】

### 1. 生活起居

（1）养成良好的生活规律，劳逸结合，睡眠充足。

（2）经期注意保暖，月经来潮前3~5天，应避免剧烈运动或重体力劳动，勿淋雨湿身。经期勿下冷水、游泳，注意保暖，忌坐卧潮湿、阴冷之地。

（3）夏季睡眠不宜贪凉。小腹可用热水袋热敷。

（4）经期禁房事、盆浴和不必要的妇科检查。

（5）讲究个人卫生，保持外阴清洁，勤换内裤。

（6）了解月经生理卫生有关知识，明确痛经可能出现的各种反应，避免由于知识缺乏导致的不必要恐慌。

### 2. 饮食

经期注意饮食调摄，避免贪凉饮冷，饮食宜温热，勿过食生冷瓜果、冷饮及酸、辣刺激性食物。

### 3. 情志

掌握月经生理知识，消除对月经的焦虑和恐惧，保持愉快的心情。

### 4. 用药

（1）掌握服药时间及方法，中药汤剂要温服或热服。原发性痛经可于经前 5~7 天开始服药；调经中药一般于月经前 1 周预服；疼痛发作时可对症处理，口服索米痛，也可服用阿托品、颠茄片及地西泮，可缓解疼痛。

（2）遵医嘱合理使用镇痛药，防止成瘾。

### 5. 运动

适当进行体育锻炼，增强体质和抗病能力。如打太极拳、慢跑等。

### 6. 定期复诊

严格遵从医嘱，坚持周期性治疗，标本结合。积极治疗原发病。定期门诊随访。

## 三、崩漏

崩漏是因肾虚、脾虚、血热、血瘀等导致冲任损伤，不能约制经血所致，以经血非时而下，量多如注者为"崩"，量少淋漓不净者为"漏"，二者常交替出现为主要表现的月经病。是因为肾-天癸-冲任-胞宫生殖轴的严重紊乱，引起月经周期、经期、经量的严重失调，可导致不孕症。

西医学中的无排卵性功能失调性子宫出血、生殖器炎症和生殖器肿瘤等病证引起的阴道出血，均可参考本病辨证施护。

## 【辨证分型及临床表现】

### 1. 肾虚

（1）肾阴虚：经血非时而下，或淋漓不净，或暴下不止，血色鲜红，质稠，头晕耳鸣，腰酸膝软，手足心热，或有心烦，颧赤唇红，舌红，苔少，脉细数。

（2）肾阳虚：经血非时而下，出血量多，淋漓不净，色淡质稀，畏寒肢冷，小便清长，夜尿多，大便溏薄，面色晦黯，目眶青黑，头晕耳鸣，腰酸膝软，舌淡黯，苔薄白，脉沉细。

### 2. 脾虚

经血非时而下，或淋漓不净，或暴下不止，色淡红，质清稀，神疲体倦，小腹空坠，四肢不温，不思饮食，面浮肢肿或面色淡黄，舌淡胖，苔薄白，脉缓弱或细数无力。

### 3. 血热

（1）虚热：经血非时突然而下，量多势急或量少淋漓，血色鲜红而质稠，心烦，咽干口燥，舌红少苔，脉细数。

（2）实热：经血非时而下，或淋漓不断，或量多如崩，血色深红，质稠，烦躁失眠，头晕面赤，小便黄赤，大便干结，舌红，苔黄，脉滑数。

### 4. 血瘀

经血非时而下，或淋漓不净，或暴下不止，或停经数月后突发崩中漏下，血色紫黯有块，小腹疼痛拒按，舌紫黯或有瘀点，脉细涩或弦涩。

## 【治疗原则】

### 1. 肾虚

（1）肾阴虚：滋肾益阴，固冲止血。
（2）肾阳虚：温肾益气，固冲止血。

### 2. 脾虚

补气摄血，固冲止崩。

### 3. 血热

（1）虚热：滋阴清热，止血调经。
（2）实热：清热凉血，固冲止血。

### 4. 血瘀

活血祛瘀，固冲止血。

## 【护理评估】

### 1. 评估崩漏的病因

由于冲任损伤，不能固摄，以致经血从胞宫非时妄行。素体阳盛，外感热邪，过食辛辣，致热伤冲任，迫血妄行；情志抑郁，肝郁化火，致藏血失常；七情内伤，气机不畅，或产后余血未净，瘀血阻滞冲任，血不归经发为崩漏。忧思劳倦过度，损伤脾气，统摄无权，而致冲任不固；肾阳亏损，失于封藏，使冲任不固，或肾阴不足致虚火动血，而成崩漏。

### 2. 评估崩漏的病位

病位在冲任，但与肝、脾、肾三脏关系密切。虚者多为脾虚、肾虚；实者多为血热、血瘀。

### 3. 评估崩漏的病性

以热、虚、瘀为病，有虚有实。根据出血的量、色、质变化，评估崩漏的寒热虚实。经血非时暴下，量多势急，继而淋漓不止，色鲜红或深红，质稠者，多属热证；经血非时暴下或淋漓难尽，色淡质清者，多属虚证；经血非时而至，时崩时闭，时出时止，时多时少，色紫黯有块或伴腹痛者，多属血瘀；经血暴崩不止，或久崩久漏，血色淡黯，质稀，多属寒证。

### 4. 评估崩漏的病程

久崩久漏则程度较重；崩漏如病程短，正气未衰，则程度较轻。

## 【护理诊断】

### 1. 有血脱的危险

与经血暴涌有关。

### 2. 不舒适：腹痛

（1）与经期或产后情志不畅，伤及冲任有关。

（2）与血瘀脉络有关。

### 3. 睡眠型态紊乱：不寐

（1）与气血亏虚有关。

（2）与阴虚火旺有关。

**4. 情志异常：恐惧、焦虑**

（1）与预感到个体健康受到威胁有关。

（2）与知识缺乏有关。

**5. 潜在并发症：胞宫感染**

（1）与经血不尽，邪毒乘虚而入有关。

（2）与缺乏预防知识有关。

**6. 营养失调**

（1）与气血耗损有关。

（2）与脾胃虚弱有关。

**7. 自理缺陷**

（1）与经血不绝，行动不便有关。

（2）与肢倦乏力有关。

**8. 有跌仆的危险**

（1）与气血两虚，脑失所养有关。

（2）与肝郁火旺，上扰心神有关。

**9. 知识缺乏**

（1）与保健知识缺乏有关。

（2）与不能正确理解医疗护理信息有关。

## 【护理措施】

**1. 生活起居护理**

（1）居室宜保持安静、整洁，温湿度适宜。

（2）崩漏出血期，应卧床休息，防止因活动、劳累而引起更多的出血，防止因眩晕而跌仆或昏倒，必要时可取头低足高位。

（3）肾阳虚、血瘀者注意避风寒。

（4）重视经期个人卫生，尽量避免或减少宫腔手术。

（5）加强锻炼，防止复发。

（6）如因虚汗出，需及时擦干，以防感受风寒。

**2. 病情观察**

（1）严密观察阴道出血的量、色、质，有无血块以及小腹疼痛等伴随症状。

（2）严密监测患者的生命体征、舌象、脉象、神志、二便等内容，若出血量多而不止，出现面色苍白，神情烦躁，汗出肢冷，脉细数，血压下降等征象，应立即报告医生，采取积极措施予以止血，必要时做好输血准备，以防发生阴血暴亡，阳气外脱危象。

**3. 体位与安全**

（1）注意勿过度疲劳，劳逸适度。功能性子宫出血期间因机体疲倦，抵抗力降低，不宜负重过度，以免劳则耗气，不能摄血而加重病情。

（2）注意保暖，防止感冒，尤其要防止下半身受凉。不要淋雨、涉水、洗冷水浴、坐卧湿地等，以免寒湿入侵使气机阻滞、瘀血内停、血不归经而加重病情，甚至可致突然下血不止。

（3）功能性子宫出血期间不可让患者单独上厕所或外出，以免患者因气血两虚而眩晕跌倒，造成血脉筋骨的损伤。

### 4. 清洁护理

（1）卧床不起者，应保持皮肤及床单的清洁、干燥，每日做好口腔护理，避免发生继发感染。

（2）经行之际血室正开，易感外邪，故应保持外阴清洁，加强会阴护理。经期内应使用消毒的月经垫（或卫生巾），并勤换月经垫（或卫生巾）及内裤。每日用温水清洗外阴，以防病邪侵入。

### 5. 饮食护理

（1）饮食以清淡、营养、易消化为宜，忌煎炸、辛辣、活血等食物。

（2）血热者，可饮藕汁、西瓜、甘蔗汁等，以清热凉血止血。

（3）血瘀者，可食山楂粥、桃仁粥等，以活血化瘀，止血止崩，经前可服山楂红糖饮或益母草蛋，忌食生冷、酸、涩之品。

（4）肾阳虚者，宜食当归羊肉汤、黑芝麻、核桃肉等温补食物，忌寒凉生冷之品。

（5）肾阴虚者，宜食甲鱼、乌龟、黑木耳等，滋肾养血之品，忌服辛燥、煎炒、动火之品。

（6）气虚者，宜食赤豆红枣汤、莲子羹、栗子粥等，以调补气血。

### 6. 情志护理

崩漏患者对阴道出血易产生恐惧和紧张心理，应加强精神调摄，避免强烈的精神刺激，给予安慰、关心，使之消除紧张情绪，达到情绪稳定。血虚肝气旺者，应戒急躁及动怒，以免怒伤肝火，迫血妄行而大崩。同时，做好家属的卫生宣教，以取得他们的配合。

### 7. 用药护理

（1）遵医嘱正确给药，观察用药后的疗效和反应。

（2）血瘀者服活血化瘀、通利血脉之剂，宜餐前服。

（3）对需要进行性激素治疗者，不得擅自改变给药剂量、时间与方法。

（4）虚证及血瘀者，中药汤剂宜饭后温热服；血热者，宜饭后偏凉服。

（5）根据出血情况，及时调整中药汤剂，出血过多时不宜应用活血通经药。

（6）血崩者服用止血药物，大多伴有恶心呕吐，可将姜汁滴于舌面，以缓解呕吐。

### 8. 排泄护理

经期应保持会阴部的清洁、卫生。每次便后应用温水清洗，防止逆行感染。清洗会阴部应有专用盆，并应保持清洁。

### 9. 并发症护理

（1）发热：①阴虚低热盗汗者，遵医嘱可给予中药煎水代茶饮；②阴津耗伤，肠燥便秘者，遵医嘱给予通便药或中药泡水代茶饮。

（2）失血亡阳虚脱：①密切观察阴道出血情况及血压等变化，并做好记录；②如出血晕厥、面色苍白、大汗淋漓、心率增快、血压下降时，应立即取去枕平卧位，保暖，并立即报告医师，遵医嘱给予氧气吸入，迅速建立静脉输液通道，做好输液、输血等抢救准备。

### 10. 临证（症）护理

（1）血热证：①病室宜通风、凉爽，患者衣被适中，不宜过暖；②中药汤剂宜偏凉服用；③饮食宜清淡，大便干结可食新鲜水果及多饮水，忌食辛辣、刺激之品；④观察有无发热现象。腹痛拒按者，禁用热敷及艾灸。

（2）脾虚证：①出血量多者，应绝对静卧；体虚怕冷者，要注意保暖。②中药汤剂宜温服或热服，平时可进食健脾滋阴补血的食物，如山药、莲子、鸡肉、黄鳝、带鱼、菠菜等，忌食生冷。

（3）肾阳虚证：①病室宜温暖，卧床休息，保证充足睡眠，并要注意腹部保暖，避免受寒；②饮食及中药汤剂均宜热服；③饮食忌寒凉、生冷之瓜果，夏天勿进食经冷藏后的水果、饮料，宜进食热饭热菜。待止血后，指导患者可进温补之品，如患者脾胃健运可适当进食当归生姜羊肉汤、鹿茸炖鸡、大枣等温肾补血之炖品。

（4）肾阴虚证：①注意保暖，防止感冒；②饮食及中药汤剂宜温服；③饮食宜滋肾养血之品，如甲鱼、乌龟、虫草、鱼胶应多摄入，忌服辛燥、煎炒动火之品。

（5）血瘀证：①小腹疼痛拒按者，可予腹部热敷，但要防止烫伤。腹痛伴呕吐者，可配合针灸治疗。②中药汤剂宜温服，可予益母草煎水服，或食核桃粳米粥等，忌生冷、酸涩食物。

## 【健康教育】

### 1. 生活起居

（1）注意劳逸结合，勿过度劳累，勿忧愁郁怒损伤心脾而加重病情。

（2）避免重体力劳动。经期要注意休息和保暖，严禁房事及坐浴，注意会阴部清洁。

（3）对先天不足的少女，应及早治疗月经不调。

（4）做好计划生育，避免房劳多产，反复流产，以损伤肾气、冲任及气血。

（5）可常灸足三里、肾俞穴，能健脾益肾，固摄冲任，生化气血，预防崩漏复发。

### 2. 饮食

加强饮食调养，加强营养，饮食有节，多食鱼肉有情之品，少食辛辣、生冷、油腻、刺激性食物，保护胃气。

### 3. 情志

注意调节情志，保持平和的心态。尤其是更年期妇女，做好情绪调控，避免不良情绪刺激，消除紧张、恐惧情绪。

### 4. 用药

指导患者正确服用激素类药物。

### 5. 运动

注意经期卫生及生活调摄，劳逸结合，适度运动，增强体质。根据体质情况，选择适当的健身活动，如散步、跑步、打太极拳等。

### 6. 定期复诊

观察月经的周期及色、质、量的变化，如有异常应及时就诊。按时服药，定期门诊随访。

## 四、绝经前后诸症

绝经前后诸症是指妇女在绝经期前后（40~50岁），围绕月经紊乱或绝经出现如烘热汗出、烦躁易怒、潮热面红、眩晕耳鸣、心悸失眠、腰背酸楚、面浮肢肿、皮肤蚁行样感、情志不宁等症状，亦称为经断前后诸证。这些证候往往三三两两，轻重不一，参差出现，持续时间或长或短，短者仅数月，长者迁延数年。甚者可影响生活和工作，降低生活质量，危害妇女身心健康。本病明确诊断后，经治疗，预后良好。

西医学中的围绝经期综合征原称为更年期综合征，或双侧卵巢切除或放射治疗后，或早发绝经卵巢功能衰竭而致诸证，可参考本病辨证施护。

## 【辨证分型及临床表现】

### 1. 肾阴虚

经断前后，阵发性烘热汗出，伴头晕目眩，失眠健忘，烦躁易怒，口咽干燥，腰膝酸软，阴部干涩，皮肤瘙痒，或月经先期，经量时多时少，色鲜红，质稠，舌质红，苔少，脉细数。

### 2. 肾阳虚

经断前后，畏寒肢冷，小便清长，夜尿多，自汗，腰酸痛，面浮肢肿，带下量多，色白质稀，经来无期，月经过多，或淋漓不净，或忽然暴下如注，经色淡，质稀，精神萎靡，面色晦黯，舌质淡，苔白滑，脉沉弱。

### 3. 肾阴阳俱虚

经断前后，头晕耳鸣，健忘，乍寒乍热，时而烘热汗出，腰背冷痛，舌质淡，苔薄白，脉沉弱。

## 【治疗原则】

### 1. 肾阴虚

滋养肾阴。

### 2. 肾阳虚

温肾扶阳。

### 3. 肾阴阳俱虚

阴阳双补。

## 【护理评估】

### 1. 评估绝经前后诸证的病因

经断前后，肾气渐衰，天癸将竭，冲任二脉逐渐空虚，精血不足，脏腑失于濡养，引起人体阴阳失调而导致本病的发生。

### 2. 评估绝经前后诸证的病位

病本在肾，与心、肝、脾关系密切。

### 3. 评估绝经前后诸证的病性

以肾虚为主，常见肾阴虚、肾阳和肾阴阳俱虚。

### 4. 评估绝经前后诸证的病程

本病持续时间长短不一，短则几个月或2~3年，严重者可长达5~10年。如长期失治或误治，易发生情志异常、心悸、心痛、贫血、骨质疏松等疾患。

## 【护理诊断】

### 1. 情志异常：焦虑

（1）与绝经后，雌激素水平下降，卵巢功能衰退有关。

（2）与肝气郁结，情志不畅有关。

### 2. 舒适的改变：腹胀、腹泻（便溏）

（1）与肾不能温煦脾阳导致脾失健运，水湿下注有关。

（2）与焦虑有关。

### 3. 睡眠型态紊乱：不寐

（1）与气血亏虚有关。

（2）与阴虚火旺有关。

### 4. 不舒适：头晕、耳鸣、烦热

（1）与绝经有关。

（2）与肾阳亏虚有关。

（3）与肝肾阴虚有关。

### 5. 不舒适：皮肤瘙痒

与湿浊毒气、熏蒸肌肤有关。

### 6. 知识缺乏

缺乏自我调护知识。

### 7. 活动无耐力

（1）与月经紊乱、出血量多有关。

（2）与心脾不足、肝肾两虚有关。

（3）与身体虚弱有关。

## 【护理措施】

### 1. 生活起居护理

（1）居室宜安静整洁，光线适度，温湿度适宜。

（2）生活规律，劳逸结合，保证充足睡眠，避免过度劳累和紧张。

（3）加强锻炼，增强体质，适当参加散步、太极拳等体育活动。

（4）注意会阴部清洁卫生。

（5）自汗、盗汗者要避免汗出当风，及时更衣，防止受凉感冒。

### 2. 病情观察

（1）观察精神、情绪状态、面色、食欲、血压、心率、心律、汗出、睡眠等变化。

（2）面浮肢肿甚者，注意观察水肿发生的部位、程度，必要时记录尿量和体重。

（3）出现情绪暴躁、抑郁、哭泣，甚至欲自寻短见等异常情况，立即汇报医生，配合处理。

### 3. 饮食护理

（1）饮食以高蛋白、高维生素、低脂肪为宜，多食含钙、钾食物。

（2）肾阴虚者，饮食宜清淡，可食海带、百合、银耳等养阴清热食物。

（3）肾阳虚者，可食牛肉、猪肉、猪肝等补气血之品，冬季宜食羊肉、狗肉、胡椒等，以温补肾阳，少食寒性食物和各种冷饮。

（4）面浮肢肿甚者，饮食宜低盐。

（5）自汗、盗汗者，采用浮小麦 100～150g、大红枣 10 枚煎汤代茶饮，以敛汗补阴，养心润燥。

（6）口干烦躁者，采用鲜芦根、鲜茅根各 60g 煎汤代茶饮，以生津止渴。

### 4. 情志护理

（1）加强精神护理，通过与患者个别交谈的机会，建立相互信赖的护患关系，使其能在医务人员面前充分宣泄自己的情绪，然后给以针对性的指导和健康教育，使其了解更年期是一个正常的生理阶段，经过一段时间，通过神经内分泌和自我调节达到新的平衡时，症状会逐渐消失，解除不必要的顾虑。

（2）重视心理调护，多给予关心、体贴及心理安慰，使患者心情舒畅，让其感到家庭的温暖，指导患者及家属学习有关更年期知识，理解女性更年期症状给患者带来的不适，谅解患者出现急躁、焦虑、忧郁、发怒等消极情绪。避免发生冲突，协助患者度过更年期。

## 5. 用药护理

（1）中药汤剂宜温服，补益药宜在饭前服。

（2）不可过用苦寒、辛燥之品，以免耗津伤阳。

（3）遵医嘱按时服药，使用激素药替代疗法要向患者说明激素治疗的特殊性，不可随意停药或是减量，同时注意观察用药后的不良反应，如头晕、头痛，胃肠道不适，肝功能变化，有无阴道流血，并及时报告医师。

（4）对肝病及癥瘕患者禁止使用雌性激素。

## 6. 临证（症）护理

（1）肾阴虚证：①做好心理调护，关心、体贴和谅解患者，避免情绪波动，帮助患者树立战胜疾病信心。②自汗、盗汗者，衣被要适度，汗后要避风，防止着凉感冒。及时擦干汗液，更换污衣裤。③饮食以滋补肝肾为主，宜清淡，多吃滋润填精之品，如甲鱼、冬虫草、瘦肉、鱼类，忌辛辣、刺激及助阳之品。口干烦渴者，可食梨、西瓜或鲜芦根煎汤代茶饮。失眠多梦者，可服甘麦大枣粥、甲鱼肉汤以养心安神。④保持充足睡眠，失眠者给予安眠药物，或针灸三阴交、神门等，也可耳针神门穴。

（2）肾阳虚证：①经期量多、纳差、便溏泻者，应选择营养丰富的蛋白质饮食，新鲜的水果及绿叶菜，以保证营养的调摄。②病室宜阳光充足，随气候变化，随时增添衣被，应注意保暖及休息。夜寐不安，可遵医嘱对症处理。③加强情志调护，向患者说明本病的病因是阴阳的暂时失衡引起的，让其树立信心，配合治疗。④饮食以温补肾阳为主，多食核桃、山药等。浮肿者，宜适当控制钠盐的摄入，每日盐的摄入量不应超过3g。少食、勿食寒性食物，忌各种冷饮。⑤经期注意腹部保暖，避免过重的体力劳动。注意外阴清洁，勤换内裤。

## 【健康教育】

## 1. 生活起居

指导患者合理安排作息时间，注意劳逸结合，生活规律，适当增加户外活动，多晒太阳。

## 2. 饮食

饮食合理，营养均衡，重视钙剂的摄入，多进优质钙食品，如奶类、豆类、骨粉，还应注意食用新鲜蔬菜和水果，以补充胡萝卜素和维生素 C。同时还要多晒太阳，以增加体内的维生素 D，以利于钙的吸收，预防骨质疏松症。避免肥甘厚味、辛辣燥热之品。

## 3. 情志

调畅情志，保持心情愉快，围绝经期应乐观、开朗、心胸开阔，避免生气。培养多种情趣，增强自信心。

## 4. 用药

遵医嘱慎重适当地以激素治疗，以减轻体内雌激素不足所致的现象，减轻自主神经功能失调。

## 5. 运动

指导患者科学安排时间，参加集体活动或旅游，保持良好的生活习惯，坚持适当的体育锻炼，如太极拳或保健操，均有助于分散注意力，缓解不适。

增加户外活动，多晒太阳，可练太极拳，学习健美操等。

## 6. 定期复诊

更年期妇女应定期进行体格检查，积极防治更年期的月经失调，重视绝经后出血的现象，一旦有异常现象要及时诊治，防微杜渐，无病先防，有病早治。定期到医院复查。

## 五、带下病

带下病是湿热、湿毒，或肝虚、肾虚等所致，以带下明显增多或减少，色、质、气味发生异常，或伴有局部、全身症状为主要临床表现的病证。又称"下白物""流秽物""白沃"等。正常带下是肾气充盛，脾气健运，由任脉、带脉所约束而润泽于阴户的一种无色、质黏、无臭的阴液，其量不多。带下量明显增多称为带下过多；带下明显减少称为带下过少。经间期、经前期以及妊娠期带下稍有增多者，属正常现象，不作疾病论。带下病是妇科常见病，常伴有月经不调、闭经、阴痒、阴痛等。

西医学中的阴道炎、宫颈炎、盆腔炎及妇科肿瘤等均可见带下量多，明确诊断后可参考本病辨证施护，必要时应进行妇科检查排除肿瘤，避免贻误病情。

## 【辨证分型及临床表现】

### 1. 脾虚

带下量多，色白或淡黄，质稀薄，无臭气，绵绵不断，神疲倦怠，四肢不温，纳少便溏，四肢浮肿，面色㿠白，舌质淡，苔白腻，脉缓弱。

### 2. 肾阳虚

带下量多，色白清冷，质稀薄如水，绵绵不断，头晕耳鸣，腰痛如折，畏寒肢冷，小腹和腰背冷感，小便清长或频数，夜间尤甚，大便溏薄，面色晦黯，舌淡润，苔薄白，脉沉细而迟。

### 3. 阴虚夹湿

带下量多，色黄或赤白相兼，质稠，有气味，阴部干涩不适，有灼热感，或阴部瘙痒，腰膝酸软，头晕耳鸣，颧赤唇红，心烦易怒，咽干口燥，失眠多梦，或面部烘热，舌红，苔少或黄腻，脉细数。

### 4. 湿热下注

带下量多，色黄或呈脓状，黏稠，有臭气，或带下色白，呈豆腐渣样，伴阴部瘙痒，胸闷心烦，口苦口腻，纳食较差，小腹或少腹作痛，小便黄短，舌红，苔黄腻，脉滑数。

### 5. 热毒蕴结

带下量多，黄绿如脓，或赤白相兼，或浑浊如米泔，或五色杂下，臭秽难闻，小腹疼痛，腰骶酸痛，口苦咽干，小便短赤，或有发热，舌红，苔黄腻，脉滑数。

## 【治疗原则】

### 1. 脾虚

健脾益气，升阳除湿。

### 2. 肾阳虚

温肾助阳，固涩止带。

### 3. 阴虚夹湿

滋阴益肾，清热利湿。

### 4. 湿热下注

清热利湿止带。

### 5. 热毒蕴结

清热解毒。

## 【护理评估】

### 1. 评估带下病的健康史

询问经期史，或孕产史，或妇科手术后有无感染邪毒等。了解既往史，有无阴道炎，子宫颈炎，盆腔炎等慢性疾病。

### 2. 评估带下病的病因

带下病主要的致病因素是湿邪。湿邪分外湿和内湿，外湿多因久居湿地，或冒雨涉水，或不洁性生活等感受湿邪。内湿则多因脾肾之虚，脾虚失运，聚而生湿，流注任带二脉；肾阳虚不能温煦脾土，肾虚闭藏失司而生湿。

### 3. 评估带下病的病性

带下量多，色白或黄或赤白相兼，质稀如水、或如涕如唾、或质黏稠，面色萎黄，神疲乏力，腹胀便溏。或面色黧黑，腰酸如折，小便清长，夜尿增多。或面部烘热，头晕目眩，心烦易怒，失眠腰酸。舌质胖或淡或红，舌薄腻或白或苔少。脉缓弱或沉细或细数或滑数。

### 4. 评估带下病的病程

了解白带增多，外阴瘙痒的时间及程度，有无伴随症状及诱发因素。

## 【护理诊断】

### 1. 脾虚湿困

素体脾虚，或饮食所伤，劳倦过度，或忧思气结，损伤脾气，或肾虚不能温脾。脾主运化，虚则运化失司，水谷之精微不能上输以化血，反聚而成湿，湿邪流注下焦，伤及任带，致任脉不固，带脉失约而成带下。

### 2. 肾阳失固

禀赋不足，或房劳所伤，年老体虚，或久病伤肾，命门火衰，蒸腾失司，寒湿内盛，损及任带二脉而致带下。

### 3. 阴虚夹湿

素体阴虚，或久病失养，暗耗阴津，相火偏旺，阴虚失守，复感湿邪，伤及任带，任带失固，而致带下。

### 4. 湿热下注

脾肾虚而生湿，或久居阴湿之地，感受湿邪，久而化热，或七情所伤，肝气郁结，郁久化热，肝气乘脾，脾失健运生湿，湿热流注下焦，损伤任带二脉，任带失固而致带下。

## 【护理措施】

### 1. 生活起居护理

（1）居室宜整洁，温湿度适宜。

（2）保持外阴清洁，尤其是经期、产后，应保持干燥，每日用温水清洗，勤换内裤。

（3）劳逸结合，加强锻炼，增强体质。

（4）湿热下注、热毒蕴结者室内宜通风凉爽。

（5）湿热下注、阴虚夹湿者勿久居湿地，以免加重病情。

### 2. 病情观察

（1）注意观察带下的量、色、质、气味及全身情况。

（2）如带下呈灰黄色泡沫状，质稀薄有臭味，伴有外阴瘙痒，经检查见滴虫者，为滴虫性阴道炎。

（3）带下呈乳白色，豆腐渣样，外阴奇痒，镜检见真菌者，为真菌性阴道炎。

（4）带下湿黄质稀，有时带血，伴阴道烧灼感，检查见阴道有小出血点，为老年性阴道炎。

（5）如出现高热、寒战，头痛，食欲不振，甚至恶心呕吐，腹胀腹泻，腹痛拒按，下腹部扪及包块等为重症患者，应立即报告医生。

（6）如发现有外阴糜烂、溃疡或全身皮疹等，应警惕性病的可能。

### 3. 体位与安全

（1）患者取自由体位。对带下伴阴痒或有滴虫、真菌等病原体感染者，所用器械、用物等必须做好消毒隔离工作，防止交叉感染。

（2）行阴道冲洗或阴道擦洗等操作时，动作适宜轻柔，以免损伤阴道黏膜，尤其是老年人更应注意。

### 4. 清洁护理

（1）保持外阴清洁，注意患者的个人卫生。

（2）每日可用温水或中药洗剂清洗外阴，或用白鲜皮、苍耳子或蛇床子散煎汤坐浴。

（3）忌用热水烫洗，勿使用刺激性的药物或肥皂擦洗。

（4）勤剪指甲、勤洗手，勿搔抓外阴部或皮肤。

（5）患者的内裤应每日更换，并用开水煮沸 5~10 分钟或烫洗，在阳光下暴晒消毒。

### 5. 饮食护理

（1）合理调理饮食，以清淡、易消化、富有营养为宜。忌食辛辣、油腻、煎烤的食物。

（2）脾虚湿困者，注意饮食有节，给予莲子、山药、银杏等健脾化湿药食，忌食生冷寒凉之品。

（3）肾阴亏虚者，可予温肾助阳，固涩止带之品，如鹿茸、金樱子、菱角、鲜蘑菇等食物。

（4）湿热下注者，多食清淡利湿之品，如冬瓜、生薏仁、扁豆、新鲜蔬菜及水果，多饮绿茶。忌食燥热、肥甘厚味食物。

## 6. 情志护理

带下病多由湿热蕴结而致，病程迁延，易反复发作，患者易产生抑郁、恼怒等负性情绪。应关心理解患者，帮助其正确认识疾病，传授疾病的相关知识及防护措施，采取有效的方法解除忧虑情绪，积极配合治疗和护理。

## 7. 排泄护理

保持大、小便通畅。带下伴阴痒，或有滴虫、真菌者，应做好便器的定期消毒隔离并嘱患者使用蹲式厕所，便器专用，不要互相借用，以免发生交叉感染。

## 8. 用药护理

（1）中药汤剂宜文火久煎。

（2）汤药一般宜饭后温服，补益药物宜饭前温服，体内有虚热、湿热或湿毒者，中药汤剂宜偏凉服，服药后观察有无不良反应。

（3）可配合使用外治法，如保留灌肠、阴道塞药或涂布中药。

（4）阴道局部瘙痒者，可用黄柏、白鲜皮、蛇床子等中药煎汤坐浴、熏洗。

（5）忌用刺激性药物或热水清洗外阴。

（6）行经期间暂停中药灌洗阴道、坐浴和塞药治疗。

（7）阴部干涩者，可用紫草油外擦。

## 9. 临证（症）护理

（1）脾虚者，给予艾灸足三里、三阴交、气海、脾俞，每日1~2次。

（2）肾阳虚者，给予艾灸肾俞、命门、足三里、三阴交穴，每日1~2次。

（3）局部瘙痒者，按医嘱予黄柏、苦参、土槿皮各50g煎汤，每日坐浴熏洗。

## 【健康教育】

### 1. 生活起居

（1）慎起居，避寒湿，防劳累，节房事，保证充足睡眠。

（2）注意经期卫生，每日用温水清洗外阴，保持外阴清洁，提倡淋浴，防止交叉感染。经期注意休息。

（3）加强妇女保健，勿久卧或久坐湿地。

（4）平日少穿紧身裤或牛仔裤，宜选择棉质内裤，平日不用卫生护垫。

（5）个人生活用品与他人分开。

（6）做好计划生育工作，避免早婚、多产或多次人工流产。

## 2. 饮食

忌食辛辣、油腻、生冷之物。

## 3. 情志

可听音乐，移情易性，多与人聊天，保持开朗心情。

## 4. 运动

治疗期间不宜游泳。治疗后应加强锻炼，选择适宜的运动方式，以助正气。

## 5. 用药

严格遵医嘱用药。

（1）外用药者注意用手卫生，清洗外阴后，戴指套将药片等慢慢沿阴道后壁推入阴道后穹隆处。

（2）阴道用药期间避免性生活。

（3）不宜经常使用药液清洗阴道，以防破坏阴道内环境，导致菌群失调而诱发阴道炎。

（4）阴道出血、溃烂、经期禁用外用药。

## 6. 定期复诊

（1）定期进行体检，及时诊治妇科疾病。若带下五色杂陈或奇臭无比，应及时排查恶变的可能，以免延误病情。

（2）遵医嘱定时复诊，如出现发热、小腹疼痛，及时就医。患滴虫等传染性阴道炎者，夫妻双方应同时治疗。

# 六、妊娠恶阻

妊娠恶阻是指妊娠早期冲脉之气上逆，胃失和降，以出现恶心呕吐，头晕倦怠，甚至食入即吐为主要临床表现的病证。亦称"子病""病儿""阻病"。若妊娠早期仅有恶心择食，头晕，或晨起偶有呕吐者，为早孕反应，不属于病态，一般 3 个月后逐渐消失。

西医学中的妊娠剧吐，可参考本病辨证施护。

## 【辨证分型及临床表现】

### 1. 脾胃亏虚

妊娠早期，恶心呕吐厌食，甚则食入即吐，口淡，时呕吐清涎，胃脘痞闷隐痛，下腹胀闷不舒，头晕，精神萎靡，体倦乏力，舌淡苔白，脉缓滑无力。

### 2. 肝胃失和

妊娠早期，恶心呕吐，时泛酸水或苦水，恶闻油腻，烦渴，口干口苦，头胀而晕，胸膈满闷，胁肋攻痛，嗳气叹息，急躁易怒；舌淡红，苔微黄，脉弦滑。

上述二证，经治未愈，呕吐剧烈，持续日久，变为干呕或呕吐苦黄水甚则血水，精神萎靡，形体消瘦，眼眶下陷，双目无神，四肢乏力，或发热口渴，尿少便秘，唇舌干燥，舌质红，苔薄黄而干或光剥，脉细滑数无力，为气阴两虚之象。

## 【治疗原则】

### 1. 脾胃亏虚

健脾和胃，降逆止呕。

### 2. 肝胃失和

清肝和胃，降逆止呕。

上述二证，经治未愈，治宜益气养阴，和胃止呕。方用生脉散合增液汤。

## 【护理评估】

### 1. 评估妊娠恶阻的病因

因脾胃虚弱、肝胃不和或气阴两虚，加之妊娠后冲任之气上逆所致。

### 2. 评估妊娠恶阻的病位

病位在冲任，在胃，与肾、肝、脾关系密切。

### 3. 评估妊娠恶阻的病性

口淡、呕吐清涎或痰涎者多为脾虚；口苦，呕吐酸水或苦水者多为肝胃不和之实证。干呕或呕吐血性物者，多为气阴两虚。

### 4. 评估妊娠恶阻的病程

妊娠恶阻初起，病程短，程度轻；如呕吐日久，浆水不入，气阴两伤，可致阴亏气耗之恶阻重症。

## 【护理诊断】

### 1. 不舒适：恶心、呕吐

（1）与冲脉乘胃虚弱上逆有关。

（2）与冲脉乘脾虚挟痰饮上逆有关。

（3）与肝阴不足，肝火挟冲脉之气上逆有关。

### 2. 自理缺陷

（1）与呕吐严重有关。

（2）与长期入量不足，身体虚弱有关。

### 3. 情志异常：焦虑

（1）与知识缺乏有关。

（2）与环境和日常生活方式的改变有关。

### 4. 营养失调：低于机体需要量

（1）与呕吐有关。

（2）与脾胃虚弱，摄入不足有关。

（3）与肝胃不和，呕恶频作有关。

### 5. 体液不足

与呕吐剧烈及胃阴耗损有关。

## 【护理措施】

### 1. 生活起居护理

（1）病室环境宜清洁、安静，温湿度适宜。

（2）注意生活有规律，剧吐者，宜卧床休息。

（3）妊娠初期嗅觉过敏，有"恶闻食气"的现象，病房或家庭内要清除一切诱发呕吐的因素，并随时清除呕吐物，避免恶性刺激。

（4）注意口腔护理，由于胃气上逆，呕吐酸水及苦水后，口中苦涩无味，故每次呕吐后应用温开水或盐开水漱口，以保持口腔清洁。

### 2. 病情观察

（1）观察病情变化，记录呕吐的次数，呕吐物的性状、颜色、量以及伴随的症状等，观察呕吐与饮食、情志、劳倦的关系。

（2）必要时记录24小时出入量。

（3）注意全身症状及大小便和腹部情况，如发现精神萎靡，呼吸急促，反应迟钝，呕吐物混有血液，尿酮体阳性等酮症酸中毒的临床表现，应立即报告医生及时处理。

### 3. 体位与安全

轻症患者要注意休息，取自由体位。呕吐剧烈时，则应绝对卧床休息。

### 4. 清洁护理

禁食期间或呕吐者，应经常用温水或淡盐水漱口，及时清除呕吐物，保持口腔清洁卫生。

### 5. 饮食护理

（1）注意饮食调理。

（2）饮食宜软、烂、热、少渣，以富营养、易消化、少食多餐为原则，经常调换品种，也可根据患者的喜好选择食物。

（3）忌生冷、肥甘、油腻、辛辣、煎炸、香燥、硬固食物，忌烟、酒、茶等刺激性食物。

（4）可多吃一些酸味或咸味的食物，调味可口。

（5）鼓励患者进食，以扶助正气。

（6）脾胃亏虚者宜食健脾益气的食物，如鱼类、瘦肉、桂圆、莲子、大枣、山药、牛奶、鸡蛋等，可食生姜鸡肉汤、参芪粥等；肝胃失和者应清肝和胃，宜食水果蔬菜，如金橘、橙子、苹果、柚子、萝卜等，可饮佛手柑粥、梅花粥、砂仁粥等。

### 6. 情志护理

（1）稳定患者的情绪，消除各种不良因素刺激，避免紧张、激动、焦虑、忧愁等不良心理状态，以减轻妊娠呕吐的程度。

（2）嘱家属多给予精神安慰，增加孕妇情绪的自制能力。

（3）多愉快交谈，转移和分散注意力。

（4）肝气犯胃者，应保持心情舒畅，避免恼怒忧思，情绪不舒时，不宜进食。

### 7. 用药护理

（1）汤药宜浓煎，少量频服。

（2）切忌大量药液吞服，以免药入即吐。

（3）药液温热随患者喜恶，喜热者温服，喜饮冷者凉服。

（4）可用生姜和药兑服；或以生姜汁涂舌面或漱口后再服药，或服药后再含生姜片，可有效减少呕恶。

### 8. 排泄护理

（1）保持大便通畅，每日清晨冲服蜂蜜1匙，有利于润肠通便。

（2）卧床患者如在床上大小便，使用便器应避免推、拖、拉，以免损伤皮肤。

（3）室内也要定时开窗通风换气，消除异味，使患者舒适。

### 9. 临证（症）护理

脾胃虚弱者，应遵医嘱指压双侧内关，轻揉足三里，或按摩脾俞、胃俞穴，以健脾止呕。

## 【健康教育】

### 1. 生活起居

（1）保持室内环境整洁，空气新鲜，避免异味刺激。

（2）保持口腔清洁卫生，勤用淡盐水漱口。

（3）保持大便通畅，对于大便秘结者，可食蜂蜜、黑芝麻糊等。

（4）注意孕期卫生，节制房事。

（5）慎起居，避免感冒。

### 2. 饮食

宜清淡易消化，富有营养，鼓励进食，少食多餐，以保证孕妇和胎儿的营养。忌食辛辣、厚味、油炸之品。进食不宜过饱。

### 3. 情志

不良情绪会加重呕吐，故应保持情志舒畅，可多听音乐，此类乐曲有舒心、改善食欲的作用。

### 4. 用药

遵医嘱服药，不可随意增减药量或停药。

### 5. 运动

坚持适当的户外活动，如散步、做保健操等。

### 6. 定期复诊

遵医嘱定期复诊，如出现剧烈呕吐，尿酮体阳性，应立即就诊。

# 七、胎漏、胎动不安、堕胎、小产、滑胎

妊娠期间，阴道有少量出血，时出时止，或淋漓不断，而无腰酸、腹痛、小腹下坠者，称为胎漏，亦称胞漏或漏胎。

妊娠期间出现腰酸、腹痛、小腹下坠，或伴有少量阴道出血者，称为胎动不安。

胎漏、胎动不安是堕胎、小产的先兆，多发生在妊娠早期，少数在妊娠中期。西医称之为先兆流产。

凡妊娠 12 周内，胚胎自然殒堕者，称为堕胎；妊娠 12~28 周内，胎儿已成行而自然殒堕者，称为小产，亦称半产。堕胎、小产分别相近于西医学的早期流产和晚期流产。

凡堕胎或小产连续发生 3 次或 3 次以上者，称为滑胎，亦称数堕胎、屡孕屡堕。临证中，本病以连续性、自然性和应期而下为特点。西医学称为习惯性流产。

以下以胎漏、胎动不安为例进行阐述，堕胎、小产、滑胎分别参考辨证施护。

## 【辨证分型及临床表现】

### 1. 肾气亏虚

妊娠期阴道少量出血，色淡黯，或伴腰酸，腹痛，有下坠感，或曾屡孕屡堕，头晕耳鸣，夜尿多，眼眶黯黑或有面部黯斑，舌淡黯，苔薄白，脉沉细滑，尺脉弱。

### 2. 气血虚弱

妊娠期少量阴道出血，色淡红，质清稀，或小腹空坠而痛，腰酸，面色㿠白，心悸气短，神疲肢倦，口淡，便溏，舌质淡，苔薄白，脉细弱略滑。

### 3. 血热扰胎

妊娠期阴道少量出血，色鲜红或深红，质稠，或腹痛，腰酸，口苦咽干，心烦不安，便结溲黄，舌质红，苔黄，脉滑数。

### 4. 血瘀伤胎

宿有癥积，孕后常有腰酸，腹痛下坠，阴道不时出血，色黯红，或妊娠期不慎跌仆闪挫，继之腹痛或少量阴道出血，舌黯红，或有瘀斑，脉弦滑或沉弦。

## 【治疗原则】

| 1. 肾气亏虚 | 2. 气血虚弱 |
|---|---|
| 补肾固冲，益气安胎。 | 补气养血，固冲安胎。 |
| 3. 血热扰胎 | 4. 血瘀伤胎 |
| 清热凉血，养血安胎。 | 活血化瘀，补肾安胎。 |

## 【护理评估】

| 1. 评估胎漏、胎动不安的病因 | 2. 评估胎漏、胎动不安的病位 |
|---|---|
| 因母体和胎元两方面的原因导致冲任气血不调，胎元不固而发病。 | 病位在肾、冲任、胞脉，与脾、肾关系密切。 |
| 3. 评估胎漏、胎动不安的病性 | 4. 评估胎漏、胎动不安的病程 |
| 有虚、有热、有外伤。血色淡红，质稀薄者属虚；色鲜红，质稠者属热；若伴有腰酸、腹坠痛，头晕耳鸣，小便频数，夜尿多，舌淡苔白，脉沉滑尺弱者，属肾虚；伴有腰腹胀痛或坠胀，神疲肢倦，面色㿠白，心悸气短，舌淡苔白，脉细滑者，为气血虚弱。 | 根据阴道下血、腰酸、腹痛、下坠的症状轻重评估。阴道下血量少、腰腹疼痛较轻，则病情轻；如阴道流血量多，腰腹疼痛较剧，则病情较重，可发展为胎堕难留。 |

## 【护理诊断】

| 1. 有滑胎的可能 | 2. 不舒适：小腹下坠 |
|---|---|
| （1）与冲、任二经虚损，阴道漏红有关。<br>（2）与跌仆击触、或劳力过度，胎气受损有关。<br>（3）与患他疾，胎元失固有关。 | （1）与脾胃久虚有关。<br>（2）与肾气虚弱，冲任不固有关。 |
| 3. 不舒适：腰酸腹胀 | |

（1）与先天不足，无力系胞有关。

（2）与孕后房事不节，耗损肾精有关。

### 4. 情志异常：忧虑、恐惧

（1）与担忧胎儿有关。

（2）与知识缺乏有关。

### 5. 自理缺陷

与保胎的需要有关。

### 6. 有潜在坠胎的危险

（1）与冲任气血亏损过度或胎倔受损过重有关。

（2）与活动过剧有关。

（3）与房事频繁有关。

## 【护理措施】

### 1. 生活起居护理

（1）病室环境安静整洁，空气流通；血热者，病室适当清凉；肾虚者，注意腰腹部保暖。

（2）卧床休息，出血停止3~5天后，可下床适当活动，避免劳累及负重动作，不看刺激、惊险的小说或电影。肾虚滑胎者，绝对卧床休息，卧床休息时间应大于上次流产时的时间。

（3）严禁房事，避免阴道检查及灌肠，以防加重出血。

（4）保持会阴部清洁，每日用温水清洗外阴。

### 2. 病情观察

（1）观察患者腹痛，腰酸，阴道流血的血量、颜色、血块的大小及面色、血压、脉象等情况。

（2）观察堕胎、小产或行刮宫者排出的胚胎组织是否完整，患者有无宫缩及阴道流血情况。

（3）如出现出血量较多，伴腰酸、腹痛阵阵加剧，且腹部有下坠感、尿频等情况，立即汇报医生，配合处理。

### 3. 饮食护理

（1）饮食宜清淡、有营养、易消化，可多食鱼、肉、蛋、禽及新鲜蔬菜、水果等；忌食辛辣、油炸、肥甘厚味、滑利有损胎气的食物；禁烟酒、浓茶、咖啡等碍胎之品。

（2）肾虚者，可食桑寄生红枣茶、杜仲核桃汤等。

（3）气血虚弱者，可食龙眼肉莲子山药粥、参枣鸡汤等，以补气养血。

（4）血热者，可食新鲜蔬菜、水果，忌食辛辣动火之品。

### 4. 情志护理

（1）宣教本病的相关知识，介绍本病的治护措施及预后，告知患者安胎与情志的重要关系，多给予安慰和鼓励，克服急躁情绪，安心静养。

（2）脾虚者，避免过思伤脾，保持心情舒畅；血热者，学会养心神，畅情志，调节生活，保持健康的心理状态，以避免情志化火的发生；血瘀者，应向患者解释气机调达对健康的作用。指导患者自我控制情绪的方法。

### 5. 用药护理

（1）虚证汤剂宜饭前空腹温服，血瘀证汤剂宜饭后温服，血热证汤剂宜饭后偏凉服。

（2）安胎药多为补益剂，汤剂宜文火久煎，温服，服后静卧少动。

（3）服药时如恶心欲呕，可服姜汁少许。

（4）跌仆伤胎者，可实施疼痛护理，给予镇静止痛，腰腹以下严禁贴敷伤湿止痛膏。

（5）孕期下血，需及时就诊，不可擅自用药。

### 6. 并发流产、稽留流产的护理

（1）卧床休息。

（2）观察阴道出血的量、色，保持会阴部清洁卫生。

（3）少饮汤汁，做好奶胀的护理；预防感染。

### 7. 临证（症）护理

（1）阴道流血者卧床休息。

（2）妊娠期外伤后，观察有无阴道出血、腹痛等情况，不可随意服用治伤药，以免破血动胎。

（3）阴道若有组织物排出，应保留排出物，遵医嘱送病理检查，并做好刮宫术的准备。

（4）滑胎者，应坚持药物治疗。

（5）小产或行刮宫术后，应注意观察排出之胚胎组织物是否完整及宫缩、阴道出血等情况。

## 【健康教育】

### 1. 生活起居

（1）室内环境安静、整洁，空气新鲜，通风良好，阳光充足，温湿度适宜；室内可适当放置一些鲜花、盆景，增加环境生机。

（2）平时不宜穿高跟鞋。

（3）避免劳累及攀高举重、跌倒闪挫。

（4）保持外阴清洁，勤更换内衣裤，宜选用棉质内衣，宜宽大、柔软，勿紧束胸腰。

（5）孕早期避免性生活，晚期应节制房事。

（6）每日保证 8 小时以上充足睡眠。

（7）保持大便通畅，养成定时排便的习惯，切忌大便努责。

### 2. 饮食

以富有营养、易消化为原则，忌食辛温香燥、活血、辛辣、肥厚、煎炸之品。

### 3. 情志

避免紧张、恐惧，可多与人聊天，可多听音乐，保持心情舒畅。

### 4. 用药

严格遵医嘱用药，不可随意加减药量或停药。严禁擅自使用伤湿止痛膏等外用活血药。

### 5. 运动

不宜涉水远游。忌劳力持重或过度伸展等运动。

### 6. 定期复诊

遵医嘱定期做孕期保健检查，确保优生优育；如出现阴道出血量增多、腹痛腰痛加剧或伴有面色苍白、阴道有组织物排出时，及时就医。

## 八、产后恶露不绝

产后恶露不绝是指妇女产后持续 10 天以上，由阴道排出的少量暗红色血性液体，淋漓不净者。多因血热、血瘀、气虚、气血运行失常或感染邪毒所致。病位在胞宫，与肝、脾、肾有关。

西医学中的子宫复旧不全、晚期产后出血等症证，均可参考本病辨证施护。

### 【辨证分型及临床表现】

### 1. 气虚

恶露过期不尽，量多，色淡，质稀，无臭气，面色㿠白，头晕眼花，神疲懒言，四肢倦怠，小腹空坠，舌淡，苔薄白，脉细弱。

| **2. 血热** | **3. 血瘀** |
| --- | --- |
| 　产后恶露过期不止，量较多，色紫红，质黏稠，有臭秽气，面色潮红，口燥咽干，舌质红，脉细数。 | 　恶露过期不尽，量时少时多，色暗有块，小腹痛如针刺，拒按，舌紫黯或边有瘀点，脉沉涩。 |

## 【治疗原则】

| **1. 气虚** | **2. 血热** |
| --- | --- |
| 补气摄血固冲。 | 养阴清热止血。 |

| **3. 血瘀** | |
| --- | --- |
| 活血化瘀止血。 | |

## 【护理评估】

1. 评估患者体质及产孕史。
2. 评估恶露的量、色、质、气味及患者有无发热等全身症状。
3. 评估患者对疾病的认知程度及生活自理能力。

## 【护理诊断】

| **1. 疼痛：腹痛** | **2. 不舒适：口干、咽燥、身热** |
| --- | --- |
| 　（1）与寒邪入胞，寒凝血滞，瘀阻胞宫有关。<br>　（2）与瘀血停积，阻碍新血归经有关。 | 　（1）与恶露不止出血量多、营阴耗损有关。<br>　（2）与产后过食辛热温燥之品有关。<br>　（3）与热伤阴液、阴液耗损有关。 |

| **3. 活动无耐力** | |
| --- | --- |
| 　（1）与体质素弱，正气不足，产时失血耗气有关。<br>　（2）与产时失血过多致贫血有关。 | |

（3）与产后操劳过早，劳倦伤脾，气虚下陷有关。

（4）与产后恶露过期不止量多致体虚无力有关。

### 4. 有感染的危险

（1）与产后虚弱、机体抗病能力低下有关。

（2）与反复阴道出血致贫血、机体抵抗力下降有关。

（3）与宫腔内有开放血窦、细菌易从阴道侵入有关。

（4）与正虚毒盛、正不胜邪有关。

## 【护理措施】

### 1. 生活起居护理

（1）病室保持整洁舒适，创造有利于静养休息的环境。

（2）气虚者，病室宜温暖向阳，注意保暖，多卧床休息，切忌劳累耗气，以免加重病情；血瘀者，避免寒邪侵袭，以免加重血瘀之证；血热者室温宜偏凉，空气湿润，注意通风，衣被不宜过厚。

（3）加强会阴部护理，定时清洗外阴，保持清洁。

### 2. 病情观察

（1）观察患者恶露的量、色、质、味等情况，根据恶露的性状辨别寒热虚实。

（2）观察患者的面色、神情、汗出、二便、腹痛、体温、脉象、舌象等，如出现下腹痛剧、发热及阴道流出物增多、臭秽等应及时报告医生协助诊断。

（3）若出现大出血时，应做好输液、输血及刮宫手术的准备。

### 3. 体位与安全

（1）患者应充分休息，勿过劳，保证睡眠。

（2）一般取半卧位，以利于恶露的排出。

（3）可鼓励其下床走动，或进行适当的医疗体操，有助于气血运行，使积滞在胞宫内的余血能顺利排出，促进子宫收缩。

### 4. 清洁护理

（1）产后恶露排出，宫颈口开放，外邪容易入侵，故应保持外阴的清洁，勤换消毒月经垫，内裤要勤换、勤洗，在日光下曝晒，严防邪毒内侵。必要时，每日用温水或 1:5000 高锰酸钾溶液清洗，做好会阴护理。污染的衣被要及时更换。

（2）哺乳前、后要用温水清洗乳头。不要让婴儿养成含奶头入睡的习惯。哺乳时，两侧乳房要轮换吸空。恶露不绝并发子宫腔感染者，暂停哺乳，用吸奶器定时吸空乳汁，保持乳头清洁，防止乳汁瘀结成痈。若乳头皲裂，可用珠黄散或锡类散外敷。乳头内陷者，应经常用吸奶器吸引或用手牵引乳头。

## 5. 饮食护理

（1）饮食宜高蛋白、适量维生素和含铁的食物，忌食生冷、辛辣寒凉之品。

（2）气虚者，宜易消化富有营养的食物，如粳米粥、乌骨鸡、瘦肉、鸡蛋等。

（3）血热者，宜多食新鲜的水果，如梨、鲜藕等，忌食辛辣温燥之品。

（4）血瘀者，可用山楂 50g 水煎后去渣取汁 50ml，加入红糖 20g 后搅匀饮服，也可用荷叶煎汤代茶饮，以散瘀止血。

## 6. 情志护理

因恶露不绝易使患者产生思虑、抑郁等情绪，应鼓励患者倾诉，并耐心倾听，多与患者交流，及时向患者解释有关疾病的知识及防护措施，了解其生活起居、饮食、睡眠、情志等情况，加强情志疏导。

## 7. 用药护理

（1）按医嘱准确给药，观察药后效果和反应。

（2）气虚证汤药宜饭前空腹温服，血瘀证宜饭后温服，血热证宜饭后偏凉服。

## 8. 排泄护理

（1）嘱产妇及时解尿，排空膀胱。

（2）因膨胀充盈的膀胱可将子宫推向一侧，影响子宫的收缩，引起或加重产后恶露不绝。

（3）如产妇小便不能自解，可针刺三阴交、关元穴，或让患者听滴水声。

（4）经以上措施仍无效者，应给予导尿或留置导尿。

（5）卧床患者使用便器应避免推、拖、拉，防止皮肤损伤。

（6）室内定时开窗通风换气，消除室内异味，使患者感到舒适。

## 9. 并发产褥感染的护理

（1）密切监测体温变化，汗出湿衣及时更换，避免汗出当风。

（2）高热者卧床休息，病情许可取半卧位休息，多饮水。

（3）做好会阴护理，保持会阴部清洁，按医嘱给予抗生素，观察药后疗效及反应。

## 10. 临证（症）护理

（1）发热者，按产后发热护理常规进行。

（2）保持会阴清洁，每日用温水清洗，勤换消毒卫生巾、内裤。

（3）气血郁滞者，恶露量少伴腹痛，遵医嘱服益母草膏，或饮用生姜红糖汤。

（4）小腹疼痛者，可局部热敷，或灸天枢、气海、三阴交等穴。

## 【健康教育】

### 1. 生活起居

（1）养成良好的生活习惯，生活起居有常。

（2）产褥期静心休养，保证睡眠充足，避免过度劳累，不要汗出当风或涉雨着凉。

（3）恶露持续不净者，应注意阴部清洁，勤换内裤，严禁盆浴及性生活，防止并发症。

（4）坚持母乳喂养，以利子宫收缩及恶露的排出。

### 2. 饮食

饮食宜进易消化、高能食物，可食生山楂、红糖煮鸡蛋，有利于产褥期机体恢复，少食油腻、辛辣、刺激性食品。

### 3. 情志

注意调畅情志，保持良好的心态，学会自我心理调节，避免不良情志刺激。

### 4. 用药

（1）严格遵医嘱按时、准确给药。

（2）中药汤剂宜温服，药后观察恶露、腹痛改善情况。

（3）血瘀者可在服中药汤剂后加服红糖水。

### 5. 运动

指导产褥期生理卫生常识，鼓励患者起床活动，提倡做产后保健操，有助于气血运行和积滞在胞宫内的余血浊液排出，促进子宫收缩。

### 6. 定期复诊

产后遵医嘱按时随诊，出现产后诸证应及时采取措施。若恶露不止伴有其他症状时，及时就诊。

# 第五章 中医儿科病症的护理

## 一、肺炎喘嗽

肺炎喘嗽是小儿时期常见的肺系疾病之一，临床以发热、咳嗽、痰壅、气急、鼻煽为主要症状，重者可见张口抬肩，呼吸困难，面色苍白、口唇青紫等症。"热、咳、痰、喘"是肺炎喘嗽的典型症状。本病一年四季都可发生，尤以冬、春两季为多。好发于婴幼儿，年龄越小，发病率越高，病情越重。本病若治疗及时得当，一般预后良好。

西医学中的小儿肺炎等可参考本病辨证施护。

### 【辨证分型及临床表现】

| | |
|---|---|
| **1. 风寒闭肺** | **2. 风热闭肺** |
| 恶寒发热，无汗不渴，咽不红，呛咳不爽，呼吸急促，痰白而稀。舌淡红苔薄白，脉浮紧，指纹浮红。 | 发热恶风，咳嗽气急，未有汗出，痰多，痰黏稠或色黄，口渴咽红。舌红苔薄白或黄，脉浮紧，指纹浮紫。 |
| **3. 痰热闭肺** | **4. 毒热闭肺** |
| 发热烦躁，咳嗽喘促，气急鼻煽，喉间痰鸣，口唇发绀，面赤口渴，胸闷胀满，泛吐痰涎。舌红苔黄，脉弦滑，指纹紫滞。 | 高热持续，咳剧喘憋，气促鼻煽，面赤唇红，烦躁口渴，尿黄便结。舌红而干，苔黄燥，脉滑数，指纹紫滞。 |
| **5. 阴虚肺热** | **6. 肺脾气虚** |
| 病程较长，低热盗汗，干咳无痰。舌红乏津，苔花剥，少或无苔，脉细数，指纹淡红。 | 低热起伏不定，面白少华，动则汗出，咳嗽无力，喉中痰嘶，食欲不振，便溏。舌淡苔薄白，脉细无力，指纹淡。 |

## 【治疗原则】

| | |
|---|---|
| **1. 风寒闭肺**<br>辛温宣肺，化痰止咳。 | **2. 风热闭肺**<br>辛凉宣肺，清热化痰。 |
| **3. 痰热闭肺**<br>清热涤痰，开肺定喘。 | **4. 毒热闭肺**<br>清热解毒，泻肺开闭。 |
| **5. 阴虚肺热**<br>养阴清肺，润肺止咳。 | **6. 肺脾气虚**<br>健脾化痰，益肺平喘。 |

## 【护理评估】

| | |
|---|---|
| **1. 评估肺炎喘嗽的病因**<br>本病外因责之于感受风邪，或由其他疾病传变而来；内因责之于小儿形气未充，肺脏娇嫩，卫外不固。 | **2. 评估肺炎喘嗽的病位**<br>主要在肺，常涉及脾胃。 |
| **3. 评估肺炎喘嗽的病性**<br>小儿外感风邪，外邪由口鼻或皮毛而入，侵犯肺卫，肺失宣降，清肃之令不行，致肺被邪束，闭郁不宣，化热烁津，炼液成痰，阻于气道，肃降无权，从而出现咳嗽、气喘、痰鸣、鼻煽、发热等肺气闭塞的证候，发为肺炎喘嗽。 | **4. 评估肺炎喘嗽的病程**<br>体质虚弱或邪毒炽盛之患儿，病情常迁延难愈，日久伤阴、耗气，逐步转为肺阴耗伤、肺脾气虚等证。 |

## 【护理诊断】

| | |
|---|---|
| **1. 寒热异常：壮热**<br>与外邪闭肺，痰热内壅有关。 | **2. 有窒息的危险**<br>与痰热壅肺，痰阻气道有关。 |
| **3. 清理呼吸道低效**<br>（1）与痰热痹阻肺络，壅塞肺窍有关。<br>（2）与年龄幼小，咳嗽无力有关。 | **4. 潜在并发症：心力衰竭。**<br>与体弱或感邪过重，致使肺气痹阻，导致心血运行受阻，心失所养有关。 |

## 【护理措施】

### 1. 生活起居护理

（1）保持室内空气清新流通，早晚开窗通风 30 分钟，病室温度 18~22℃，湿度以 55%~60% 为宜，避免灰尘及异味刺激和冷风直吹患儿，风寒闭肺者注意保暖，风热闭肺者室内宜凉爽。

（2）保证患儿充分睡眠和卧床休息，避免户外活动，以防复感外邪，喘憋明显者，取半卧位休息。

（3）保持口腔清洁，每日进食后予淡盐水或银花清暑口服液漱口。

（4）保持呼吸道通畅，经常翻身，变换体位，轻拍背部，促进痰液排出。

### 2. 病情观察

（1）观察患儿恶寒、发热、呼吸、咳嗽、心率、气促、痰鸣、神色、汗出、二便等情况。

（2）出现以下情况，立即汇报医生，配合处理：①面色苍白而青、口唇发绀、呼吸困难或浅促、四肢厥冷汗出、烦躁不安或神萎淡漠等；②壮热烦躁，神昏谵语、四肢抽搐、颈项强直、双目上视、咳嗽气促、痰声辘辘等征象；③出现体温骤降或超高热、心率超过 140 次/分或间歇脉等重证。

### 3. 饮食护理

（1）饮食宜清淡易消化的半流质、流质为宜，忌生冷、荤腥、油腻、辛辣之品及不易消化的食物。

（2）风热闭肺者，可给梨汁、藕汁、萝卜汁以生津止渴。

（3）痰热闭肺者，可给青萝卜丝煮水加蜜频服，以清热化痰、行气止咳。

（4）阴虚肺热者，可常食百合粥、梨汁，以养阴生津润肺。

（5）肺脾气虚者，可适量进食山药、薏苡仁粥，以补养脾气。

### 4. 用药护理

（1）按时按量服用中药汤剂，并注意观察用药后反应。

（2）风寒闭肺者汤药宜热服，服药后进热粥或热饮促使发汗，注意加盖衣被，以取全身微汗，汗出后避免直接吹风；风热闭肺者汤药宜温凉服；痰热闭肺者汤药宜温服或凉服、少量频服；心阳虚衰者汤药宜急煎，频频热服。

### 5. 情志护理

生活环境的改变加之吃药等治疗的痛苦，会使患儿产生恐惧心理。应加强巡视，多关心、安慰患儿，减少恐惧感。开展有利于患儿身心愉悦的活动。各项治疗及护理操作应尽量集中进行。

### 6. 并发症的护理

（1）惊厥：①患儿抽搐时，立即将患儿头偏向一侧，清除口鼻分泌物，指压人中、合谷、十宣等穴；②立即予以吸氧；③按医嘱正确使用镇静剂，观察用药后疗效及反应。

（2）心力衰竭：①绝对卧床休息，协助生活起居，取半卧位或坐位，以减少回心血量；②遵医嘱给予低钠、高蛋白、高热量、高维生素饮食，不食含兴奋剂的饮料和食物；③记录 24 小时出入量，水肿严重者，遵医嘱控制液体入量和控制输液速度；④遵医嘱给予氧气吸入，并做好氧疗护理；⑤严密观察患者的神志、面色、呼吸、心率、心律变化和洋地黄类药物的疗效、毒性反应。

（3）水电解质紊乱：①遵医嘱予静脉补液，补液原则为：先快后慢，先盐后糖，见尿补钾；②记录 24 小时出入量；③严密观察患者的生命体征、神志、面色、皮肤弹性、腹胀等，发现异常，及时报告医师。

### 7. 临证（症）护理

（1）风热闭肺者，身热不退时患儿穿衣盖被不宜过厚。

（2）痰热闭肺者，患儿气喘较重时宜静卧，应采取半卧位或侧卧位，保持呼吸道通畅，遵医嘱吸氧。

（3）痰多黏稠不易咳出时，配合拍背，并遵医嘱予雾化吸入，以稀释痰液，帮助排痰。

（4）肺部啰音久不消者，可予拔罐疗法，取肺俞、肺底、膻中等穴，每次 5~10 分钟，每日 1 次。


## 【健康教育】

### 1. 生活起居

（1）根据气候变化增减衣服，注意冷暖调适。

（2）保持室内空气新鲜，多开窗通风。

（3）学龄儿童提倡冷水洗脸。

（4）感冒流行季节少去公共场所。

（5）发生感冒、咳嗽时及时治疗，防止病情发展。

## 2. 饮食

清淡易消化、富营养，注意病后调养。克服偏食等不良习惯。

## 3. 情志

家长应创造温馨愉快的生活环境，使儿童快乐的成长。

## 4. 用药

遵医嘱用药，注意用药后反应。

## 5. 运动

多晒太阳和进行户外活动，以增强体质，提高抗病能力。

## 6. 定期复诊

遵医嘱复诊。如出现咳嗽、气促、体温再次升高时，及时就医。

# 二、泄泻

泄泻是以大便次数增多，粪质稀薄或如水样为特征的一种小儿常见病。本病一年四季均可发生，以夏、秋季节发病率为高，不同季节发生的泄泻，证候表现有所不同。2 岁以下小儿发病率高，因婴幼儿脾常不足，易于感受外邪、伤于乳食，或脾肾气阳亏虚，均可导致脾病湿盛而发生泄泻。本病临床有轻症、重症之分。轻症者泻下次数不多，预后良好。重症者过度下泄，如果失治误治，易生变证，急则导致气阴两伤甚至阴竭阳脱而危及生命，或泄泻脾虚肝旺生风，发展为慢惊风；缓则导致疳证、小儿营养不良、生长发育迟缓、五迟、五软等缠绵难愈的病证。

西医学中的感染性腹泻，如细菌性、病毒性肠炎，寄生虫感染所致的泄泻等；非感染性腹泻，如结肠过敏、消化不良、肠胃功能失调等；其他疾病以腹泻为主证时，均可参考本病辨证施护。

## 【辨证分型及临床表现】

### 1. 常证

（1）风寒泻：大便清稀，多有泡沫，臭气不甚，腹痛肠鸣，或伴发热恶寒，鼻流清涕，咳嗽，舌淡，苔白腻，脉浮紧，指纹红。

（2）湿热泻：暴注下迫，量多次频，大便稀薄，如水样或蛋花汤样，色黄或黄褐，气味秽臭，可夹少许黏液，肛门灼热发红，小便短赤，常伴腹痛，纳差，呕吐，发热，烦躁口渴，疲乏倦怠，舌红，苔黄腻，脉滑数，指纹红紫。

（3）伤食泻：大便稀溏，夹有不消化食物残渣，气味酸臭，状如败卵，伴脘腹胀满，泻前腹痛，泻后痛减，腹痛拒按，嗳气酸馊，口臭纳呆，或伴呕吐，哭闹，夜卧不安，舌苔厚腻，脉滑实，指纹滞暗。

（4）脾虚泻：久泻不止，多于食后作泻，时轻时重，反复不已，大便稀溏，色淡不臭，面色少华，肌肤松弛，形体消瘦，神疲倦怠，舌淡，苔薄白，脉沉无力，指纹淡。

（5）脾肾阳虚泻：久泄不止，食入即泻，大便稀溏，澄澈清冷，完谷不化，形寒肢冷，面色㿠白，精神萎靡，寐时露睛，甚则脱肛；舌淡，苔白，脉细弱，指纹色淡。

### 2. 变证

（1）气阴两伤：泻下无度，暴泻不止，甚则泻下不禁，便稀如水，精神萎靡或烦躁不安，囟门及目眶凹陷，皮肤干燥枯瘪，啼哭无泪，唇干齿燥，口渴引饮，小便短少，甚则无尿，舌绛无津或起芒刺，少苔或无苔，脉细数。

（2）阴竭阳脱：暴泻不止，次频量多，便稀如水，神疲气弱，表情淡漠，哭声微弱，啼哭无泪，面色青灰或苍白，冷汗自出，四肢厥冷，少尿或无尿，舌淡无津，苔薄白，脉沉而微。

## 【治疗原则】

### 1. 常证

（1）风寒泻：疏风散寒，化湿和中。
（2）湿热泻：清肠解热，化湿止泻。
（3）伤食泻：运脾和胃，消食化滞。
（4）脾虚泻：健脾益气，助运止泻。
（5）脾肾阳虚泻：温补脾肾，固涩止泻。

### 2. 变证

（1）气阴两伤：健脾益气，酸甘敛阴。
（2）阴竭阳脱：挽阴回阳，救逆固脱。

## 【护理评估】

### 1. 评估泄泻的病因

以感受外邪、伤于饮食、脾胃虚弱为多见。

### 2. 评估泄泻的病位

主要在脾、胃。

### 3. 评估泄泻的病性

由于小儿稚阳未充、稚阴未长，患泄泻后较成人更易损阴伤阳发生变证。

### 4. 评估泄泻的病程

轻者治疗得当，预后良好；重者下泻过度，易见气阴两伤，甚至阴竭阳脱；久泻迁延不愈者，则易转为疳证。

## 【护理诊断】

### 1. 脾胃功能受损：腹痛泄泻

（1）与感受六淫邪气伤肺损脾，清阳下陷有关。

（2）与内伤乳食，脾失健运有关。

（3）与久病调理不当，脾胃受损有关。

### 2. 脾胃功能受损：恶心、呕吐

与乳食停滞，气机不畅有关。

### 3. 体液不足

（1）与进食量少有关。

（2）与泄泻不止而致体液丢失有关。

### 4. 有皮肤损伤的危险

（1）与大便次数过多有关。

（2）与排泄物刺激有关。

### 5. 知识缺乏

与乳母/家属对小儿喂养知识缺乏有关。

## 【护理措施】

### 1. 生活起居护理

（1）保持病室整洁安静，空气流通，温湿度适宜，湿热泻者病室宜凉爽。

（2）轻症者适当活动，以通调脏腑，增强体质；泄泻频繁并伴发热者，应卧床休息。

（3）加强生活护理，注意腹部保暖，以免外感风寒，加重泄泻。

（4）保持口腔清洁、湿润，避免口唇干裂、破溃；注意保持臀部清洁干燥，勤换尿布，每次便后用温水清洗臀部并擦干，防止臀红，如发生红臀，局部可涂紫草油膏以防破溃。

（5）具有传染性者，应执行消化道隔离，患儿的大便、便盆、尿布、痰盂等应分类消毒，妥善处理。

### 2. 病情观察

（1）观察大便的次数、性状、颜色、气味及量，准确记录出入量。

（2）注意体温、脉搏、呼吸、血压及神志变化，防止变证的发生。

（3）若见患儿暴泻不止、频繁呕吐、精神萎靡或烦躁不安、囟门及目眶凹陷、皮肤干燥、口渴、尿少等，为脱水征象；若久泻者出现面色青灰或苍白，冷汗自出，四肢厥冷，尿少或无尿等为阳气外脱之征象，应立即配合医生抢救。

### 3. 体位与安全

（1）患儿取自由体位。

（2）轻者可多参加户外活动，呼吸新鲜空气。

（3）重症者则应卧床休息。

（4）对出现慢惊风症状者，床边应设置床档，以防患儿发生意外。

### 4. 清洁护理

（1）保持口腔清洁与湿润，避免干裂破溃。可用银花甘草液漱口。

（2）保持皮肤、衣被的清洁干燥，每日用温水沐浴。污染的衣被应及时更换。

### 5. 饮食护理

（1）控制饮食，以减轻脾胃负担。

（2）轻症婴幼儿者宜适当减少乳食，缩短喂奶时间和延长间隔时间；重症者应暂禁食，病情好转后逐渐增加饮食量，由少到多，由稀到稠。

（3）风寒泻者宜食姜汁茶等辛温食物；湿热泻者宜食赤豆、冬瓜、茯苓，可用芦根、竹叶煎水代茶饮，忌油腻辛辣和生热燥火的食物；伤食泄者应严格控制饮食，停食脂肪类和不易消化的食物，待腹中宿食泻净，自流食开始，逐渐恢复进食，注意少食多餐；脾虚泻者宜食芡实粥、扁豆粥、山药核桃粥、苡仁粥等补中健脾之品；脾肾阳虚泻者可食党参粥、黄芪粥、山药大枣粥等，以补脾温肾。

### 6. 情志护理

加强巡视，多关心、安抚患儿，消除紧张情绪，腹痛时应多与交流，分散其注意力，以减轻疼痛，对患儿进行各项护理操作时，应做好解释，尽量减少患儿的痛苦和恐惧。

### 7. 用药护理

（1）按时按量服用中药汤剂，注意观察用药后症状缓解情况。

（2）风寒泻者汤药宜偏热服；脾虚泻、寒湿泻者汤药宜热服；阴竭阳脱者汤药宜热服、频服。

### 8. 排泄护理

（1）观察大便次数、性状、颜色、气味及数量。

（2）保持臀部清洁干燥，防止红臀，局部涂油膏，不使尿液浸及红肿部位，以免溃破。

（3）如已溃破，可用双黄连加凡士林油膏调和外敷，并暴露于外，或用红外线照射。

### 9. 并发症护理

（1）脱水：①轻症者，遵医嘱予以口服补液；重症者则予以静脉输液，遵医嘱控制输液速度。②观察生命体征、尿量、腹胀等变化，了解脱水的性质和程度。③做好口腔和皮肤护理。详细记录 24 小时出入量，每日测体重 1 次。

（2）酸中毒、低血钾症：①遵医嘱及时检测血清电解质各项指标；②注意输液速度，补液原则为：先快后慢，先盐后糖，见尿补钾；③如患者体温过高，应鼓励多饮水，并及时擦干汗液，遵医嘱采取中西药物或物理降温；④做好口腔和皮肤护理。腹胀遵医嘱予以肛管排气。

### 10. 临证（症）护理

（1）伤食泻患儿出现腹胀、腹痛时，可做腹部按摩。

（2）风寒泻患儿出现腹痛、肠鸣时，腹部宜保暖。

（3）湿热泻患儿，可饮淡绿茶、淡盐水、橘子水，以助清热利尿。

（4）脾肾阳虚泻患儿，应病室避风，腹部保暖。

## 【健康教育】

### 1. 生活起居

（1）指导家长及患儿注意饮食卫生，养成良好的卫生习惯，食具定期消毒，教育患儿饭前便后洗手，勤剪指甲。

（2）注意气候变化，及时增减衣服，防止受凉或过热，冬天注意保暖，尤其注意避免腹部受凉，夏天多饮水。

（3）保持皮肤清洁干燥，勤换尿布。每次大便后，要用温水清洗臀部，并扑上爽身粉，防止发生红臀。

### 2. 饮食

（1）适应四季气候变化，合理安排饮食。

（2）宣传母乳喂养的优点，提倡母乳喂养，尽量避免在夏季或患儿生病时断奶，按时逐步添加辅食，不宜过快，品种不宜过多，防止过食、偏食及饮食结构突然变化。食欲不振或情志不畅时，不宜强制进食。

（3）适当控制饮食，减轻脾胃负担。对吐泻严重及伤食泄泻患儿暂时禁食，以后随着病情好转，逐渐增加饮食量。忌食油腻、生冷及不易消化的食物。

### 3. 情志

腹痛时应多与患儿交流，分散其注意力，以减轻疼痛。

### 4. 用药

（1）中药汤剂宜温服。

（2）脾虚泻、脾肾阳虚泻的中药宜热服。

### 5. 运动

指导患儿适当参加户外活动，多晒太阳，以增强体质。

### 6. 定期复诊

密切观察病情变化，及早发现泄泻变证。

## 三、积滞

积滞是指因小儿内伤乳食，停聚中脘，积而不化，气滞不行所致，以不思乳食、食而不化、嗳气酸腐、脘腹胀满、大便不调为主要临床表现的一类慢性脾胃病证。任何年龄的小儿均可发生，其中以婴幼儿最为多见。本病一年四季均可发生，并无明显的季节性，但夏秋季节暑湿当令之时发病率较高。本病可单独出现，也可兼夹于泄泻、疳证、感冒等其他疾病中。本病一般预后良好，但也有个别小儿积滞日久，迁延失治，脾胃功能严重受损，导致气血化源不足，营养及生长发育障碍，可转化成疳证。

西医学中的慢性消化不良、轻度营养不良症等，均可参考本病辨证施护。

## 【辨证分型及临床表现】

| 1. 乳食内积 | 2. 脾虚夹积 |
| --- | --- |
| 不思乳食，呕吐酸馊，脘腹胀满疼痛，烦躁多啼，夜卧不安，大便酸臭，手足心热，或兼低热。舌红苔腻，脉滑数，指纹紫滞。 | 面色萎黄，疲倦乏力，不思乳食，腹满喜按，大便溏薄夹不消化食物。舌淡苔白腻，脉细滑，指纹淡滞。 |

## 【治疗原则】

| 1. 乳食内积 | 2. 脾虚夹积 |
| --- | --- |
| 消食导滞。 | 健脾消积。 |

## 【护理评估】

1. 评估患儿的腹部情况及大便情况。
2. 评估患儿是否呕吐以及患儿的精神状态。

## 【护理诊断】

1. 以不思乳食，食而不化，腹部胀满，大便溏泄或便秘为特征。
2. 可伴有烦躁不安、夜间哭闹或呕吐等症有关。
3. 有伤乳食史。

## 【护理措施】

### 1. 生活起居护理

（1）病室环境的空气流通新鲜，但避免直接吹风。

（2）室内温度湿度适宜。冬春季一般为 18～22℃，夏秋季为 24～28℃。

（3）若流行性感冒应执行呼吸道隔离制度，定时空气消毒，每日用食醋熏蒸或点苍术、艾叶消毒。限制人员出入，防止交叉感染。

### 2. 病情观察

（1）观察体温、呼吸、脉搏、神志改变等情况。及时发现挟痰、挟滞、挟惊等兼证，并迅速报告医生进行处理。

（2）注意检查患儿口腔黏膜、舌象、脉象及全身皮肤的变化。特别要注意早期的皮疹，以便及时发现麻疹、风疹、猩红热及流行性脑脊髓膜炎等急性传染病，并做好隔离措施。

### 3. 体位与安全

要适当注意患儿的休息。高热时应卧床。反复发作的惊风患儿，应勤剪指甲，以防患儿抽搐时抓伤自身肌肤。

### 4. 清洁护理

保持患儿衣被干燥。如汗出较多，衣被汗湿，要及时更换。较长期卧床患儿，保持床单平整、清洁、干燥。要勤翻身，经常用温湿毛巾擦浴，使气血通畅。做好口腔护理，每日盐水或 3% 硼酸水，或呋喃西林漱口液漱口。

### 5. 饮食护理

（1）注意调节饮食，乳食要定时定量。

（2）纠正偏食、挑食的习惯。

（3）婴幼儿不宜食用煎炸食品。

（4）因乳食内积，停乳的婴儿暂不哺乳，不强迫哺喂。

（5）呕吐者，暂停饮食，给予生姜水数滴滴舌；腹胀者，轻轻按摩腹部；便秘者，给予蜂蜜水冲服，必要时用开塞露导泻通便；脾虚食积者，饮食宜松软、清淡，循序渐进添加辅食，避免过多、过杂。

### 6. 情志护理

本病易使小儿产生抑郁、焦虑的负性情绪。应积极仔细地倾听患儿诉说，及时觉察患儿的情绪变化，进行心理疏导，鼓励他们积极参与娱乐活动，使患儿情绪乐观、放松。

### 7. 用药护理

（1）乳食内积者中药汤剂宜浓煎分次喂服，丸剂宜用温水溶化喂服。

（2）脾虚夹积者中药汤剂宜温服，服药期间饮食宜温热。

（3）注意观察服药后的反应，如出现异常，及时处理。

### 8. 排泄护理

（1）多食纤维类食物，使大便通畅，以防止热毒内陷。

（2）鼓励患儿多饮水，以增加尿液，疏通下源，有利于外感症状的好转。

（3）对有挟惊、挟滞，出现大小便失禁的患儿，要及时更换衣被，并用温热水擦洗臀部，涂以鞣酸软膏，以防发生红臀。

## 【健康教育】

### 1. 生活起居

建立正常生活规律。

### 2. 饮食

调节饮食，合理喂养，饮食清淡、温软、有营养、易消化，提倡母乳喂养，忌暴饮暴食、过食肥甘炙煿、生冷瓜果、偏食零食及妄加滋补。多食纤维类食物，使大便通畅。多饮水。

### 3. 情志

多关心体贴小儿；进食应在愉快的气氛中进行。

### 4. 用药

小儿用药及药量应严格按医嘱执行，做好记录。

### 5. 运动

重症患儿应减少活动，注意休息，恢复期可进行户外活动以增强体质。建立正常生活规律，经常参加户外活动。

### 6. 定期复诊

遵医嘱按时复诊，如出现呕吐、腹泻加重或发热等及时就医。

## 四、惊风

惊风是小儿时期常见的一种急重症，临床以抽搐、昏迷为主要症状。

惊风一般分为急惊风、慢惊风两大类。急惊风，热、痰、惊、风四症具备，临床以高热、抽风、昏迷为主要表现，常由外感时邪、内蕴湿热和暴受惊恐而引发。慢惊风来势缓慢，抽搐无力，时作时止，反复难愈，常伴昏迷、瘫痪等症，常因先天不足、大病或久病之后，或急惊风经治不愈而成。

西医学中的小儿惊厥可参考本病辨证施护。

## 【辨证分型及临床表现】

### 1. 急惊风

（1）风热动风：发热，头痛，咽痛，咳嗽流涕，随即出现烦躁、惊厥、神昏。舌红苔薄白或薄黄，脉浮数。

（2）气营两燔：多见于盛夏之季，起病急骤，壮热多汗，头痛项强，呕恶，烦躁嗜睡，抽搐。舌红苔黄，脉弦。

（3）邪陷心肝：高热烦躁，谵语，反复抽搐，两目上视，神志昏迷。舌红苔腻，脉数。

（4）湿热疫毒：持续高热，神志昏迷，谵语，反复惊厥，呕吐腹痛，大便腥臭，或夹脓血。舌红苔黄腻，脉滑数。

（5）惊恐惊风：暴受惊恐后惊惕不安，喜投母怀，夜间惊啼，神志不清，大便色青，脉律不整，指纹紫滞。

### 2. 慢惊风

（1）脾虚肝亢：形神疲惫，面色萎黄，嗜睡露睛，四肢不温，神志不清，抽搐无力，大便稀薄，色带青绿，时有肠鸣。舌淡苔白，脉细弱。

（2）脾肾阳虚：面色苍白或灰滞，精神萎顿，昏睡，口鼻气冷，四肢厥冷，手足蠕蠕震颤，溲清便溏。舌淡苔薄白，脉沉微。

（3）阴虚风动：虚烦疲惫，面色萎黄或时有潮红、低热消瘦、肢体拘挛或强直，手足心热，大便干结。舌质绛少津少苔，脉细数。

## 【治疗原则】

### 1. 急惊风

（1）风热动风：疏风清热，息风止痉。

（2）气营两燔：清气凉营，息风开窍。

（3）邪陷心肝：清心开窍，平肝息风。

（4）湿热疫毒：清化湿热，解毒息风。

（5）惊恐惊风：镇惊安神，平肝息风。

## 2. 慢惊风

（1）脾虚肝亢：温运脾阳平肝。

（2）脾肾阳虚：温补脾肾，回阳救逆。

（3）阴虚风动：育阴潜阳，滋水涵木。

## 【护理评估】

1. 评估患儿抽搐部位、程度、发作和持续时间，观察其面色、瞳孔、呕吐、二便及生命体征等变化。

2. 评估患儿是否有高热，患儿意识状态、哭声及前囟等情况。

## 【护理诊断】

### 1. 体温升高

与外邪袭于肺卫或内蕴痰热有关。

### 2. 有外伤的危险

与四肢抽搐或神志不清有关。

### 3. 有窒息的危险

与痰阻气道有关。

## 【护理措施】

### 1. 生活起居护理

（1）保持病室清洁安静，急惊风患儿室温宜凉爽，慢惊风患儿室温不宜过低。

（2）避免强光及噪声刺激，治疗、护理尽可能集中进行。

（3）惊风发作期应即平卧位休息，头偏向一侧，解开衣领，松解衣物，使用床档，切勿强行约束肢体，防止意外损伤。

（4）加强口腔和皮肤护理，预防口腔炎和压疮发生。

### 2. 病情观察

（1）观察抽搐部位、程度、发作和持续时间，观察面色、瞳孔、呕吐、二便及生命体征等变化。

（2）出现以下情况，立即汇报医生，配合处理：①瞳孔散大、气息低微或有屏气；②汗出如油、脉细弱或囟门高突、哭声尖利。

### 3. 饮食护理

（1）饮食宜清淡、富营养、易消化；惊风发作时切忌喂食物；昏迷患儿遵医嘱鼻饲。

（2）急惊风外感风邪时，饮食清淡素食。高热时以素流食或素半流为宜，热退止惊后酌情以软饭或普通饮食。高热惊厥时或温病惊厥后，夏季给以西瓜汁、番茄汁，冬季以鲜橘汁、苹果泥；痰多时以白萝卜汁或荸荠汁。

（3）慢惊风：①脾虚肝亢者宜食补脾平肝之品，如茯苓饼，银耳汤，乌梅、麦冬泡水饮，忌食温热动火之品，食疗方：山药茯苓粥；②脾肾阳虚证者平时加强饮食调补，宜健脾温肾，易于消化之品，如各种新鲜蔬菜、山药、龙眼肉、红枣等，食疗方：枸杞桂圆粥。阴虚风动者可食百合、银耳、甲鱼等，食疗方：银耳羹。

### 4. 情志护理

避免一切不必要的刺激，如有自卑、退缩、孤独等心理障碍，应配合家长对患儿进行鼓励、疏导，消除紧张和恐惧情绪，使患儿情志舒畅，避免因恐惧、惊慌而诱发病情。

### 5. 用药护理

（1）中药宜浓煎，少量频服，不可强行灌服，抽搐时不宜喂服中药。

（2）一般药物遵医嘱按时按量服用，且要遵循"急惊合凉泻，慢惊合温补"的原则。

（3）出现抽搐症状时，遵医嘱准确、迅速给药，观察用药后的疗效。

### 6. 并发窒息的护理

（1）立即予患儿平卧，头偏向一侧，解开衣领，切忌强行约束患儿肢体。

（2）给予氧气吸入，清除口鼻腔分泌物，备好开口器、吸痰器、气管插管等物品。

（3）保持患儿安静，避免各种刺激。

（4）密切观察体温、血压、呼吸、脉搏、意识、瞳孔的变化，按医嘱使用止惊药物。

### 7. 临证（症）护理

（1）抽搐时，将患儿平卧，头偏向一侧，解开衣领，给予氧气吸入，针刺或指掐人中、合谷、百会、涌泉等穴，必要时使用镇静剂。

（2）牙关紧闭者，用纱布包裹压舌板放在上下臼齿之间，吸出分泌物及呕吐物，以防窒息。

（3）囟门高凸者，用地龙粉15g加入少量的白糖水调匀，置纱布上敷于囟门处，以缓解痉挛。

## 【健康教育】

### 1. 生活起居

规律生活；避免感染时邪，按时预防接种；避免各种刺激。对长期卧床的患儿，要经常改变体位，必要时可垫海绵垫褥或气垫褥等，经常用温水擦澡、擦背或用温热毛巾行局部按摩，避免发生压疮。

### 2. 饮食

注意饮食卫生，不吃腐败及变质食物。慢惊风患儿平时要加强健脾调护，可适当进食山药、茯苓、大枣、阿胶等。

### 3. 情志

帮助家属正确认识疾病，关心体贴患儿，避免情绪波动而诱发抽搐。

### 4. 用药

遵医嘱按时服药。有高热惊厥史患儿，在外感发热初起时，要及时降温。

### 5. 运动

平时加强体育锻炼，提高抗病能力。避免跌仆惊骇。

### 6. 定期复诊

遵医嘱复诊。如出现高热、抽搐、昏迷时立即就诊。

## 五、遗尿

遗尿是因肾气不足、膀胱虚冷所致，以周岁以上的儿童夜间不能自主控制排尿，经常睡中小便自遗，醒后方觉为主要临床表现的病证，又称"遗溺""尿床"。本病多发生于3~12岁儿童，男孩多于女孩。本病持续时间长短不一，可呈一时性，也可持续数日、数月甚至数年。若长期不愈，会使儿童心理负担过重，产生自卑感，甚至影响其性格、智力的发育。

西医学中的遗尿，可参考本病辨证施护。

## 【辨证分型及临床表现】

| 1. 肾气不足 | 2. 肺脾气虚 |
|---|---|
| 每晚多次尿床，小便清长，面白少华，神疲乏力，肢冷畏寒，智力稍差。舌淡苔白滑，脉沉无力。 | 夜间遗尿，日间尿频而量多，易感冒，面白神疲，食欲不振，大便稀溏，易出汗。舌淡红苔薄白，脉沉无力。 |
| 3. 肝经湿热 | 4. 心肾不交 |
| 夜间遗尿，色黄味臊，性情急躁，面赤唇红或夜间梦语咬牙。舌红苔黄，脉滑数。 | 梦中遗尿，睡眠不安，烦躁叫扰，白天多动少静，易哭易惊，或手足心发热，形体消瘦。舌红苔薄，脉细数。 |

## 【治疗原则】

| 1. 肾气不足 | 2. 肺脾气虚 |
|---|---|
| 温补肾阳。 | 补肺宜脾。 |
| 3. 肝经湿热 | 4. 心肾不交 |
| 清热利湿。 | 清心宁神，交通心肾。 |

## 【护理评估】

1. 评估患儿遗尿的时间、次数及小便的量和气味。
2. 评估患儿的生活习惯。
3. 评估患儿的心理状况。

## 【护理诊断】

### 1. 排尿异常

（1）与下元虚寒，肾气不足有关。

（2）与脾肺气虚，膀胱失约有关。

（3）与肝经湿热，火热内迫有关。

### 2. 焦虑、恐惧、自卑

（1）与离开父母/环境改变有关。

（2）与惧怕治疗有关。

（3）与久病不愈、精神压力大有关。

### 3. 知识缺乏

与患儿及家属对本病调养知识缺乏有关。

## 【护理措施】

### 1. 生活起居护理

（1）保持病室环境安静、舒适、寒暖适宜。

（2）肾气不足或肺脾气虚者应注意保暖；肝经湿热者病室温度不宜过高，褥垫不宜过厚，衣被不可过暖，保持一定的湿度。

（3）指导患儿入睡前排空膀胱，放松腰带，内裤宜宽松。

（4）肾气不足者睡前可用温水泡足，睡时用暖水袋暖足；肝经湿热者睡前可用冷水搓面，温水泡足。

（5）一旦发生遗尿，应及时更换衣被，保持皮肤清洁干燥。

### 2. 病情观察

（1）观察小便的次数、量、颜色、气味及伴随症状，以判断病情。

（2）观察并记录遗尿发生的时间、规律，以便按时提前唤醒患儿起床排尿，逐步养成自控排尿的习惯。

### 3. 体位与安全

（1）夜间以侧卧为宜，使腹壁松弛而减少对膀胱的压力。

（2）一般小儿仰面平卧最易引起遗尿。可用布带于患儿腰背后作一大结，使其仰卧时感到不适而转为侧卧，逐步纠正其睡卧习惯。

（3）床垫被褥不宜太厚、太紧，内裤适宜宽松合适，下肢勿受压过重。

### 4. 清洁护理

（1）发生尿床时，及时更换患儿的衣被，防止小儿受寒或受惊吓。

（2）用温热水擦洗皮肤、会阴部，保持皮肤清洁，防止受损。

### 5. 情志护理

嘱家长多与患儿沟通、交流，了解遗尿的诱发因素，消除患儿紧张的情绪以及羞涩、自卑的心理，使其肝气条达，疏泄调畅，从而建立治疗与康复的信心，以便积极配合治疗。

### 6. 饮食护理

（1）肾气不足者饮食不宜过咸以免伤肾，平日可食芡实、莲子、大枣粥以补肾固摄，冬季可食狗肉、羊肉以温补肾阳；脾肺气虚者宜选择营养丰富且容易消化吸收的食物，可常食山药、莲子、大枣粥，以健运脾胃之气；肝经湿热者饮食宜清淡，忌食辛辣、上火、肥甘厚味的食物，多食新鲜水果和蔬菜。

（2）白天可正常饮水，晚餐最好少进流质饮食，晚餐后及睡前要控制饮水量，以减少遗尿的发生。

### 7. 用药护理

（1）丸剂须溶化或研成细末调服。

（2）中药汤剂药味苦涩可加适量的白糖调味。

（3）小儿服药不可强迫。

（4）汤药应尽量安排在白天服用，以减少尿液潴留。

### 8. 排泄护理

（1）睡前嘱患儿排空小便，入睡后定时唤醒起来排尿，以后逐步养成患儿夜间自控排尿的习惯。

（2）白天不应让患儿过度兴奋与劳累，以免夜间疲劳而不易苏醒，导致遗尿。

### 9. 并发症护理

（1）尿路感染：①急性期绝对卧床休息，鼓励患者多饮水，以尿液澄清为宜，并按时排尿。②遵医嘱按时、按量、准确服药。保持会阴部清洁、干燥，婴儿勤换尿布。③密切观察尿液色、质、量变化，正确收集尿标本。

（2）蛲虫病：①保持会阴部清洁、干燥；②勤剪指甲，内裤沸水浸泡；③每晚临睡前清洁会阴部及肛门，并遵医嘱外涂药膏。

### 10. 临证（症）护理

（1）肾气不足者，饮食不宜过咸。可睡前温水泡脚或遵医嘱睡前艾灸关元、气海穴。

（2）脾肺气虚者，应节制饮水量，可给予山药、大枣汤代茶饮，或遵医嘱针刺。

（3）肝经湿热者，睡前冷水搓面，或遵医嘱针刺。

（4）晚餐后减少饮水，临睡前排空小便。

## 【健康教育】

### 1. 生活起居

安排合理的作息时间，不过度疲劳，睡前排空膀胱，夜间以侧卧为宜，家长应从小儿1岁起即夜间定时唤醒排尿，逐步养成自控排尿习惯。

### 2. 饮食

适当增加营养，可选补肾益气之品，如牛肉、核桃、山药、红枣、栗子、莲子等。不宜采用流质饮食，晚餐忌过咸。睡前少饮水。

### 3. 情志

对患儿耐心教育、引导，切不可打骂体罚，适时鼓励，增其信心。

### 4. 用药

遵医嘱服药，中药汤剂应在晚餐前服完。

### 5. 运动

多参加文体活动，增强小儿体质。

### 6. 定期复诊

遵医嘱复诊，如出现夜间排尿次数明显增多时，及时就医。

## 六、麻疹

麻疹是感染麻疹时邪（麻疹病毒）引起的一种急性出疹性传染病，以发热恶寒、咳嗽咽痛、鼻塞流涕、泪水汪汪、畏光羞明、口腔两颊近白齿处可见麻疹黏膜斑，周身皮肤按序布发麻粒样大小的红色斑丘疹，皮疹消退时皮肤有糠麸样脱屑和色素沉着斑等为特征。我国南方地区有称本病为痧、痧疹，北方地区称为疹子。本病一年四季都有发生，但好发于冬、春季节，且常可引起流行。6个月至5岁小儿均易发病。本病患病后一般可获终生免疫。

西医学中的麻疹及其肺炎、喉炎、中毒性脑病等并发症，均可参考本病辨证施护。

## 【辨证分型及临床表现】

### 1. 顺证

（1）邪犯肺卫：发热咳嗽，微恶风寒，喷嚏流涕，咽喉肿痛，两目红赤，泪水汪汪，畏光羞明，神烦哭闹，纳减口干，小便短少，大便不调。发热第2~3天，口腔两颊黏膜红赤，贴近臼齿处可见麻疹黏膜斑，周围红晕，舌质偏红，苔薄白或薄黄，指纹浮而色紫，或脉浮数有力。

（2）邪入肺胃：身热如潮，肤有微汗，皮疹布发，疹点由细小稀少而逐渐稠密，疹色先红后暗，皮疹凸起，触之碍手，压之褪色。皮疹始见于耳后、发际，继而头面、颈部、胸腹、四肢，最后手心、足底、鼻准部见疹为麻疹透齐。大便干结，小便短少，口渴喜饮，烦躁不安，目赤眵多，舌质红赤，苔黄腻，脉数有力。

（3）热退津伤：麻疹出齐，发热渐退，精神疲倦，夜睡安静，咳嗽减轻，胃纳增加，皮疹依次渐回，皮肤可见糠麸样脱屑，并有色素沉着，舌红少津，脉细无力或细数。

### 2. 逆证

（1）麻毒闭肺：高热不退，烦躁不安，咳嗽气促，鼻翼扇动，喉间痰鸣，唇周发绀，口干欲饮，大便秘结，小便短赤，皮疹稠密，疹点紫黯，舌红赤，苔黄腻，脉数有力。

（2）麻毒攻喉：咽喉肿痛，或溃烂疼痛，吞咽不利，饮水呛咳，声音嘶哑，喉间痰鸣，咳声重浊，声如犬吠，甚则吸气困难，胸高胁陷，面唇发绀，烦躁不安，舌红赤，苔黄腻，脉滑数。

（3）毒陷心肝：高热不退，烦躁谵妄，皮疹稠密，聚集成片，色泽紫黯，甚至神识昏迷，四肢抽搐，舌质红绛，苔黄起刺，脉数有力。

## 【治疗原则】

### 1. 顺证

（1）邪犯肺卫：辛凉透表，清宣肺卫。

（2）邪入肺胃：清热解毒，透疹达邪。

（3）热退津伤：养阴益气，清解余邪。

**2. 逆证**

（1）麻毒闭肺：宣肺开闭，清热解毒。

（2）麻毒攻喉：清热解毒，利咽消肿。

（3）毒陷心肝：平肝息风，清心开窍。

## 【护理评估】

**1. 评估麻疹的病因**

感受麻疹时邪。

**2. 评估麻疹的病位**

主要在肺、脾。

**3. 评估麻疹的病性**

麻疹时邪袭于肺卫，由表入里，郁阻于脾，正邪相争，驱邪外泄，邪毒出于肌表，皮疹按序布发达于全身。疹透之后，毒随疹泄，麻疹渐次收没，热去津伤，趋于康复。

**4. 评估麻疹的病程**

麻疹若能及时治疗，合理调护，疹点按期有序布发，则预后良好；但麻疹重症可产生逆险证候，甚至危及生命。

## 【护理诊断】

**1. 寒热异常：壮热**

（1）与麻毒之邪侵犯肺卫，肺气失宣有关。

（2）与麻毒之邪入侵气分，肺卫热盛有关。

**2. 不舒适：咳嗽、流涕、目赤畏光**

与毒邪犯肺、卫表失和、肺气失宣有关。

**3. 潜在并发症：肺炎**

（1）与麻毒炽盛，正气不支，无力托邪于外有关。

（2）与复感外邪，化火内陷入里有关。

**4. 潜在并发症：喉炎**

与体质虚弱或调护不当，邪毒循经上攻咽喉有关。

**5. 组织完整性受损**

与邪毒扩肺及脾，肺胃热盛，与气血相搏，从肌肤透发出皮疹有关。

**6. 情志异常：恐惧、烦躁**

与对疾病认识不足，对治疗缺乏信心有关。

### 7. 知识缺乏

与患儿家属对本病防护知识缺乏有关。

## 【护理措施】

### 1. 生活起居护理

（1）保持居室空气流通，经常通风换气。

（2）患儿宜单间或同病同室，避免与其他病种患儿接触，呼吸道隔离至出疹后 5 天，有合并症者延至疹后 10 天，接触的易感儿隔离观察 21 天。

（3）患儿宜远寒远热，避免直接吹风受寒。

（4）麻疹既出，坐卧欲暖。

（5）患儿衣着、被盖适宜，勿过多过厚。

（6）在其发病过程以微汗为佳，及时更换汗湿的衣被。

（7）保证安静卧床休息至皮疹消退，减少不必要的探视，预防继发感染。

（8）初期发热起伏，出疹时热势更高，随疹毒外透，故此时不可见热退热，忌用酒精擦浴、冷敷等，以免影响透疹，导致并发症。

（9）保持皮肤清洁，疹退脱屑皮肤瘙痒时，要勤剪指甲，避免抓破皮肤引起感染。

（10）注意口腔卫生，可用生理盐水含漱，如有口腔溃疡，可涂锡类散、青黛散等。

（11）保护眼睛，室内光线不宜过强，以免患儿畏光不舒。

（12）鼻腔分泌物要及时清除，使鼻腔通畅、清洁。

（13）经常拍背、翻身，保持呼吸道通畅。

### 2. 病情观察

（1）密切观察皮疹的出疹及分布情况以及伴随症状，从见疹到出齐的时间约 3 日，疹点初起稀疏，先自耳后发际，渐至胸腹、四肢，最后至手足心，即为疹已出透。

（2）疹点渐次隐没，皮肤上有糠状脱屑，留下棕色的斑迹。

（3）注意发热、汗出、呼吸、神志等变化与出疹情况来判断麻疹的顺逆，预防肺炎、喉炎、脑炎等并发症。

### 3. 情志护理

（1）患儿常因发热、出疹而出现烦躁情绪，需专人照护。

（2）向患儿及家属讲解本病的病因、发病特点、诊疗原则及预后，减轻恐惧心理，告之本病大多可获终身免疫，保持良好情绪，促进疾病康复。

（3）应与患儿多交谈沟通，营造安全、宽松的环境，提高患儿对医护人员的信任度和治疗护理的合作度。

### 4. 饮食护理

（1）饮食以流质、半流质为宜，并多进水分，以补充高热时体液的消耗，必要时补液。

（2）忌食酸涩收敛之品，以免影响麻疹透发，忌食油腻、鱼腥发物、辛辣厚味。

（3）初热期饮食宜温热，兼有发热或口渴欲饮者，多饮水及热汤，或予芫荽粥以利排毒透疹，忌辛辣、生冷，若骤用寒冷，易导致麻毒内伏。

（4）出疹期忌油腻辛辣及不易消化的食物，皮疹未出齐者可进食虾皮、芫荽、葡萄干等，以助皮疹顺利透出，或选鲜芦根、鲜茅根煎水代茶饮以助汗透疹。

（5）恢复期宜多食养阴食品，如木耳、百合等，避免饮食过量，不可纵口，忌荤腥浓味。

### 5. 用药护理

（1）中药汤剂宜浓煎，少量多次，频频喂服。

（2）麻疹初起用芦根煮汤或一葱白浓煎，时时与之，但得微汗即解。

（3）若患儿喉中痰多，可加服猴枣散等。

（4）在出疹期不可轻易使用退热药物，以免皮疹骤没，导致麻毒内陷。

（5）麻疹收没期、麻疹顺证一般可不服药，能日趋康复。

（6）若神志改变加用清开灵注射液静脉滴注，神昏者加服安宫牛黄丸，抽搐者加服紫雪丹等。

### 6. 并发症护理

（1）肺炎：①风寒闭肺者，中药宜温服或频服，药后可给予热粥、热汤以助药性，使微汗出；②风热和痰热闭肺者，中药宜温凉频服；③风热犯肺证患儿的穿衣盖被不宜过暖；④痰热闭肺证患儿出现气喘较重时，宜静卧，及时吸氧；⑤痰多黏稠、不易咳出时，遵医嘱给予中药雾化吸入，稀释痰液；⑥出现呼吸困难、面唇发绀时，及时吸氧。

（2）脑炎：①置患者于安静环境中，减少一切不必要的刺激；②精神异常者，专人护理，加用床档，必要时使用约束带，或遵医嘱给予镇静药；③呕吐者应及时清除口腔、鼻腔分泌物，并观察色、质、量；④发热者遵医嘱给予物理或药物降温；⑤密切观察患者的生命体征、意识、瞳孔、头围、呕吐、抽搐情况，记录24小时出入量。

（3）惊厥：①注意观察患者的精神、心理状态、全身状况以及伴发症状，如有反常现象，应考虑到证变的可能性，采取必要的防治措施，并及时报告医生；②中药汤剂宜温服，并鼓励患者尽量将药全部服下，或将药混放在饮料、饭菜里，并观察用药后效果及反应；③加强防护措施，治疗防止患者擅自拔管，必要时使用约束带保护。

（4）感染：①病室宜空气清新，必要时可采用保护性隔离措施；②密切观察生命体征的变化；③遵医嘱按时、定量使用抗生素；④加强口腔和皮肤护理，防止继发感染。

（5）喉炎：①取半卧位，安静休息，烦躁时可遵医嘱服用镇静药；②喉头梗阻，有呼吸困难、发绀者，遵医嘱给予氧气吸入，并做好相应处理；③准备气管切开包，一旦出现呼吸衰竭，立即做好抢救准备。

## 7. 临证（症）护理

（1）麻疹透发不畅，遵医嘱用中药煎水代茶饮，或用毛巾蘸中药摇曳外擦，助于透疹。

（2）出疹期需重视补充水分，遵医嘱用中药煎水代茶饮，也可选用果汁加开水稀释饮用。

（3）眼部分泌物多，可用温水、生理盐水清洗双眼，遵医嘱洗后滴抗生素眼药水。

（4）麻毒攻喉时，密切观察呼吸及全身情况，及时吸氧、吸痰，并做好气管切开准备。


## 【健康教育】

## 1. 生活起居

（1）卧室空气流通，温、湿度适宜，避免直接吹风受寒和过强阳光刺激，床铺被褥舒适柔软，环境安静。

（2）流行期间应不带或少带易感儿去公共场所，防止交叉感染。患者使用的各种用具应彻底消毒，以切断传播途径。

（3）患儿接触传染源后，应隔离观察21天。

（4）尽早发现麻疹患儿，隔离至出疹后5天，合并肺炎者延长隔离至出疹后10天。一般对接触者宜隔离观察14天，已免疫接种者观察4周。

### 2. 饮食

（1）做好卫生宣教，让患儿及家属了解本病的知识，选择适宜的饮食。

（2）注意补足水分，饮食应清淡、易消化，出疹期忌油腻辛辣之品，收没期根据食欲增加营养丰富的食物。

### 3. 用药

中药汤剂宜热服，出疹期可采用温服法。

### 4. 情志

（1）多与患儿接触，给予关心和鼓励。

（2）丰富患儿的生活，避免恐惧心理的影响。

### 5. 运动

在冬末初春气候变化较大，应注意随时增减衣物，以避风寒，并适当体育运动，以增强体质。

### 6. 定期复诊

（1）麻疹具有较强的传染性，应早期发现、早期诊断和早期隔离，控制传染源，对无合并症者不需住院治疗，可在家卧床休息，开展家庭治疗和家庭护理。

（2）按计划接种麻疹减毒活疫苗。在流行期间有麻疹接触史者，可及时注射丙种球蛋白以预防麻疹的发病。

## 七、水痘

水痘是由水痘时邪（水痘–带状疱疹病毒）引起的一种传染性强的出疹性疾病，以发热，皮肤黏膜分批出现皮疹、丘疹、疱疹、结痂同时存在为主要特征。因其疱疹内含水液，形态椭圆，状如豆粒，故中西医均称为水痘。本病一年四季均可发生，以冬、春两季发病率高。任何年龄小儿皆可发病，90%为10岁以下小儿，以6~9岁儿童最为多见。

西医学中的水痘可参考本病辨证施护。

## 【辨证分型及临床表现】

### 1. 邪伤肺卫

发热轻微，或身不发热，鼻塞流涕，咳嗽喷嚏，起病后1~2天出皮疹，疹色红润，疱浆清亮，根盘红晕，皮肤瘙痒，皮疹稀疏，分批出现，躯干多见，苔薄白，脉浮数。

### 2. 邪炽气营

壮热不退，烦躁不安，口渴欲饮，面红目赤，皮疹稠密，疹色紫黯，疱浆混浊，甚至可见出血性皮疹，皮肤紫癜，大便干结，小便短赤，舌质红绛，苔黄少津，脉数有力。

## 【治疗原则】

### 1. 邪伤肺卫

疏风清热，利湿解毒。

### 2. 邪炽气营

清气凉营，解毒化湿。

## 【护理评估】

### 1. 评估水痘的病因

感受水痘时邪所致。

### 2. 评估水痘的病位

主要在肺、脾二经。

### 3. 评估水痘的病性

在气候变化、水痘流行期间易被感染。当小儿机体抵抗力下降时，外邪乘虚侵入而成水痘。水痘时邪由口鼻而入，蕴郁于肺脾，时邪袭肺，且与内湿相搏，而出现发热、流涕、水痘等症。

### 4. 评估水痘的病程

本病一般预后良好，一次感染水痘大多可获终生免疫，当机体免疫功能受损时或已接种过水痘疫苗者，也可有第二次感染，但症状轻微。水痘潜伏期为10~21天。水痘结痂后病毒消失，故传染期自发疹前24小时至病损结痂，为7~8天。

## 【护理诊断】

### 1. 寒热异常：壮热

与毒邪侵犯肺脾而致肺卫失和有关。

### 2. 组织完整性受损的危险

与邪毒与内湿相搏，透发于肌肤而致皮疹有关。

### 3. 有感染的危险

（1）与毒热炽盛，疱疹稠密而致破溃有关。

（2）与皮肤不洁或搔抓，而致疱疹破溃有关。

### 4. 情志异常：恐惧、烦躁

（1）与离开父母/环境改变有关。

（2）与皮肤瘙痒有关。

### 5. 知识缺乏

与患儿家属对本病防护及消毒隔离知识缺乏有关。

## 【护理措施】

### 1. 生活起居护理

（1）本病具有传染性，患儿需行接触隔离。

（2）居室温湿度适宜，保持皮肤清洁干燥，衣服宽大柔软，被褥整洁，以免造成患儿不适，增加痒感。

（3）保持手的清洁，剪短指甲，婴幼儿可戴并指手套，以免抓伤皮肤，继发感染或留下瘢痕。

（4）高热时宜卧床休息，鼓励多饮水，促使邪毒排泄。加强口腔护理，保持口腔清洁。

### 2. 病情观察

（1）密切观察皮疹的颜色、疱疹的稀疏或稠密及布发的情况。

（2）注意患儿的发热、神态、表情等变化。

（3）高热者应密切观察体温变化，必要时给予物理降温，以防高热惊厥。

（4）防止邪毒内陷及邪毒犯心等并发症，若出现咳嗽、气急、鼻翼扇动、惊厥或昏迷症状时，应及时报告医生救治。

### 3. 体位与安全

（1）诱发期伴高热、全身不适者，应卧床休息。

（2）愈合期可适当活动。

（3）对易哭闹、易动的患儿，必要时床边设置床档，以防发生坠床等意外。做好患儿被服、用具等消毒工作，如室内通风、空气紫外线照射、被服暴晒、餐具煮沸等。

### 4. 清洁护理

（1）保持皮肤清洁、干燥。及时更换汗湿的内衣裤。衣被不宜过紧、过厚，以免刺激或加重痘疹的瘙痒。

（2）保持患儿口腔清洁，经常用银花、甘草水漱口，每日2次。发生口腔溃疡者，用锡类散、冰硼散涂敷患处，每日3~4次。

（3）眼结膜发生水痘时，应做好眼结膜的护理。每天用等渗盐水清洗眼睛，分上、下午各1次。将金霉素眼膏均匀地涂在眼结膜上。

（4）保持患儿双手的清洁，指甲要剪短。婴幼儿的双手可戴手套，以免其抓破疱疮引起感染。

## 5. 饮食护理

（1）出疹期，应以清淡、易消化且富有营养丰富的流质、半流质或软食为宜，如牛奶、鲜蛋、瘦肉、猪肝等。忌食辛辣、油腻、荤腥发物，如醋、牛肉、羊肉、海鲜等。

（2）伴有高热时，应鼓励患儿多饮开水，或以绿豆汤作饮料，或用红萝卜煎汤代茶喂服，以补充水分，促进邪毒排泄。

（3）高热伤津者，给予芦根煎水代茶。

（4）选食蜂蜜、香蕉、果仁等，可以润肠通腑，保持大便通畅，防止便结热盛。

## 6. 情志护理

（1）对患儿要态度和蔼，语言和气。

（2）对较大的患儿应给予耐心疏导，晓之于理，帮助其认识本病的传染性，以听从医护人员的劝导，不随意走动，勿用手搔抓皮肤，主动配合治疗与护理。

（3）根据患儿的年龄及心理需要开展各种形式的活动，如看书、看电视等，以此分散患儿注意力，避免哭闹。

## 7. 用药护理

（1）高热者应用退热药时，应注意保暖。用药期间，观察体温的变化，避免体温骤降而导致患儿大汗淋漓，甚至虚脱。

（2）皮肤瘙痒严重者，可用温热水沐浴，外用炉甘石洗剂，每日3~4次。疱疹破溃者，用青黛散直接撒布于患处，也可用麻油调成糊状后敷于患处，有清热收敛的功效。

（3）口腔用药应在饭后进行。涂药后不可立即饮水、进食。外敷药散布要均匀，干湿要适宜。

（4）本病应慎用肾上腺皮质激素或其他免疫抑制药物，以防病毒播散全身，或使皮疹增多，甚至出现出血性皮疹而危及生命。按医嘱使用激素的过程中，如感染水痘，应根据原有的疾病进行全面的分析，并做出相应的处理。皮疹感染严重时，应配合使用抗生素治疗。

## 8. 临证（症）护理

（1）热毒炽盛高热伤津者，可酌情用芦根煎水代茶饮。

（2）大便秘结可给予蜂蜜、香蕉、果仁等润肠通腑之品。

（3）皮肤痒甚可在疱疹未破溃处遵医嘱涂擦 5%硫酸氢钠溶液，疱疹破溃处涂 1%龙胆紫并保持干燥。

## 【健康教育】

### 1. 生活起居

（1）保持室内空气流通、新鲜，注意避风寒，防止复感外邪。

（2）控制传染源，隔离水痘患儿至疱疹结痂为止。学校、托幼机构中已接触水痘的易感儿，应连续检疫 3 周，并立即接种水痘减毒活疫苗可预防发病。

（3）保持皮肤清洁，勤换内衣，剪短手指甲，或戴连指手套，以防抓破疱疹，减少继发感染。

（4）无并发症患儿在家隔离治疗时，经常通风换气，衣服不易过厚过紧。勤换内衣，保持皮肤清洁，被褥用品应暴晒、煮沸。

（5）对使用大剂量肾上腺皮质激素、免疫抑制剂患儿，及免疫功能受损、恶性肿瘤患儿，在接触水痘 72 小时内可肌内注射水痘-带状疱疹免疫球蛋白，以预防感染本病。

（6）已被水痘患儿污染的被服及用具，应采取暴晒、煮沸、紫外线灯照射等措施，进行消毒。

（7）对水痘伴发热的患儿，不可使用水杨酸制剂，以免发生瑞夷综合征。

### 2. 饮食

清淡流食或半流食、易消化、富营养食物，多饮温开水。禁食辛辣食品。

### 3. 情志

患儿因瘙痒严重而哭闹时，应转移患儿注意力，避免情绪激动。

### 4. 用药

遵医嘱用药，不可擅自使用退热药。

| 5. 运动 | 6. 定期复诊 |
|---|---|
| 　急性期或高热时，应卧床休息。症状较轻者可适当室内活动。病愈后，逐步进行适当的体育活动。 | 　遵医嘱复诊。如出现疱疹密布全身，疱疹内液呈血性，或出现瘀点、瘀斑应立即就诊。 |

## 八、痄腮

　痄腮是由腮腺炎时邪（腮腺炎病毒）引起的一种急性传染病，以发热、耳下腮部肿胀疼痛为主要特征，本病一年四季均可发生，以冬、春两季易于流行。多发于 3 岁以上儿童，2 岁以下婴幼儿少见。痄腮潜伏期为 12~22 天。在腮腺肿大前 6 天至肿后 9 天从唾液腺中可分离出腮腺炎病毒，故本病传染期为自腮腺肿大前 24 小时至消肿后 3 天。一般预后良好，感染后可获终身免疫。

　西医学中的流行性腮腺炎可参考本病辨证施护。

### 【辨证分型及临床表现】

| 1. 常证 | 2. 变证 |
|---|---|
| 　（1）邪犯少阳：轻微发热，或微恶寒，一侧或双侧耳下腮部漫肿疼痛，咀嚼不便，头痛，饮食减少，咽红，舌质红，苔薄白或薄黄，脉浮数。<br>　（2）热毒壅盛：壮热烦躁，一侧或两侧耳下腮部漫肿疼痛，坚硬拒按，张口困难，咀嚼酸痛，口渴欲饮，头痛不舒，咽红肿痛，颌下肿块胀痛，饮食减少，大便秘结，小便短赤，舌质红，苔黄腻，脉数有力。 | 　（1）邪陷心肝：高热不退，耳下腮部漫肿，疼痛不舒，坚硬拒按，烦躁不安，或神识昏迷，或神昏嗜睡，颈项强硬，头痛呕吐，四肢抽搐，舌红绛，苔黄腻，脉数有力。<br>　（2）毒窜睾腹：腮部漫肿渐消，或腮肿消退，一侧或双侧睾丸肿胀疼痛，或脘腹疼痛，或少腹疼痛，疼痛拒按，舌红赤，苔黄腻，脉数有力。 |

## 【治疗原则】

| 1. 常证 | 2. 变证 |
|---|---|
| （1）邪犯少阳：疏风清热，散结消肿。<br>（2）热毒壅盛：清热解毒，软坚散结。 | （1）邪陷心肝：清热解毒，息风开窍。<br>（2）毒窜睾腹：清肝泻火，活血止痛。 |

## 【护理评估】

| 1. 评估痄腮的病因 | 2. 评估痄腮的病位 |
|---|---|
| 为腮腺炎时邪所致。 | 主要在少阳、厥阴二经。 |

| 3. 评估痄腮的病性 | 4. 评估痄腮的病程 |
|---|---|
| 邪毒壅阻少阳经脉，与气血相搏，凝滞于耳下腮部。 | 本病一般预后良好。少数患儿因素体虚弱或邪毒炽盛，可见邪陷心肝、毒窜睾腹之变证。感染本病后可获终生免疫。 |

## 【护理诊断】

| 1. 寒热异常：壮热 |
|---|
| 与毒邪侵犯肺脾而致肺卫失和有关。 |

| 2. 不舒适：腮部肿痛、咀嚼困难 |
|---|
| （1）与邪毒郁阻经脉，关节不利有关。<br>（2）与时邪病毒壅盛于少阳经脉，循经上攻腮颊，气血凝滞不通有关。 |

| 3. 潜在并发症：睾丸炎、卵巢炎 | 4. 情志异常：恐惧、烦躁 |
|---|---|
| 与少数患儿素体虚弱或邪毒炽盛，引起邪陷心肝、毒窜睾腹有关。 | 与对疾病认识不足，对治疗缺乏信心有关。 |

## 【护理措施】

| 1. 生活起居护理 |
|---|

（1）高热者卧床休息，限制活动，避免跳跃性动作。

（2）患儿食具及口鼻分泌物污染之用品经常煮沸消毒或暴晒。

（3）出现睾丸肿大伴压痛感时，可对局部进行冷敷，并用丁字形布带将睾丸托起以改善患儿的局部症状。

## 2. 体位与安全

（1）患儿高热时，应卧床休息，直至腮腺肿胀消退为止。

（2）症状较轻者，可适当在室内活动。

（3）对烦躁不安的患儿应设置床边床档，以防止小儿坠床。

## 3. 病情观察

（1）观察腮腺肿胀的范围、程度，注意口腔颊黏膜腮腺管口处红肿的进退情况。同时，应与颈部或耳前淋巴结炎、化脓性腮腺炎等做好鉴别。①肿胀部位的不同：颈部淋巴结炎的肿胀部位在下颌骨处，耳前淋巴结炎肿大部位在耳前部。②肿块情况：淋巴结炎的肿块边缘清楚，质地偏硬，压痛明显。颈部淋巴结炎常伴有口腔、咽部的炎症如咽峡炎、扁桃体炎；耳前淋巴结炎则常存在耳道的病灶。血常规检查中白细胞计数及中性粒细胞百分比常增高。③发颐（化脓性腮腺炎）时，除腺体表面皮肤明显红肿外，扪诊可有波动感，挤压腺体时腮腺管口可见到脓液。一般常发生于重症伤寒、白喉及猩红热等疾病的后期。

（2）对昏迷或重症患儿，应密切观察神志、体温、脉搏、舌苔、脉象等变化。如出现呕吐、嗜睡等意识障碍及脑膜刺激症状者，则提示并发脑炎的可能，应及时报告医生，积极给予处理。

## 4. 清洁护理

（1）注意口腔清洁。小儿饭前、食后要给予漱口。可用淡盐水、银花甘草水、等渗盐水等漱口。对于发热患儿，要保持其皮肤的清洁；汗出较多时，应及时用干毛巾擦干，并更换内衣裤，以免患儿复感外邪而加重病情。对重症或昏迷患儿应加强基础护理，经常变换体位，防止压疮等并发症的发生。

（2）保持患儿床单位的整洁、舒适。各类物品使用后需进行消毒处理（如煮沸、浸泡等），以免发生交叉感染。

## 5. 饮食护理

（1）饮食宜清淡、易消化，如新鲜鸡蛋、瘦肉等。

（2）对因疼痛而拒绝进食的患儿，可给予流质、半流质或软食，如牛奶、绿豆汤、鲫鱼汤等。

（3）忌食酸、辣、硬等类食品，以免引起或加重疼痛。

（4）可鼓励患儿多喝开水、果汁、饮料，以利于体内毒素的排泄。

（5）并发脑炎昏迷者，适宜采用鼻饲法来补充营养。

### 6. 情志护理

（1）体贴关心患儿，给予疏导、解释、安慰，以消除其烦躁及不稳定的情绪。

（2）根据患儿不同的年龄层次及心理需要，开展各种形式的活动，如看书、讲故事、看电视，以分散患儿的注意力，配合治疗与护理。

### 7. 排泄护理

注意患儿的大小便情况，如次数、性质（色、量），并根据小儿的病情进行综合分析、判断，以助诊断。

### 8. 用药护理

（1）中药汤剂应于饭前或饭后1~2小时服用，一般以温凉为宜。

（2）局部用药时，外敷范围应大于肿胀部位。运用散剂时，药物需调和均匀，并厚薄适中地涂于纱布上。用药过程中，要保持糊剂的湿润。每次换药时，可先用等渗盐水洗净局部，观察用药后皮肤有无瘙痒及过敏等情况，如出现皮肤瘙痒、皮肤发红等反应，则应立即停药，并报告医生。严重者，局部可用0.3%硼酸液湿敷或按医嘱用药。

（3）对于高热患儿，应积极采用物理降温或药物退热（按医嘱）等措施，密切观察降温后情况，防止因体温骤降、大汗淋漓造成小儿虚脱。

### 9. 并发症护理

（1）脑炎：①置患者于安静环境中，减少一切不必要的刺激；②精神异常者，专人护理，加用床档，必要时使用约束带，或遵医嘱给予镇静药；③呕吐者应及时清除口腔、鼻腔分泌物，并观察色、质、量；④发热者遵医嘱给予物理或药物降温；⑤密切观察患者的生命体征、意识、瞳孔、头围、呕吐、抽搐情况，记录24小时出入量。

（2）胰腺炎：①遵医嘱予以禁食，同时做好口腔护理。建立静脉通道，按时、准确使用药物。②严密观察生命体征和腹部压痛、反跳痛、肌紧张的情况，发现异常及时报告医师。

（3）心肌炎：①病室宜安静、舒适、空气流通，根据季节调节适宜的室温。急性应绝对卧床休息，心力衰竭取半卧位。防止噪声，减少探视人数，避免交叉感染。②观察生命体征，如出现心悸气短、面色苍白、神疲乏力、多汗等心源性休克，应及时报告医师，取平卧位，并保暖，迅速建立静脉输液通道，配合抢救。③饮食宜清淡、富营养、易消化，少食多餐，少食油腻、厚味、辛辣、刺激性食物。

（4）睾丸炎：①卧床休息，遵医嘱进行冷敷疗法时，禁用冰袋；②用"丁"字带或棉垫将阴囊托起，并做好会阴护理；③观察睾丸红、肿、热、痛情况，发现异常及时报告医师。

### 10. 临证（症）护理

（1）温毒袭表证患儿应多饮水。可局部冷敷或遵医嘱使用青黛散或金黄散加麻油调敷腮腺肿胀处。

（2）热毒蕴结证出现高热不退时，可行物理降温，或遵医嘱针刺退热。

（3）邪窜肝经证出现睾丸肿痛者，采用丁字带将阴囊托起，局部冷敷。

## 【健康教育】

### 1. 生活起居

（1）流行性腮腺炎流行期间，易感儿应少去公共场所。

（2）患儿的衣被、用具等物品均应煮沸清毒。居室用食醋加水熏蒸，每次 30 分钟，每天 1 次，进行空气消毒。

（3）患儿应卧床休息直至热退，并发睾丸炎者适当延长卧床休息时间。

（4）高热、头痛、嗜睡、呕吐者密切观察病情，及时给予必要的处置。睾丸肿大痛甚者，局部可给予冷湿敷，并用纱布做成吊带，将肿胀的阴囊托起。

### 2. 饮食

给易消化、清淡流质饮食或软食为宜，忌吃酸、硬、辣等刺激性食物。每餐后用生理盐水或 4% 硼酸溶液漱口或清洗口腔，以保持口腔清洁。

### 3. 情志

保持情绪稳定，向患儿及家长宣教有关本病的知识，使之积极主动地配合治疗，有利康复。

### 4. 用药

中药汤剂宜温服；高热者偏凉服。

### 5. 运动

病愈后逐步进行体育活动，以增强体质。

### 6. 定期复诊

（1）幼儿园及中、小学校等集体单位要经常体格检查，有接触史的可疑患儿，要进行隔离观察，并用板蓝根 15～30g，煎汤口服，每日 1 次，连服 3～5 天。发病期间应隔离治疗，直至腮部肿胀完全消退后 3 天为止。

（2）接种麻、风、腮三联疫苗或腮腺炎疫苗可预防本病的发生。病后可有持久免疫力。未曾患过本病的儿童，可给予免疫球蛋白，效果良好。

# 第六章　中医骨伤科病症的护理

## 一、一般护理常规

### 1. 接待工作

护士热情接待患者，根据年龄、性别、病种、病情安排病室，护送患者到指定床位休息。

### 2. 病室环境

（1）病室环境清洁、舒适、安静，保持室内空气新鲜。

（2）根据病证性质，调节室内温湿度。

### 3. 入院介绍

（1）介绍主管医师、护士，并通知医师。

（2）介绍病区环境及设施的使用方法。

（3）介绍作息时间、相关制度。

### 4. 监测生命体征，做好护理记录

（1）入院时测量体温、脉搏、呼吸、血压、体重。

（2）新入院患者每日测体温、脉搏、呼吸4次，连续3日。若体温37.5℃以上者，每日测体温、脉搏、呼吸4次；若体温39℃以上者，每4小时测体温、脉搏、呼吸1次，或遵医嘱执行。体温正常3日后，每日测体温、脉搏、呼吸1次，或遵医嘱执行。

（3）危重病者的生命体征监测遵医嘱执行。

### 5. 病情观察与记录

（1）每日记录1次大便次数。

（2）每周测体重1次，或遵医嘱执行。

（3）协助医师完成各项检查。

（4）遵医嘱执行分级护理。

（5）定时巡视病房，做好护理记录。

（6）保持伤口敷料干燥，发现浸湿、脱落等情况及时处理或报告医师。

（7）各种引流管保持通畅，不受压，不脱落，注意及记录引流液的量、性质及气味等，引流袋每日更换1次，遵守无菌技术原则。

（8）严密观察患者的生命体征、瞳孔、神志、舌脉、大小便等变化，发现异常，及时报告医师，并配合治疗。

（9）及时了解患者在生活起居、饮食、睡眠和情志等方面的问题，实施相应的护理措施，做好护理记录。

### 6. 其他

（1）手术患者按骨伤科手术护理常规进行，参见本章下文。

（2）根据病情，指导并帮助患者进行合理有效的功能锻炼，使患者及家属了解功能锻炼的意义、原则、方法、步骤及注意事项等。

（3）遵医嘱指导患者正确使用外用或内服药，观察用药效果及反应，并向患者做好药物知识的宣教。

（4）指导饮食：由于骨伤科患者的治疗原则分三期进行，因而饮食护理原则也有其特点。①骨折初期（伤后或术后1~2周）：此期宜消肿止痛、活血化瘀。饮食宜清淡、薄素、易消化食物，忌油腻、热毒、酸辣及发物。如多食新鲜蔬菜、水果、蛋类、鱼类瘦肉粥、黑木耳炒瘦肉、瘦肉薏米汤及田七瘦肉汤等。②骨折中期（伤后或术后3~4周）：此期宜接骨续筋。宜进食清补之品，如去皮鸡汤、清补凉煲瘦肉，淮山杞子圆肉煲瘦肉及花生眉豆鸡爪汤等。③骨折后期（伤后或术后5~6周）：此期宜补肝肾，壮筋骨。宜多食滋补肝肾之品如骨头汤、动物内脏、核桃煲脊骨、花生猪脚汤等。

（5）加强情志护理，疏导不良心理，使患者配合治疗。

（6）根据病情，对患者或家属进行相关健康指导，使之对疾病、治疗、护理等知识有一定了解，积极配合治疗。

（7）预防院内感染：①严格执行消毒隔离制度；②做好病床单位的终末消毒处理。

（8）做好出院指导，并征求患者建议及意见。

## 二、骨伤科手术前后护理常规

### 【术前护理】

1. 遵医嘱完善术前各项检查。

2. 针对患者的心理问题做好情志护理。

3. 根据病情，制定功能锻炼计划和术前指导，并教会患者。

4. 发放术后饮食食谱。

5. 术前清洁皮肤，遵医嘱行手术区备皮，做好护理记录。

6. 术前晚遵医嘱禁食、禁水；给予安神镇静药物，保持充足睡眠。

7. 术日晨护理：①遵医嘱给予麻醉用药，将病历、X 线片、CT 片或 MRI 片及术中用药等手术用物带入手术室；②再次核对患者姓名、床号及手术名称；③根据手术要求备好术后用的硬板床，根据病情及手术种类，必要时备好牵引器具。

## 【术后护理】

1. 术后将患者平稳地抬上床。四肢手术，取平卧位，抬高患肢；脊柱手术，取平卧位，保持脊柱平直，按时给予轴线翻身。

2. 病情观察，做好护理记录：①密切观察生命体征。②保持引流管通畅，定时观察和记录引流的色、质及量。发现异常及时报告医师，及时处理。③定时查看敷料，观察有无渗血和分泌物，注意其色、质、量，及时更换，做好记录。④评估切口疼痛的性质、程度和持续时间，分析疼痛的因素，遵医嘱使用药物，以减轻和缓解疼痛。

3. 对不同的情绪反应，鼓励患者树立信心，战胜疾病。

4. 根据患者手术的情况，指导不同的功能锻炼。

5. 牵引、外固定手术患者，按牵引、外固定护理常规进行。

## 三、小夹板外固定护理常规

1. 按中医骨伤科一般护理常规进行。

2. 向患者说明小夹板固定的注意事项，以取得患者的主动配合。

3. 整复固定完毕，搬动患者时，注意保护患肢，保持正确的位置，严防骨折断端重新移位。

4. 固定期间，抬高患肢并保持患肢的功能位或所需特殊体位。

5. 注意观察小夹板包扎的松紧度，以布带能在夹板上下移动 1cm 为标准，随着患肢肿胀逐渐消退，及时报告医师，进行调整。

6. 经常巡视病房，倾听患者主诉，密切观察患肢的血液循环。如发现肢端皮肤青紫或苍白，肤温较对侧下降甚至冰冷，主诉剧痛、麻木等现象时，报告医师，及时处理。

7. 整复固定后麻醉药效消失，患者感觉正常后，即可指导并协助患者进行功能锻炼。

8. 经常检查压垫的放置位置是否合适，避免夹板压迫而形成压疮。保持小夹板的清洁。

9. 解除固定后，如需中药熏洗、热敷，应给予具体指导。

## 四、牵引术护理常规

1. 按中医骨伤科一般护理常规进行。

2. 向患者说明牵引的目的、注意事项，使患者主动配合。

3. 洗净患肢，局部备皮。根据病情需要，帮助患者摆好体位，分散注意力，减轻患者紧张心理。

4. 凡新上牵引的患者，要做好交接班，倾听患者主诉，观察患肢血液循环、肢体感觉及活动情况，发现异常，报告医师，及时处理。

5. 保证牵引效能，注意观察以下事项，做好护理记录。

（1）牵引的重锤要悬空，不可着地或靠在床架上，不可随意增减牵引重量。

（2）嘱患者不要擅自改变体位，保持牵引所需的体位和力线要求。

（3）牵引绳应滑动自如，被物不可压在牵引绳上，以免影响牵引轴线及牵引力。

（4）滑动牵引的患者，要适当抬高床头或床尾等处，以保持牵引力与反牵引力的平衡。

（5）按医嘱定时测量两侧肢体的长度，做好记录。

（6）皮肤牵引时，要随时观察胶布及绷带有无松散或脱落，局部皮肤有无水疱、皮疹或溃疡，发现异常及时处理。

（7）保持骨牵引处针眼的干燥，定期清洁换药，预防感染。注意观察钢针有无松动、滑脱等异常情况，如发现牵引针向一侧偏移时，及时报告医师处理。

（8）人工牵引，电脑腰椎牵引、颈椎牵引等严格执行操作规程。

6. 向患者解释早期功能锻炼的意义，指导患者功能锻炼的方法及注意事项。

7. 鼓励患者深呼吸、用力咳嗽，预防并发坠积性肺炎；鼓励多饮水，保持排尿、排便通畅。

## 五、石膏外固定护理常规

### 1. 一般护理

按中医骨伤科一般护理常规进行。

### 2. 石膏固定前护理

（1）清洁患肢，如有伤口先清洁再换药。

（2）做好解释工作，使患者主动配合。

（3）上石膏当天需床头交接班，倾听患者主诉，严密观察肢体血液循环和感觉运动情况，发现异常，及时报告医师，协助处理。

（4）四肢石膏外固定术后，抬高患肢以利消肿。

### 3. 石膏未干固护理

（1）石膏未干时，不应覆盖被物，如天气寒冷，盖被需用支架托起，以防石膏变形或折断。

（2）尽量不要搬动患者，若需变换体位，要用手掌托扶石膏，协助搬移，忌用手指捏压。

### 4. 石膏干固后护理

（1）注意保持石膏清洁，勿使尿、便等污染。翻身或改变体位时要平托石膏，力量要轻柔均匀，避免折断变形。

（2）密切观察伤口渗血及患肢血供情况，如石膏表面有血迹渗出并逐渐扩大，为持续出血征象，立即报告医师，及时处理。

（3）石膏固定后可指导患者进行石膏内的肌肉舒缩活动和未被固定的关节、肢体活动。如病情允许，应鼓励患者下床活动以减少术后并发症。

（4）注意加强石膏边缘及骨突部位的皮肤护理，如发现局部疼痛、红肿、瘀斑等早期压疮症状，及时处理。石膏过紧或松动、变形时，报告医师，及时更换。

（5）拆除石膏后，按"骨折患者功能锻炼法"进行功能锻炼。

# 六、上肢骨折

骨折是指由于外力的作用破坏了骨的完整性或连续性，可根据骨折处是否与外界相通把骨折分为闭合性和开放性，根据骨折的病因分为外伤性骨折和病理性骨折。骨折临床表现主要有局部瘀血、疼痛、畸形、肿胀、骨擦音、异常活动、活动功能障碍。

上肢骨折常见的有锁骨骨折、肱骨外科颈骨折、肱骨干骨折、肱骨髁上骨折、肱骨外髁骨折、尺桡骨干骨折等。常见症状为局部疼痛、肿胀、皮下瘀斑、肢体畸形、功能障碍，伴有口渴、汗出、胃纳欠佳，脉弦数或弦细弱，舌暗红，苔黄腻。

## 【辨证分型及临床表现】

### 1. 气滞血瘀（骨折早期）

患处肿胀、疼痛明显，活动受限。舌淡红或淡黯，苔薄白，脉弦。

### 2. 气血不和，筋脉瘀阻（骨折中期）

肿痛渐消，肢体酸痛，活动不利。舌黯苔薄白，脉弦涩。

### 3. 肝肾亏虚（骨折后期）

肿痛已消，肢体乏力，肌肉瘦削。舌淡苔薄白，脉沉。

## 【治疗原则】

### 1. 气滞血瘀（骨折早期）

活血化瘀，行气止痛。

### 2. 气血不和，筋脉瘀阻（骨折中期）

和血舒筋。

### 3. 肝肾亏虚（骨折后期）

补益肝肾，舒筋活络。

## 【护理评估】

### 1. 评估骨折的病因

外因、金疮、跌、仆、闪、挫、坠是导致骨折的直接原因，也与人体的气、血、肝、肾有很大关系。注意了解与骨折相关的因素，详细询问受伤时的情况（如受伤的姿势、环境等）、既往史、外力作用的程度，辨明创伤性骨折、病理性骨折、开放性骨折、闭合性骨折。注意局部情况，有无肿胀及局部瘀斑。

### 2. 评估骨折的病位

上肢骨折、病理性骨折常与肝肾相关。

### 3. 评估骨折的病性

创伤外力多以气滞血瘀为主，多由于皮肉筋骨损伤而引起气血瘀阻、经络阻塞或津血亏损。骨骼疾病引起骨质破坏所致骨折多以肝肾亏虚为主。

### 4. 评估骨折的病程

根据病程进展分为以下 3 期。

（1）骨折初期：血肿机化期，伤后 1~2 周，由于筋骨脉络的损伤，血离经脉，瘀积不散，气血凝滞，经络受阻，故见局部疼痛、压痛、肿胀、瘀斑、活动功能障碍。

（2）骨折中期：原始骨痂期，伤后 3~4 周，肿胀渐消，疼痛明显减轻，但瘀肿未尽，骨未连接。

（3）骨折后期：骨痂改造塑形期，伤后 5~6 周，骨痂渐长，逐步恢复骨正常结构。骨性连接较稳定，故疼痛肿胀消失，但病程长，且筋骨失养，气血虚弱。

## 【护理诊断】

### 1. 疼痛

（1）与骨断筋伤，气滞血瘀有关。

（2）与外固定过紧有关。

（3）与外固定过松导致骨折端移位有关。

（4）与石膏压迫有关。

（5）与不恰当的体位及躯体移动有关。

（6）与手术损伤刺激有关。

### 2. 肿胀

与营血离经，瘀积肌腠有关。

### 3. 体液不足

与液体摄入不足以及活动性液体丢失有关。

### 4. 营养失调：低于机体需要量

与脾胃虚弱，摄入不足有关。

### 5. 焦虑、恐惧

（1）与环境改变有关。

（2）与不能预料手术后果，惧怕疼痛有关。

（3）与自身健康受到威胁有关。

（4）与缺乏对本病的有关知识有关。

### 6. 自理缺陷

（1）与骨折后肢体活动不便有关。

（2）与卧床不能下地活动有关。

### 7. 有血管神经受压的危险

（1）与小夹板绑扎过紧有关。

（2）与肢体严重肿胀有关。

（3）与血管神经受损有关。

### 8. 有感染的危险

（1）与肢体外伤有关。

（2）与手术创伤，损伤元气有关。

（3）与正气不足，邪毒内侵有关。

### 9. 脾胃功能失调

（1）与伤后卧床，脾胃受纳功能减弱有关。

（2）与心情抑郁，食欲减退有关。

（3）与受伤后气机逆乱，脾胃运化失职有关。

### 10. 活动无耐力

（1）与骨折后气血受损有关。

（2）与久卧伤气有关。

### 11. 潜在并发症：脂肪栓塞

与骨折或手术后骨髓中脂肪球进入血液有关。

### 12. 知识缺乏

与患者认识能力所限及自我调护知识缺乏有关。

## 【护理措施】

### 1. 生活起居护理

（1）病室安静、整洁、空气流通、阳光充足、温湿度适宜。

（2）卧床休息，根据医嘱合理摆放体位。

（3）保持肢体功能位：①上臂自然下垂，肘关节屈曲90°，腕关节背伸30°，前臂中立位，手半握拳，拇指对掌；②锁骨骨折患者卧床时用软枕垫于两肩胛之间，保持两肩后伸；③肱骨外科颈骨折患者仰卧时头部应稍抬高，垫高患肢与躯干平行，避免前屈或后伸。

### 2. 病情观察

（1）观察生命体征及患肢疼痛、肿胀、出血、感觉、运动等情况，开放性骨折注意观察伤口情况。

（2）观察外固定包扎的松紧度、患肢皮肤温度、颜色及末梢血运情况。

（3）出现以下情况，立即汇报医生，配合处理：①面色苍白、气短、出冷汗、四肢厥冷等征象；②患肢疼痛剧烈、麻木、肿胀，皮肤苍白或青紫，肤温改变；③开放性伤口敷料渗血、渗液量多。

### 3. 饮食护理

（1）骨折早期饮食宜清淡、富营养、易消化，多吃蔬菜、水果，忌食辛辣、肥甘厚味之品。

（2）骨折中后期宜选择补益气血、肝肾之品。

### 4. 用药护理

（1）中药汤剂宜温服，注意观察药后反应。

（2）使用外用药时，注意观察局部皮肤变化，如有瘙痒等情况及时处理。

### 5. 情志护理

给予精神安慰，解除紧张心理，积极配合治疗。

### 6. 并发症护理

（1）痿证：①保持肢体功能位；②每日行肢体被动功能锻炼2~3次，每次10分钟；③骨折后期，局部可行热敷、按摩，促进血液循环。

（2）压疮：①保持皮肤清洁、干燥，定时变换体位，避免局部长期受压；②床单元整洁、干燥，受压部位酌情给予减压贴，必要时给予气垫床。

### 7. 临证（症）护理

（1）大便干结时可指压长强穴5~10分钟，每天2次；或耳穴埋籽，取穴大肠、小肠、三焦等。

（2）肝肾亏虚者，可艾灸肝俞、肾俞等穴，每穴10~15分钟。

（3）疼痛较剧时，可耳穴埋籽，取穴神门、皮质下或骨折对应耳穴部位，必要时遵医嘱给予镇痛剂。

**【健康教育】**

| 1. 生活起居 | 2. 饮食 |
|---|---|
| 戒烟酒，保持大便通畅，养成定时排便的习惯；养成良好的生活习惯，保证充足睡眠。 | 饮食有节，宜食清淡易消化富含蛋白质食物，不宜过饱；忌辛辣刺激食物，禁烟酒。 |
| 3. 情志 | 4. 用药 |
| 保持心情愉快，及时疏导不良情绪，配合治疗，安心养病。 | 遵医嘱用药，不可随意增减药量或停药。 |
| 5. 运动 | 6. 定期复诊 |
| 遵医嘱及早进行功能锻炼，恢复肢体功能，功能锻炼注意循序渐进，避免过劳，注意安全。 | 遵医嘱复诊，患肢出现肿胀疼痛、活动不利等异常情况时，及时就医。 |

# 七、下肢骨折

下肢骨折常见的有股骨颈骨折、股骨粗隆间骨折、股骨干骨折、髌骨骨折、胫腓骨骨折等。其症状为：局部疼痛、压痛、肿胀或有皮下瘀斑，功能丧失，肢体外旋、缩短、畸形，损伤严重者可合并创伤性休克、挤压伤、脂肪栓塞或筋膜间隔区综合征。若老人或体弱者，可伴有精神疲倦、面色苍白、便秘，舌质淡胖、苔白、脉细弱；若青壮年或体壮者，可伴有发热或高热、纳呆、汗出、口干渴，便秘。舌暗红、苔黄腻，脉弦数。

**【辨证分型及临床表现】**

参见"上肢骨折"的相关内容。

**【治疗原则】**

参见"上肢骨折"的相关内容。

**【护理评估】**

参见"上肢骨折"的相关内容。

## 【护理诊断】

### 1. 疼痛

（1）与骨断筋伤，气滞血瘀有关。

（2）与外固定过紧有关。

（3）与外固定过松导致骨折端移位有关。

（4）与石膏压迫有关。

（5）与不恰当的体位及躯体移动有关。

（6）与手术损伤刺激有关。

### 2. 营养失调：低于机体需要量

与脾胃虚弱，摄入不足有关。

### 3. 躯体活动障碍

（1）与肢体疼痛有关。

（2）与石膏固定有关。

（3）与牵引有关。

（4）与肢体制动，限制活动有关。

### 4. 焦虑、恐惧

（1）与环境改变有关。

（2）与不能预料手术后果，惧怕疼痛有关。

（3）与自身健康受到威胁有关。

（4）与缺乏对本病的有关知识有关。

### 5. 自理缺陷

（1）与骨折后肢体活动不便有关。

（2）与卧床不能下地活动有关。

### 6. 有皮肤完整性受损的危险

（1）与长期卧床、局部血液循环障碍有关。

（2）与石膏、夹板、牵引垫衬致组织受压有关。

### 7. 有便秘的可能

（1）与长期卧床、活动减少，肠失传导有关。

（2）与不习惯床上排便有关。

（3）与术后或老年患者血虚肠燥有关。

### 8. 有尿潴留的危险

（1）与不习惯床上排尿，精神紧张有关。

（2）与腰麻后骶前神经受阻，尿肌松弛，不能自主排尿有关。

### 9. 脾胃功能失调

（1）与伤后卧床，脾胃受纳功能减弱有关。

（2）与心情抑郁，食欲减退有关。

（3）与受伤后气机逆乱，脾胃运化失职有关。

## 10. 有牵引失效的危险

（1）与体位不当有关。

（2）与牵引绳受压有关。

（3）与牵引重锤未悬空有关。

（4）与牵引套松散或脱落有关。

## 11. 潜在并发症：休克

与合并脏器损伤有关。

## 12. 有血管神经受压的危险

（1）与小夹板绑扎过紧有关。

（2）与肢体严重肿胀有关。

（3）与血管神经受损有关。

## 13. 有感染的危险

（1）与肢体外伤有关。

（2）与手术创伤，损伤元气有关。

（3）与正气不足，邪毒内侵有关。

## 14. 知识缺乏

与患者认识能力所限及自我调护知识缺乏有关。


## 【护理措施】

## 1. 生活起居护理

（1）病室安静、整洁、空气流通、阳光充足、温湿度适宜。

（2）卧床休息，根据医嘱合理摆放体位。

（3）保持肢体功能位：①髋关节屈曲 15°，外展 20°，膝关节屈曲 15°，踝关节背伸 90°，足尖向上；②股骨颈及股骨粗隆间骨折应保持患肢外展中立位，防止外旋、内收。

（4）保持皮肤及会阴部清洁，正确使用便盆，适当床上活动，教会咳嗽排痰方法，协助翻身叩背。

## 2. 病情观察

（1）观察生命体征及患肢疼痛、肿胀、有无出血、局部感觉、运动及肢端血液循环情况。

（2）观察外固定包扎的松紧度、患肢皮肤温度、颜色及末梢血运情况。

（3）出现以下情况，立即汇报医生，配合处理：①气短、出冷汗、四肢厥冷等征象；②患肢出现剧烈疼痛、麻木、肿胀、皮肤苍白或青紫、肤温改变；③开放性伤口敷料渗血、渗液量多。

### 3. 饮食护理

（1）骨折早期，饮食宜清淡、富营养、易消化，多饮水，多吃蔬菜、水果，忌食辛辣、肥甘厚味之品。

（2）骨折中后期，宜选择补益气血、肝肾之品。

### 4. 用药护理

（1）中药汤剂宜温服，注意观察药后反应。

（2）注意观察外用药局部皮肤变化，如有瘙痒等情况暂停使用。

### 5. 情志护理

给予精神安慰，解除紧张心理。

### 6. 并发症护理

（1）痿证：①保持肢体功能位；②每日行肢体被动功能锻炼 2~3 次，每次 10 分钟；③局部可行热敷、按摩，促进血液循环。

（2）压疮：①保持皮肤清洁、干燥，定时变换体位，避免局部长期受压；②床单元整洁、干燥，受压部位酌情给予减压贴，必要时给予气垫床；③指导患者每日可手拉吊环，做收腹抬臀活动，以不疲劳为度。

### 7. 临证（症）护理

（1）气滞血瘀者，大便干结时可用揉法指压长强穴 5~10 分钟，每天 2 次。

（2）肝肾亏虚者，艾灸肝俞、肾俞等穴，每穴 10~15 分钟。

（3）疼痛较剧时，可耳穴埋籽，取穴神门、皮质下、疼痛或骨折对应耳穴部位。

## 【健康教育】

参见"上肢骨折"的相关内容。

## 八、脊柱骨折

脊柱骨折是指椎体及附件骨或骨小梁的连续性发生离断。多由于外伤如枪伤、坠落、撞击等引起，是常见的骨折之一，占全身骨折的 5%~6%，多见男性青壮年。多数由间接外力引起，为高处跌落时臀部或足着地、冲击性外力向上传至胸腰段发生骨折；少数由直接外力引起，如房子倒塌压伤、汽车轧撞伤或火器伤。胸腰段脊柱骨折多见；老年人由于骨质疏松严重，某些轻微损伤，如乘车颠簸、平地坐倒等，也会造成椎体的骨折。主要症状为局部疼痛，站立及翻身困难或伴胸闷，腹胀痛，心烦失眠，纳呆，尿赤，便秘，舌红，苔黄腻，脉弦数。

西医学中的颈椎、胸椎、腰椎骨折等可参考本病辨证施护。

## 【辨证分型及临床表现】

| 1. 瘀血内结 | 2. 气滞血瘀 |
|---|---|
| 骨折早期，局部肿胀，剧烈疼痛，胃纳不佳，腹满胀痛，大便不通。苔黄厚腻，脉弦有力。 | 骨折中期，骨折部位疼痛，活动受限。舌黯红，苔薄白，脉弦。 |

| 3. 肝肾不足 |
|---|
| 骨折后期，腰酸腿软，四肢无力，隐隐作痛，舌淡苔白，脉虚细。 |

## 【治疗原则】

| 1. 瘀血内结 | 2. 气滞血瘀 |
|---|---|
| 攻下逐瘀。 | 行气活血、接骨续筋。 |

| 3. 肝肾不足 |
|---|
| 补益肝肾。 |

## 【护理评估】

| 1. 评估脊柱骨折的病因 |
|---|
| 暴力是引起胸腰椎骨折的主要原因，少数为老年人因骨质疏松严重，轻微外力挤压所致。注意有无皮下瘀斑或皮肤破损；有无脊柱侧弯、后凸或脱位畸形；腰背肌有无压痛；评估有无合并症：四肢或下肢的麻木或无力、腹胀、血尿、多发伤；评估受伤史，有无高空坠落及直接撞击史，受伤时所采取的急救措施、搬运及运送方式。 |

### 2. 评估脊柱骨折的病位

脊柱。

### 3. 评估脊柱骨折的病性

创伤外力多以气滞血瘀为主，多由于皮肉筋骨损伤而引起气血瘀阻、经络阻塞或津血亏损。骨骼疾病引起骨质破坏所致骨折多以肝肾亏虚为主。

### 4. 评估脊柱骨折的病程

稳定性骨折一般需卧硬板床6~8周，3个月后骨折基本愈合，逐渐增加下地活动时间。稳定型的颈椎骨折，采用颌枕带卧位牵引复位，可于牵引2~3周后用头颈胸外固定支架固定，固定时间约3个月。爆裂型骨折需经手术治疗，3个月后可下床进行步行及适度的运动。脊柱骨折可以并发脊髓或末尾马尾神经损伤，病情严重者可致截瘫，甚至危及生命；治疗不当的单纯压缩骨折，也可遗留慢性腰痛。

## 【护理诊断】

### 1. 疼痛

（1）与局部损伤，气滞血瘀有关。

（2）与手术损伤刺激有关。

### 2. 焦虑、恐惧

（1）与环境改变有关。

（2）与缺乏本病的知识有关。

（3）与伤势较重，为疾病的预后担忧有关。

### 3. 躯体移动障碍

（1）与治疗卧位的需要有关。

（2）与局部疼痛、神经受压有关。

### 4. 自理缺陷

（1）与疼痛、活动受限有关。

（2）与卧位、治疗体位有关。

### 5. 便秘

（1）与卧床、肠蠕动减慢有关。

（2）与不习惯床上排便有关。

（3）与年老体虚、津枯肠燥有关。

### 6. 脾胃功能失调：腹胀

（1）与骨折所致气滞血瘀、腑气不通有关。

（2）与长期卧床、肠蠕动减弱有关。

**7. 有脊髓再度损伤的危险**

与不恰当地移动躯体有关。

| **8. 有失用综合征的危险** | **9. 有皮肤受损的危险** |
|---|---|
| （1）与未坚持有效的功能锻炼有关。<br>（2）与缺乏有关的饮食调护及自我保健知识有关。 | （1）与长期卧床、局部组织受压，血液循环障碍有关。<br>（2）与局部皮肤受摩擦、潮湿等物理刺激有关。 |

| **10. 知识缺乏** | **11. 潜在并发症：休克** |
|---|---|
| 缺乏腰背肌功能锻炼方法及自我护理知识。 | 与合并脏器损伤有关。 |

**12. 潜在并发症：泌尿系感染、结石，呼吸道感染**

（1）与留置导尿有关。

（2）与会阴不洁有关。

（3）与饮水过少有关。

（4）与长期卧床、抵抗力低下、外邪入侵有关。

## 【护理措施】

**1. 生活起居护理**

（1）病室宜干爽，有阳光照射。

（2）绝对仰卧硬板床，胸腰椎骨折处垫 6~8cm 高的软枕 3~4 周，以起复位作用；若需翻身，宜呈"板状"翻身或"一字形"翻身，以免脊柱扭曲。

**2. 病情观察**

（1）观察疼痛的部位及性质。

（2）观察四肢感觉、运动及膀胱、肛门括约肌功能。

（3）观察患者排便情况。

（4）合并有脊髓损伤的患者，应密切观察患者瘫痪肢体的感觉、运动及反射功能，并详细记录，发现损伤平面增高或加重时，及时报告医生。

（5）预防压疮使用防压疮气垫，每 2 小时翻身 1 次，保持皮肤清洁、床单位平整，防止压疮发生。

### 3. 饮食护理

饮食宜清淡、易消化、富含营养之品。勿过食荤腥油腻生冷之品，少进甜食及产气食物。

（1）瘀血内结：宜食清淡、易消化之品，如大米粥、面条汤、瘦肉汤、时令蔬菜等。食疗方：排骨萝卜汤（排骨、白萝卜）。

（2）气滞血瘀：宜食活血化瘀之品，如佛手、桃仁、黑豆等。食疗方：红枣桂圆汤（红枣、龙眼肉）。

（3）肝肾不足：宜食强壮筋骨之品，如甲鱼、黄鳝、乌鱼、乳鸽炖汤。食疗方：黄芪炖鸡汤（黄芪、母鸡）。

### 4. 情志护理

（1）脊柱骨折患者往往焦虑、忧虑，并发截瘫者易产生绝望心理，医护人员应多关心、体贴患者，认真倾听患者主诉，注意观察不同治疗时期患者情绪变化，鼓励患者勇敢面对现实。

（2）鼓励患者积极配合治疗和功能锻炼，使其"残而不废，回归社会"。

（3）多与患者及家属沟通，做好家属心理护理使其接受现实，嘱家属陪伴患者，以患者为重。较好配合医护人员做好患者的治疗、护理及康复工作。

## 【健康教育】

### 1. 生活起居

戒烟酒，保持大便通畅，养成定时排便的习惯。

### 2. 饮食

饮食有节，富有营养。多食水果蔬菜及富含蛋白质食物，忌辛辣刺激性食物，禁烟酒。

### 3. 情志

保持心态平和，开朗乐观，多与亲人沟通交流，及时疏导不良情绪，配合治疗。

### 4. 用药

遵医嘱用药，不可随意增减药量或停药。

### 5. 运动

遵医嘱及早进行功能锻炼，恢复肢体功能。脊柱骨折合并脊髓损伤患者早期即应开始进行康复锻炼，主要是活动身体各个关节，保持关节正常活动度，动作要轻柔；胸腰椎压缩骨折患者，伤后遵医嘱行腰背肌锻炼，如"五点支撑"；嘱患者避免剧烈活动，防止跌倒，外出远行可佩戴支具保护。

### 6. 定期复诊

遵医嘱按时复诊，如出现颈、腰、腿疼痛，肢体活动不利等异常情况时，及时就医。

## 九、骨盆骨折

骨盆骨折是由于车祸、高处坠落、意外撞击等因素引起物体与肢体之间高能量的挤撞，造成致伤外力作用于骨盆上，使骨盆的软组织损伤，骨的完整性或连续性遭到破坏。骨盆前部的主要功能是保护盆腔内器官，如膀胱、尿道、女性生殖器官等，同时骨盆内及耻骨后方有多数大血管和静脉丛，因此，骨折时常合并尿道膀胱功能损伤、大出血，甚至休克。

## 【护理评估】

### 1. 评估骨盆骨折的病因

由强大暴力所致，应评估骨盆局部有无肿胀、会阴部皮下有无瘀斑；有无骨折移位和伴有关节错位，骨盆环的完整性是否遭到破坏；评估生命体征，有无腹痛、血尿、会阴区及下肢麻木、下肢运动障碍，以判断是否损伤盆腔内脏器、血管、神经及并发休克。

### 2. 评估骨盆骨折的病位

骨盆或合并盆腔内脏器。

### 3. 评估骨盆骨折的病性

创伤外力多以气滞血瘀为主，多由于皮肉筋骨损伤而引起气血瘀阻、经络阻塞或津血亏损。骨骼疾病引起骨质破坏所致骨折多以肝肾亏虚为主。

### 4. 评估骨盆骨折的病程

稳定型骨盆骨折，只需保守治疗，卧床休息3~4周即可。骨盆双环骨折作持续骨牵引需3周后去骨牵引，6~8周后去外固定，3个月后可负重行走，由于患者长期卧床，活动受限，所以要防止并发症发生。最严重的是创伤性失血性休克，及盆腔脏器合并伤，救治不当有很高的死亡率。

## 【护理诊断】

### 1. 恐惧、焦虑

（1）与环境改变有关。

（2）与对疼痛耐受力低有关。

（3）与损伤较重，为治疗及预后缺乏了解有关。

### 2. 疼痛

（1）与骨断筋伤，气血滞瘀有关。

（2）与体位不适有关。

### 3. 自理缺陷

（1）与骨折处疼痛、活动障碍有关。

（2）与骨盆牵引、躯体固定有关。

### 4. 有皮肤完整性受损的危险

与长期卧床、局部皮肤受压有关。

### 5. 躯体移动障碍

（1）与骨断筋伤、局部疼痛有关。

（2）与骨盆悬吊牵引、躯体制动有关。

### 6. 脾胃功能失调：腹胀、便秘

（1）与骨折后气滞血瘀、腑气不通有关。

（2）与卧床、肠蠕动减慢有关。

### 7. 排尿异常

与骨盆骨折损伤尿道或引起膀胱破裂有关。

### 8. 有神经损伤的可能

与骨盆骨折致伤盆腔内神经有关。

### 9. 有牵引失效的危险

（1）与牵引装置不当移动有关。

（2）与牵引肢体摆放不当有关。

### 10. 有直肠感染的危险

与骨盆骨折刺伤直肠有关。

### 11. 有感染的危险

（1）与皮肤破损有关。

（2）与长期卧床有关。

（3）与自身抵抗力低下有关。

### 12. 潜在并发症：休克

与骨盆骨折合并血管、内脏损伤有关。

### 13. 潜在并发症：脂肪栓塞

与骨折或手术后骨髓中脂肪球进入血液有关。

### 14. 知识缺乏

缺乏牵引、功能锻炼和自我护理知识。

## 【护理措施】

1. 避免侧卧位及下肢外展屈曲。

2. 密切监测生命体征、神志、尿量等全身情况。

3. 若患者出现面色苍白、出冷汗、呼吸急促、脉细弱、血压下降、骨盆附近瘀血肿胀范围不断扩大等出血性休克征象时，可能是盆腔内血管损伤，应立即报告医师并积极配合抢救：①准备急救药物及器材；②持续中流量吸氧，立即建立静脉通道，按医嘱快速输血、输液，注意观察有无发生输血反应；③做好手术结扎大血管的准备，如备皮、备药、配血等。

4. 若患者伤后出现臀部或肢体某些部位麻木、感觉减退或消失，或肌肉无力等症状，可能是腰丛、骶丛、闭孔神经或股神经损伤，应报告医师做对症处理：①根据各部位感觉情况，可配合医嘱行针刺治疗，注意针刺的深度、力度，预防断针；②按摩感觉差的部位，每天多次，或照射频谱仪，照射时要防止烫伤患者。

5. 若患者出现尿道滴血、出血，膀胱膨胀，排尿障碍，会阴部水肿，尿液外渗等症状，应立即报告医师，并注意：①观察尿液的颜色、量，排尿通畅情况；②按医嘱进行导尿术，如插尿管不成功，可能有尿道断裂或移位；③做好尿道修补术的术前准备，如备皮、备血、药物过敏试验等。

6. 若患者伤后出现下腹肿胀、发硬，有明显压痛，自行排出少量血尿，可能是膀胱腹膜外破裂；若有腹腔刺激征，如腹痛、恶心、呕吐、腹肌紧张、下腹压痛、反跳痛及膀胱空虚，可能是膀胱腹膜内破裂。应立即报告医师并采取相应的护理措施：①观察下腹肿胀、压痛、排尿情况；②做好膀胱修补术的准备工作，如备皮、配血、留置尿管等。

7. 若患者下腹部疼痛，有里急后重的感觉，直肠指检时有压痛和血迹，或有腹膜刺激征，或肛门周围发生严重感染，可能有直肠损伤，应立即报告医师，并注意：①观察热型的变化，如出现弛张热，白细胞计数增高，提示有感染存在；②做好直肠修补术的准备，如备皮、配血、药物过敏试验、留置尿管、禁食等。

8. 牵引固定应注意 ①行布兜悬吊牵引固定时，注意布兜的宽度和距离要合适，保持布兜离床 5cm。②经常检查布兜两边的木棍有否移位脱绳，布兜带两侧是否均衡，并及时纠正。③保持床单及布兜清洁、干爽、平整，及时更换脏布兜，两侧与布兜接触的皮肤局部垫上棉花，以防皮肤擦损。④若骨盆骨折向上移位超过 2cm，应采取股骨结节骨骺牵引。行骨骺牵引者每天应检查牵引螺丝有否松脱，并及时拧紧，用 75% 酒精滴注骨穿针口每天 1~2 次，以防感染，骨牵针两端插上带盖的无菌小瓶，注意骨针不能左右移动与弯曲。⑤经常检查肢体位置是否符合要求，及时调整。⑥不能随意增减牵引重量，牵引锤应悬空，不能靠床架，牵引绳应保持在滑轮上且与患肢纵轴成一直线。

## 【健康教育】

### 1. 生活起居

戒烟酒，保持大便通畅，养成定时排便的习惯。如有针道，做好针眼的护理。注意安全。

### 2. 饮食

饮食有节，富有营养。多食水果蔬菜及富含蛋白质、钙、锌等的食物，忌辛辣刺激性食物。

### 3. 情志

保持心情愉快，及时疏导不良情绪，配合治疗，安心养病。

### 4. 用药

遵医嘱用药，不可随意增减药量或停药。

| 5. 运动 | 6. 定期复诊 |
|---|---|
| 遵医嘱坚持进行功能锻炼。 | 遵医嘱复诊，如出现局部疼痛肿胀，针眼有脓性分泌物时及时就医。 |

# 十、颈椎病

颈椎病是一种常见病和多发病，指颈椎间盘退行性变及其继发椎间关节退行性病变，所致脊髓、神经、血管损伤而出现相应的症状与体征。随着现代从事低头工作方式人群的增多，如电脑、空调的广泛使用，人们屈颈和遭受风寒湿的机会不断增加，造成颈椎病的患病率不断上升，且发病年龄有年轻化的趋势。其患病男女之比约为 6∶1。本病属中医学"项痹"范畴。

## 【辨证分型及临床表现】

### 1. 风寒湿证

颈肩上肢串痛麻木，以痛为主，头有沉重感，颈部僵硬，活动不利，恶寒畏风。舌淡红苔薄白，脉弦紧。

| 2. 血瘀气滞 | 3. 痰湿阻络 |
|---|---|
| 颈肩部上肢刺痛，痛处固定，伴有肢体麻木。舌黯，脉弦。 | 头晕目眩，头重如裹，四肢麻木不仁，纳呆。舌黯红苔厚腻，脉弦滑。 |

| 4. 肝肾不足 | 5. 气血亏虚 |
|---|---|
| 眩晕头痛，耳鸣耳聋，失眠多梦，肢体麻木，面红目赤。舌红少津，脉弦。 | 头晕目眩，面色苍白，心悸气短，四肢麻木，倦怠乏力。舌淡苔少，脉细弱。 |

## 【治疗原则】

| 1. 风寒湿证 | 2. 血瘀气滞 |
|---|---|
| 祛风散寒，通络止痛。 | 活血化瘀，通络止痛。 |

**3. 痰湿阻络**

化痰利湿，舒筋活络。

**4. 肝肾不足**

补益肝肾，益精定脑。

**5. 气血亏虚**

益气养血，舒筋通络。

## 【护理评估】

**1. 评估颈椎病的病因**

（1）颈椎间盘退变：椎间盘变性使椎间盘处于松弛状态，向四周膨隆或向后突出，直接刺激相邻的脊髓、神经、血管；椎间盘变性引起椎体、椎间关节等变性、增生、钙化，最后压迫、刺激脊髓、神经、血管。

（2）发育性因素：发育性颈椎管狭窄。

（3）慢性劳损：中年人劳损加速退变进程。

（4）外伤：外力致纤维环破裂，髓核脱出。

**2. 评估颈椎病的病位**

主要在颈、肩、四肢，但与肝、肾两脏关系密切。

**3. 评估颈椎病的病性**

内因为肝肾不足、颈脊筋骨痿软；外因为六邪侵袭、毒邪感染。

**4. 评估颈椎病的病程**

颈椎病的症状与发病程度、发病时间长短、个人的体质有一定关系。多数起病时轻且不被人们所重视，初期能自行恢复，时轻时重，只有当症状继续加重而不能逆转，影响工作和生活时才引起重视，病情常有反复，多与过度疲劳、受凉、感染有关。颈椎病手术仅适用于极少数经严格的长期非手术治疗无效且有明显颈脊髓受压或有严重的神经根受压者。

## 【护理诊断】

**1. 焦虑**

与患者对手术治疗的程序不了解和对疾病的预后担忧等因素有关。

**2. 自理能力缺陷**

与下肢疼痛、牵引治疗和神经受压等因素有关。

### 3. 舒适的改变

与神经受压和肌肉痉挛等因素有关。

### 4. 排泄形态的改变

与马尾神经受压和长期卧床等因素有关。

### 5. 有效牵引失效或效能降低的可能

与患者缺乏维持有效牵引方面的知识以及患者不配合等因素有关。

### 6. 有皮肤完整性受损的危险

与局部长期受压、牵引有关。

### 7. 潜在并发症

肌肉萎缩、神经根粘连。

## 【护理措施】

### 1. 非手术治疗的护理

#### （1）病情观察

1）询问患者主诉，观察颈部及肢体活动情况，如是否有麻木感及活动受限，触压时是否有压痛。

2）在牵引过程中，观察患者是否有头晕、恶心、心悸，发现上述症状，要停止牵引，让患者卧床休息。

3）注意观察牵引的姿势、位置及牵引的重量是否合适。应注意观察受压部位皮肤是否受损，要进行预防。

4）观察患者的心理变化，是否有焦虑、恐惧、悲观等情绪变化。

#### （2）康复护理

1）做颈椎牵引时，要让患者有正确舒适的牵引姿势，采取坐位或卧位，使患者舒适。牵引的目的是解除颈部肌肉痉挛和增大椎间隙，以减轻椎间盘对神经根的压迫作用，减轻神经根的水肿，增加舒适度。牵引重量为3~6kg，每天1次，2周为1疗程。牵引期间，必须做好观察工作，以防止过度牵引造成的颈髓损伤。

2）睡眠时要注意枕头的高低及位置，平卧时枕头不可过高。

3）鼓励患者主动加强各关节活动，维持肢体功能。指导患者做捏橡皮球或毛巾的训练，以及手指的各种动作。

4）天气寒冷，注意保暖，特别是枕部、颈部、肩部，防止着凉。

5）帮助患者挑选合适型号的围领，并示范正确的佩戴方法。告知患者应用围领的目的是限制颈椎的活动，防止颈部脊髓或神经的进一步损伤，尤其适用于颈椎不稳定患者。起床活动时需要戴上围领，卧床时可以不用。

### （3）生活护理

1）备呼叫器，常用物品放置患者床旁易取到的地方。

2）及时提供便器，协助大小便，并做好便后的清洁卫生。

3）提供合适的就餐体位与床上餐桌板。保证食物温度在38℃左右、软硬适中，以提高咀嚼和吞咽能力。

4）为患者提供良好的住院环境，保持病室清洁及床单位的干燥、整洁，调节室温在22~26℃，地板干燥无水。

5）理疗可促进局部血液循环，减轻肌肉痉挛，也可缓解疼痛。疼痛明显的患者可口服非甾体类镇痛药。

6）防止意外性伤害。症状发作期，患者应卧床休息，病室内应有防摔倒设施，防止由于行走不稳、眩晕而导致的摔倒。

### （4）排泄护理

了解患者便秘的程度、排尿的次数，以判断其排泄型态；了解其正常的排便习惯，以便重建排便通道。

1）鼓励患者摄入果汁、液体及富有纤维素的食物，以预防便秘。必要时遵医嘱适当应用轻泻剂、缓泻剂，以解除便秘。

2）训练反射性排便，养成定时排便的习惯，训练膀胱的反射性动作。

3）嘱患者以最理想的排尿姿势排尿，并利用各种诱导排尿法，如听流水声、热敷等。

### （5）给药护理

严格按医嘱给药，掌握给药途径。

1）要按时送药，协助患者服下，交代其注意事项，观察药物反应。

2）给中药时，应严格掌握服药时间。颈椎病的中药治疗，一般是通经活络，宜饭后服药，药物温度34~36℃。

## 2. 手术治疗的护理

### （1）心理护理

1）向患者做好病情解释工作，特别是手术前应向患者解释手术目的，介绍手术室完整的抢救设备，手术医生及麻醉师的技术水平，介绍本院的治愈病例，列举同类治愈患者是如何调整情绪，配合医生手术等，消除恐惧心理，增强战胜疾病的信心。

2）讲述不良情绪对疾病的影响及其内在联系。恐惧和焦虑可引起全身各系统产生各类不良反应。例如：焦虑可使睡眠欠佳，加重颈椎病的症状即头晕、头痛。还可引起食欲不振，导致机体抵抗力下降。不良情绪可使机体产生恶性循环等。应促使患者保持最佳精神状况，以利疾病的康复。

### （2）术前准备

除按骨科手术的常规术前准备外，尚需特别注意以下问题。

1）完善各种术前检查：对于存在心、肺、肝、肾功能不良的患者，应给予相应的有效治疗，以改善患者的手术耐受力。按常规进行手术区和供区的皮肤准备。

2）术前特殊训练无论是颈前路手术还是颈后路手术，由于术中和术后对患者体位的特殊要求，必须在术前进行认真的指导、训练，以使其适应手术，避免因此而影响手术的正常进行与术后康复，内容主要包括以下几点：①肢体功能锻炼：主要为上下肢的屈伸，持重上举与手、足部活动，这有利于手术后患者的功能恢复，从而提高术中患者对失血的耐受能力；②排便训练。应于手术前在护士的督促下进行适应性训练，以减少术后因不能卧床排便而需要进行插管的概率。

### （3）术后护理

颈椎手术后的常规护理措施主要包括以下几个方面。

1）体位护理：由于颈椎手术的解剖特殊性，在接手术患者时应特别注意保持颈部适当的体位，稍有不慎，即可发生意外，尤其是上颈椎减压术后以及内固定不稳定者。颈椎手术患者应注意：①搬运患者时必须注意保持颈部的自然中立位，切忌扭转、过伸或过屈，特别是放置植骨块以及人工关节者。有颅骨牵引者，搬运时仍应维持牵引。②颈部制动，尤其是手术后 24 小时内，头颈部应尽可能减少活动的次数以及幅度，颈部两侧各放置一个沙袋，24 小时后可改用颈围加以固定和制动。③患者下床活动前，需根据病情以及手术情况，颈部要戴颈托或颈部外固定支架。

2）病情观察：①术后用心电监护仪监测血压、脉搏、呼吸、血氧饱和度。②观察伤口局部的渗血和渗液情况：术后 2 时内须特别注意伤口部位的出血情况，短时间内出血量多并且伴有生命体征改变者，应及时报告医师进行处理。颈后路手术患者还应注意伤口的渗液情况。有引流管者注意保持引流通畅并记录引流量。③观察患者吞咽与进食情况：手术 48 小时后，咽喉部水肿反应逐渐消退，疼痛减轻，患者吞咽与进食情况应逐渐改善。如果疼痛反而加重，则有植骨块滑脱的可能，应及时进行检查和采取相应的处理措施。

3）预防并发症：预防并发症的措施有：术中确实固定；术后用颈托；进行翻身时注意颈部的制动，将颈部的活动量降到最低限度；术后勿过早进食固体食物，以免吞咽动作过大；防止颈部过屈；高位颈椎术后，必须加强对生命体征的监护，保持呼吸通畅，若发现异常变化，应及时报告医师进行处理。

①出血：多见于手术后当日，尤以 12 小时内多见。颈前路术后的颈深部血肿危险性大，严重者可因压迫气管引起窒息而死亡。因此，颈前路术后患者必须加强护理与观察，必要时术后 24 小时应用沙袋压迫伤口。血肿患者常常表现为颈部增粗，发音改变，严重时可出现呼吸困难、口唇鼻翼煽动等窒息症状。在紧急情况下，必须在床边立即拆除缝线，取出血块（或积血），待呼吸情况稍有改善后再送往手术室做进一步的处理。颈后路的深部血肿，如果没有神经压迫症状，一般不宜做切口开放。除非血肿较大，多数可自行吸收。

②植骨块滑脱：实施颈椎植骨融合术的患者，可因术中固定不牢靠、术后护理不当等原因引起植骨块滑脱，若骨块压迫食管、气管，可引起吞咽或呼吸困难，需及时进行手术取出；若滑脱的骨块压迫脊髓，则可引起瘫痪或死亡（高位者），应特别注意预防。颈前路手术患者，由于术中对咽、喉、食管和气管的牵拉，部分病例有短暂的声音嘶哑与吞咽困难，一般可在手术后 3~5 天自行消失。严重的喉头水肿与痉挛虽不多见，但一旦发生，即可引起窒息甚至死亡，必须提高警惕，尤其是术后早期。

③伤口感染：后路易发生，主要原因为术后长时间仰卧、局部潮湿不透气、伤口渗血多或血肿等为细菌繁殖提供了有利条件。术后应加强伤口周围的护理，及时更换敷料，保持局部清洁、干燥。注意观察患者体温的变化、局部疼痛的性质。如发生感染，应加大抗生素的用量，可拆除数针缝线以利于引流，必要时，视具体情况做进一步的处理。

④饮食护理：术后24~48小时内以流质饮食为宜，可嘱患者多食冰冷食物，如冰砖、雪糕等，以减少咽喉部的水肿与渗血，饮食从流质、半流质逐步过渡到普食。可给予高蛋白、高维生素、低脂饮食，食物种类应多样化，如鱼类、肉类、骨汤、蔬菜、水果等。长期卧床的患者，应多饮水，多吃蔬菜、水果，预防便秘。手术后期，可给予适当的药膳，以增加食欲。

4）实施颈后路手术者，尤应注意防止切口部位的皮肤发生压迫性坏死，可定时将颈部轻轻托起按摩，并保持局部的清洁、干燥。

## 【健康教育】

### 1. 生活起居

注意避免颈椎病诱发因素，做到正确的睡姿、合适的枕头、良好的生活习惯，避免长时间低头伏案看书工作；慎起居，避风寒湿，不可直吹空调，颈部注意保暖。

### 2. 饮食

饮食有节，富有营养。多食水果蔬菜及富含蛋白质食物，如瘦肉、鸡蛋等，忌辛辣刺激性食物，禁烟酒。

### 3. 情志

保持情绪稳定，开朗乐观，及时疏导不良情绪，配合治疗。

### 4. 用药

遵医嘱用药，不可随意增减药量或停药。

### 5. 运动

活动时注意保护颈部，避免猛力转头动作；日常生活中注意加大头颈部活动范围，锻炼颈肌，如"米"字操、耸肩、扩胸运动等。

### 6. 定期复诊

遵医嘱定时复诊，如出现颈部不适、活动受限等异常情况，及时就医。

## 十一、腰椎间盘突出症

椎间盘位于脊柱各节椎体之间，由上、下软骨板，中心的盆核和四周的纤维环构成。腰椎存在生理性前凸，纤维环前方及两侧较厚，后外侧薄，后外方缺乏后正中韧带支持，属薄弱处，腰椎间盘易在此处膨出或破裂。由于此处亦是神经根离开硬膜囊进入椎间孔的部位，椎间盘突出可使硬膜囊和神经根受到压迫和刺激。

腰椎间盘突出症是指腰椎间盘的纤维环破裂，其内部的髓核连同残存的纤维环和覆盖在环上的后纵韧带组织向椎管内或椎间盘的后侧突出，压迫附近的脊神经，是腰腿痛的常见原因之一，好发于 20~50 岁，男性多于女性。

腰椎间盘突出症多发生在脊柱活动度大、承重较大或活动较多的部位，本病属中医学"腰腿痛""痹证"范畴。

## 【辨证分型及临床表现】

### 1. 气滞血瘀

常有外伤史，腰腿痛急剧发病，痛有定处，强制体位，转侧困难，异常腰形。舌紫红或舌边瘀斑，脉涩。

### 2. 湿热痹痛

腰腿沉滞困痛，疼痛明显，多为急性发病，痛有热感，步履困难，遇湿加重，小便短赤。舌红苔黄腻，脉沉弦。

### 3. 风寒湿困

腰腿痛有定处，重着而痛，肢重步艰，遇风寒湿邪，腰腿痛加重，自觉肢端冷痹，得温减轻，多有下肢麻木刺痛感。舌淡，苔白腻，脉沉而迟缓。

### 4. 肝肾亏虚

筋转跟痛，腰酸肢重，行动困难，遇劳更甚，卧则减轻，伴耳鸣、重听、阳痿等症。

（1）偏阳虚：少腹拘急，畏寒肢冷，面色㿠白，或面目下肢浮肿，气短语怯，精神委靡，自汗，便溏。舌淡苔白润，脉沉弱。

（2）偏阴虚：心烦失眠，头目眩晕，口燥咽干，五心烦热，面色潮红，便秘溺赤，腰腿酸软乏力。舌红少苔，脉迟细。

## 【治疗原则】

### 1. 气滞血瘀

行气活血，破瘀散结。

### 2. 湿热痹痛

清热利湿，活血祛风。

**3. 风寒湿困**

祛风利湿，温经通络。

**4. 肝肾亏虚**

（1）偏阳虚：温肾壮阳。

（2）偏阴虚：补肾滋阴。

## 【护理评估】

**1. 评估腰椎间盘突出症的病因**

引起腰痛的原因有风、寒、湿、热、闪挫、瘀血、气滞、痰饮等。

**2. 评估腰椎间盘突出症的病位**

腰、腿部，与肝肾密切相关。

**3. 腰椎间盘突出症的病性**

具有本虚标实的临床特点，风寒湿邪闭阻为标，肝肾不足，筋骨不健，其根本在于肾虚。

**4. 评估腰椎间盘突出症的病程**

早期腰椎间盘突出症，症状轻微，不需要做特殊的治疗。使用对症的方法，注意坚持治疗，腰椎间盘突出症是完全可以得到痊愈，但人到中老年，肝肾精血不足，致使筋骨失养，久而久之，容易复发。腰椎间盘突出症绝大多数经非手术治疗有效，仅15%左右的患者需采取手术治疗。

## 【护理诊断】

**1. 焦虑**

与为疾病的预后担忧，对治疗方法及疗效缺乏了解有关。

**2. 疼痛**

（1）与髓核突出压迫神经及肌肉痉挛有关。

（2）与气滞血瘀或风寒湿邪凝滞有关。

**3. 脾胃功能失调**

（1）与卧床、情志不畅有关。

（2）与寒湿困脾，脾失健运有关。

（3）与患者缺乏饮食调护知识有关。

### 4. 自理缺陷

与腰腿疼痛及手术固定有关。

### 5. 舒适的改变

与神经受压和肌肉痉挛等因素有关。

### 6. 排泄型态的改变

与长期卧床、肠失传导及马尾神经受压、肠蠕动减弱有关。

### 7. 有失用综合征的危险

（1）与气道不畅，脾气虚衰有关。
（2）与未坚持正确的功能锻炼有关。

### 8. 有皮肤完整性受损的危险

与卧床，局部组织受压，血瘀气滞有关。

### 9. 有感染的危险

与留置导尿及会阴不洁有关。

### 10. 知识缺乏

与对疾病的转归不了解及对疾病缺乏预防保健知识有关。

## 【护理措施】

### 1. 心理护理

帮助患者保持最佳状态，以利于疾病的康复；解释手术的重要性及手术后的效果，介绍治愈病例，消除患者的顾虑。

### 2. 生活护理

关心体贴患者，预防烫伤、冻伤或碰伤，由于手术治疗需要一定的能量和营养物质（如蛋白质、氨基酸、钙磷及微量元素等），所以饮食种类应多样化，不宜强调过多忌口，应给予富于营养、易消化的食物，如肉类、鱼、骨汤（以松骨质为佳）、蔬菜、水果等。

### 3. 疼痛护理

了解患者疼痛发作的诱因及不舒适的程度，疼痛的性质、部位、节律性以及疼痛发作时的伴随症状。耐心倾听患者诉说，细心观察患者的反应，并对患者的耐受力或患者采取的正确处理方法加以肯定和赞扬。急性期患者应绝对卧硬板床休息，以解除肌肉痉挛，减少椎间盘所承受的压力。给予热敷和理疗，教会患者放松的技巧，必要时遵医嘱应用镇痛剂，以缓解疼痛。3周后戴腰围起床活动，3个月内不能弯腰。下床时给予腰围制动，以预防脊柱扭曲。

## 4. 改善患者的排泄型态

（1）鼓励患者多饮水，进食果汁及富含纤维素的食物，以预防便秘。

（2）指导患者训练反射性排便，养成定时排便的习惯。

（3）适当应用缓泻剂和灌肠，以解除便秘。

（4）发生尿潴留时，可采用各种诱导排尿法，如听流水声、热敷等，指导患者以最理想的排尿姿势排尿。

## 5. 功能锻炼

急性期（2周）后开始进行腰背肌锻炼，并戴腰围下地活动，腰背肌锻炼动作可根据患者的年龄、体力状况而不同，应逐渐由简及繁，由轻渐重。俯卧位抬头挺胸，可锻炼背肌；仰卧屈膝时，抬起臀部，使腹肌、背部和臀肌都可得到锻炼。

## 6. 手术前护理

完成骨科手术前常规准备；加强营养，增强机体的抵抗力。

## 7. 手术后护理

（1）患者应卧硬板床，平卧4~6小时不要翻身以压迫伤口，帮助止血。因患者易发生呼吸道阻塞、通气不足、呕吐、误吸或循环功能不稳定等并发症，需严密心电监护，观察生命体征变化，以防止意外发生。

（2）观察双下肢感觉及运动有无异常与术前相比有无改善，如发现患者双下肢不能活动，感觉消失，可能是椎管内出血压迫脊髓所致，应立即报告医师。

（3）注意观察伤口渗血情况术后可见少量渗血，一般为50~100ml。如出血多时，注意压迫止血并及时应用止血药，防止继续出血。伤口敷料应保持清洁，更换敷料时动作要轻，注意无菌操作。为了防止术后出血压迫脊髓，伤口需放置引流管，注意保持引流通畅，观察引流液的量及性状。

（4）术后第1天床上练习直腿抬高，协助患者伸直腿向上抬高，每次抬高30°~70°。7天后可开始腰背肌锻炼，协助患者做屈膝、屈髋等被动活动，由于下肢的屈伸移动可牵拉神经根，使神经根有1cm范围的移动，以防止神经根粘连。

（5）单纯性椎间盘切除术后，3天即可下床，戴腰围活动3个月。椎间盘切除加植骨融合术后，3周后可佩戴支具下床活动。

（6）每2~4小时给患者轴线翻身1次，方法是翻身时保持脊柱平行，严防扭曲。可让患者双手抱胸前，双腿屈曲，然后帮助患者翻身到辅助翻身者自己这一侧。对于易出汗的部位可涂滑石粉，也可在皮肤表面涂抹凡士林软膏，以保护皮肤润滑。正确使用按摩，患者变换体位后应对受压部位进行适当的按摩，配用50%红花酒精油，以提高疗效。

## 【健康教育】

### 1. 生活起居

戒烟，保持大便通畅，养成定时排便的习惯；避风寒，慎起居；房事有节，控制体重；睡木板床，加垫5cm左右的床垫；纠正不良体位，养成良好习惯，如拾物时屈膝下蹲、不从仰卧位直接起床等。

### 2. 饮食

饮食有节，富有营养。多食水果蔬菜及富含蛋白质食物，如瘦肉、鸡蛋等，忌辛辣刺激性食物。

### 3. 情志

保持情绪稳定，开朗乐观，及时疏导不良情绪，配合治疗。

### 4. 用药

遵医嘱用药，不可随意增减药量或停药。

### 5. 运动

遵医嘱及早进行功能锻炼，恢复肢体功能；长期坚持腰背肌锻炼，如俯卧飞燕法、五点支撑等功能康复锻炼操手术后应佩戴腰围3个月，避免做强烈弯腰或负重活动，日常活动应避免腰部过度前屈、后伸、旋转等动作，术后1年之内应避免跑、跳、长时间坐车等。

### 6. 定期复诊

遵医嘱复诊，如出现腰腿疼痛、活动不利等异常情况，及时就医。

# 第七章　中医眼科病症的护理

## 一、天行赤眼

天行赤眼是指外感天行疫疠之气，以白睛暴发红赤，且多呈一片鲜红，泪多眵少或无眵为主要临床表现的病证。常累及双眼，迅速传染并引起广泛流行，又名"天行赤目""天行赤热""天行气运""爆发火眼"等，俗称"红眼病"。谓其天行，即可在较大范围内广泛流行，一人发病，男女老幼皆可相染。若累及黑睛，出现星点翳障，则持续时间较长，可达数月或数年之久。本病多发于夏秋季，常见于成年人，传染性极强，潜伏期短，多于24小时内双眼同时或先后而发，起病急剧，刺激症状重，常呈暴发流行，预后良好。

西医学中的流行性充血性结膜炎（俗称"红眼病"）、病毒性结膜炎，可参考本病辨证施护。

### 【辨证分型及临床表现】

| 1. 初感疫疠 | 2. 热毒炽盛 |
| --- | --- |
| 患眼沙涩灼痛，畏光流泪，眵多清稀，白睛红赤、溢血，黑睛黑翳，胞睑红肿，耳前颌下可扪及肿核，全身可兼恶寒发热，鼻塞流涕，舌质红，苔薄白或薄黄，脉浮数。 | 白睛赤肿，胞睑红肿，白睛溢血，黑睛黑翳，羞明刺痛，热泪如汤，口渴引饮，溲赤便结，舌红，苔黄，脉数。 |

### 【治疗原则】

| 1. 初感疫疠 | 2. 热毒炽盛 |
| --- | --- |
| 清热解毒，疏散风热。 | 清热解毒，通腑泻热。 |

## 【护理评估】

### 1. 评估天行赤眼的病因

猝感疫疠之气，疫热伤络，或肺胃积热，肺金凌木，侵犯肝经，上攻于目而发病。

### 2. 评估天行赤眼的病位

主要在白睛。

### 3. 评估天行赤眼的病性

包括初感疫疠和热毒炽盛。

### 4. 评估天行赤眼的病程

若发病轻、病程短，示感邪轻而正气强，则易愈，否则病情较重。若日久不愈，每易并发黑睛星翳。

## 【护理诊断】

### 1. 不舒适：眼部沙涩刺痒、畏光、流泪

（1）与脾胃积热，内外合邪攻于目有关。

（2）与疫毒外袭，肺胃热毒炽盛有关。

（3）与疫毒入血，热滞血壅胞睑有关。

（4）与外感风热，目赤肿痛有关。

### 2. 脾胃功能失调

（1）与脾胃失健，助火痰湿有关。

（2）与饮食调养知识缺乏有关。

（3）与饮食习惯不良有关。

### 3. 寒热异常：恶寒、发热

与外感六淫，卫表不和有关。

### 4. 排便型态异常：便秘

与热结肠腑或气阴亏虚等因素，导致肠道传导不利有关。

### 5. 焦虑

（1）与起病急剧，担心预后有关。

（2）与眼部不适，活动不便有关。

（3）与传染性极强担心传染给他人有关。

### 6. 有传播感染的危险

（1）与传染性强，易传给他人有关。

（2）与患者眵泪秽汁双眼相互传染有关。

### 7. 知识缺乏

（1）与对本病知识了解不足有关。

（2）与缺乏消毒隔离一般常识有关。

## 【护理措施】

### 1. 生活起居护理

（1）病室整洁，空气流通，温湿度适宜，光线不可太强。注意休息，少用目力。

（2）眼部分泌物特别多时可戴防护眼镜，滴眼药、毛巾、脸盆等要单独使用，做好床边隔离，防止交叉感染。

（3）使用过的器械、枕巾应严格消毒，更换的敷料要焚毁，患者出院后床单位要严格消毒。

### 2. 病情观察

（1）观察患者自觉症状，如眼痒、异物感、灼热感、羞明、疼痛等。

（2）观察分泌物的质、量、色的情况。

（3）观察白睛红赤情况，有无眼睑红肿、球结膜水肿等，如有发热、畏寒、淋巴结肿大等全身情况，及时与医生联系。

### 3. 体位与安全

当单眼发病时，应取患侧卧位或头偏向患侧，以防眼泪流入健侧，引起感染。

### 4. 清洁护理

（1）接触患者患眼后，医护人员要双手浸泡消毒，充分洗净，以免引起医源性传播。患者分泌物特别多时，医护人员应距离稍远些，有条件的可带防护眼镜，以免分泌物飞溅而传染。

（2）患者使用过的器械枕巾要严格消毒，敷料焚毁。

（3）滴眼药要单独使用，包括毛巾、脸盆等。做好床边隔离，患者之间不要相互接触，防止交叉感染。

（4）患眼严禁包扎，因包裹后，分泌物不能排出，而且包扎后使眼部温度升高，有利于细菌生长繁殖，不利于痊愈。

（5）治疗车、病历等切勿放置在病室内，出院患者床单位要严格消毒。

（6）指导患者注意个人卫生，勿用手和脏手帕揉眼。禁止到公共场所。

### 5. 饮食护理

（1）饮食宜清淡易消化，多食菠菜、苦瓜、冬瓜、西瓜、梨等新鲜果蔬，多饮水。

（2）忌食辛辣、油炸之品和发物，忌巧克力、葱、蒜等热性食品，戒烟酒。

（3）初感疫疠出现发热时，按外感发热病证护理，可用菊花、夏枯草、桑叶煎水代茶饮，热毒炽盛者可饮菊花茶或决明子茶。

### 6. 情志护理

（1）理解关心患者，了解思想动态，耐心做好情志疏导，使其心态平和，保持心情舒畅。

（2）向患者解释疾病的发生、发展过程及治疗、转归情况，帮助其消除顾虑，积极配合治疗及护理，树立治疗疾病的信心。

### 7. 用药护理

（1）严格遵医嘱滴眼药水，应先滴健眼，后滴患眼。

（2）遵医嘱予中药煎水熏洗患眼，当单眼患病做熏洗时应偏向患侧。

（3）中药汤剂偏凉服，服药后观察效果及反应，做好记录。

### 8. 并发聚星障的护理

应及时汇报医生，配合处理，避免外感。

### 9. 临证（症）护理

（1）眵泪量多者，遵医嘱用中药煎剂或生理盐水清洁患眼，每晚临睡时涂眼膏于结膜囊内。

（2）便秘者遵医嘱予番泻叶 10g 开水泡服；可顺时针按摩腹部、耳穴埋籽（取穴大肠、小肠、胃等）。

## 【健康教育】

### 1. 生活起居

（1）指导患者注意个人卫生，勿用手和手帕揉眼，不要用公共面具洗脸。

（2）指导患者正确滴眼药水（膏），坚持滴药，直至炎症消退根治，以免复发或转变为慢性结膜炎。注意闭目休息，少用目力。

（3）单眼发病，更需保护健眼，慎防患眼分泌物及眼药水流入健眼。患眼禁包盖或热敷。

（4）患病期间，注意隔离，禁止到公共浴室、游泳池等处活动，以免引起传播流行。

（5）注意气候变化，及时加减衣物，预防感冒。

### 2. 饮食

宜食清淡易消化的饮食，多食青菜、水果类，可用菊花、金银花、板蓝根等煎水、泡汁代茶饮；忌食辣椒、胡椒等辛辣或油炸类食物，戒烟酒。

### 3. 情志

注意七情变化。耐心向患者讲解疾病的发展过程、治疗方法及预后，安定情绪，减轻精神负担。

### 4. 用药

（1）流行季节，未患本病的人除注意个人卫生外，可用菊花、金银花、蒲公英、桑叶等清热解毒的中药煎水代茶饮，以预防本病的发生。

（2）红眼病流行期间，应加强卫生教育，使用抗生素眼药水或清热解毒中药预防发病。

### 5. 运动

加强锻炼，增加机体抵抗能力。

### 6. 定期复诊

若病情反复发作，或病情严重者，应到门诊进行检查，发现异常应及时就诊治疗。

## 二、圆翳内障

圆翳内障是指晶珠浑浊，视力渐退，最终瞳神内呈圆形银白色翳障而高度视力下降的眼病。多因年老体弱，肝肾两亏，精血不足，或阴虚火旺，熏灼晶珠，或脾虚气弱，精气不能上荣于目所致。

西医学中的老年性白内障可参考本病辨证施护。

### 【辨证分型及临床表现】

#### 1. 肝肾阴虚

伴有头晕耳鸣，腰膝酸软。舌红苔薄，脉细。

#### 2. 脾肾阳虚

伴有形寒肢冷，面色㿠白，喜热恶冷，大便溏薄，小便清长。舌淡苔薄，脉沉细。

### 3. 气血两虚

伴有不耐久视，眉棱骨酸痛，神疲懒言，肢软乏力。舌淡苔薄，脉细。

### 4. 脾虚湿热

伴有口干不欲饮。舌红苔黄腻，脉滑数。

## 【治疗原则】

### 1. 肝肾阴虚

滋补肝肾。

### 2. 脾肾阳虚

温补脾肾。

### 3. 气血两虚

益气补血。

### 4. 脾虚湿热

健脾除湿，宽中利湿。

## 【护理评估】

### 1. 评估圆翳内障的病因

因年老体衰，肝肾两亏，精血不足或脾虚失运，精气不能上荣于目而发病。

### 2. 评估圆翳内障的病位

主要在晶珠，与肝、脾、肾关系密切。

### 3. 评估圆翳内障的病性

包括肝热上拔、肝肾不足、脾气虚弱。

### 4. 评估圆翳内障的病程

本病初起，眼无红肿疼痛，仅自觉视物微昏，或眼前有位置固定之点状、条状或圆盘状阴影；或视近尚清，视远昏矇；或明处视昏，暗处视清；或明处视清，暗处视昏；或视灯光、明月如有数个。病程日久，昏矇日进，则渐至不辨人物，只见手动，甚至仅存光感。

## 【护理诊断】

### 1. 自理缺陷

（1）与视物障碍，环境陌生有关。

（2）与年老体弱，活动不利有关。

### 2. 焦虑

（1）与视物不清，心情不舒有关。

（2）与年老体弱，复明心切有关。

（3）与担心疾病预后有关。

### 3. 睡眠型态紊乱

（1）与复明心切，情绪忧虑有关。

（2）与心肾不交，心阴亏虚有关。

（3）与气血亏虚，心失所养有关。

（4）与环境改变，生活不习惯有关。

### 4. 活动无耐力

（1）与视力下降明显，卧床时间较长有关。

（2）与年老体弱，活动不便有关。

（3）与肝肾两亏，头晕，乏力，身体虚弱有关。

### 5. 有感染的危险

（1）与泪道不通有关。

（2）与缺乏对本病的预防保健知识有关。

### 6. 有伤口裂开的可能

（1）与术后咳嗽剧烈有关。

（2）与大便时用力过度有关。

（3）与剧烈活动有关。

（4）与碰撞术眼造成伤口裂开的可能有关。

（5）与患糖尿病，伤口愈合能力差有关。

### 7. 潜在并发症：术眼出血

（1）与术后角膜组织敏感有关。

（2）与对眼科保健知识缺乏有关。

（3）与糖尿病有关。

（4）与滴眼药方法不对有关。

## 【护理措施】

### 1. 生活起居护理

（1）病室整洁安静，光线适宜。

（2）生活起居有规律，控制目力，减轻眼睛疲劳，以免用眼过度引起眼胀痛甚至头痛。

（3）注意休息，避免外感，保证充足睡眠。

（4）经常参加户外活动，外出时戴防护眼镜，避免强光刺激。

### 2. 饮食护理

（1）宜多食富含维生素 C、谷胱甘肽、锌、硒、蛋白质的食物。

（2）忌辛辣、油腻、不易消化的食物，忌烟酒。

（3）肝肾阴虚者多食用枸杞子、核桃仁等补益肝肾之品，可用芡实、羊肾煲粥，或沙苑子、母鸡煲汤食用；脾肾阳虚者宜食用温补之品，如牛肉、羊肉等，忌生冷食物；气血两虚者宜食用猪肝、银耳、桂圆等益气养血之品；脾虚湿热者宜食用健脾利湿之品，如冬瓜、扁豆、薏苡仁等。

### 3. 病情观察

（1）对高龄、高血压、心脏病患者，需密切观察血压、脉搏、神志、二便等情况，做好记录。

（2）患者出现眼胀、头痛、眼压升高时，应立即报告医生。

### 4. 情志护理

（1）保持心情舒畅，避免忧郁紧张。

（2）由于圆翳内障患者年龄大、视力差，行动十分不便，常会出现社交及心理障碍，故应做好生活照料，解除思想顾虑，保持心胸开阔，情绪稳定。

### 5. 用药护理

服药期间观察病情，脾肾阳虚者中药汤剂宜饭前及临睡前热服为佳；气血两虚者宜在饭前及晚上热服；肝肾阴虚者可长期服用中成药，选用杞菊地黄丸、明目地黄丸、石斛夜光丸等；脾气虚弱者可服龙眼肉、酸枣仁膏等，以补益心脾。

### 6. 并发症护理

（1）暴盲：与医师联系，做好心理护理，使其积极配合手术。

（2）术后视瞻昏渺：应及时汇报医师，给予生活照护。

（3）术后绿风内障：遵医嘱行降压治疗。

### 7. 临证（症）护理

（1）脾虚气弱证安心静养；艾灸中脘、气海、关元、足三里、三阴交穴。

（2）肝肾不足证可刮痧，取穴督脉经、背部足太阳膀胱经穴位。

## 【健康教育】

### 1. 生活起居

（1）用眼卫生：避免眼睛疲劳；外出时戴变色眼镜，防止紫外线对眼睛的刺激，避免风沙袭眼。

（2）手卫生：点药前应清洗双手；平时不用手或不洁之物揉眼，术后1个月内洗澡洗头时避免浴液等进入手术眼内，保持眼部清洁。

（3）保持大便通畅，避免用力排便引起眼部不适。

（4）根据个体情况，遵医嘱是否需要配眼镜。

| 2. 饮食 | 3. 情志 |
|---|---|
| 饮食有节，不宜过饱，忌食辛辣、肥甘厚味之品。 | 畅情志，勿恼怒。 |

**4. 用药**

在医生指导下用药治疗。

| 5. 运动 | 6. 定期复诊 |
|---|---|
| 术后避免跑、跳等震动性运动，避免推、拉、抬、举等用力耗氧的动作，以免引起眼部不适。术后3个月内不可进行游泳运动，半年内避免重体力劳动，避免头部的剧烈震动。 | 出院1周门诊复查，出现不适随时就诊。 |

# 三、针眼

针眼是指胞睑边缘生疖，形如麦粒，红肿痒痛，易成脓溃破的眼病。该病证由于脓成后用针刺破排脓即愈，或用针挑破背上的红点而愈，故名针眼，又名土疳、土疡、偷针。本病与季节气候、年龄、性别无关。可单眼或双眼同时发病。本病有反复发作和多发倾向。若无并发疔疮增黄，预后良好。

西医学中的睑腺炎（麦粒肿）、急性泪腺炎、急性泪囊炎、眼眶蜂窝织炎等急性化脓性眼病，均可参考本病辨证施护。

## 【辨证分型及临床表现】

**1. 风热外袭**

针眼初起，痒痛微作，局部硬结，微红微肿，触痛明显，可兼见头痛，发热，周身不适，舌苔薄黄，脉浮数。

### 2. 热毒炽盛

胞睑红赤肿痛，睑弦硬结形成，焮热拒按，或硬结变软，小疖顶端有黄白色脓点，或见白睛壅肿，可伴口渴喜饮，溲黄便秘，舌红，苔黄，脉数。

### 3. 脾虚湿热

针眼屡发，或针眼红肿不甚，经久不散，或兼见面色萎黄，倦怠乏力，偏食纳呆，便结，舌质淡，苔薄白，脉细数。

### 4. 热毒内陷

胞睑肿痛增剧，伴见头痛，身热，嗜睡，局部皮色暗红不鲜，脓出不畅，舌质绛，苔黄糙，脉洪数。

## 【治疗原则】

### 1. 风热外袭

疏风清热，消肿散结。

### 2. 热毒炽盛

清热解毒，消肿止痛。

### 3. 脾虚湿热

健脾益气，托里排脓。

### 4. 热毒内陷

泻火解毒，通腑消肿。

## 【护理评估】

### 1. 评估针眼的病因

风热之邪外袭，客于胞睑；嗜食肥甘厚味，辛辣炙煿，损伤脾胃；素体多病虚羸，余邪未清，易感外邪。

### 2. 评估针眼的病位

主要在胞睑，与脾胃关系密切。

### 3. 评估针眼的病性

包括风热客睑，热毒壅盛，脾虚夹实。

### 4. 评估针眼的病程

一般起病急，病程短，胞睑微痒痛、红肿，于近睑缘处形成局限性硬结，形如麦粒，推之不移，按之疼痛属于初起者。轻者数日内可自行消散，重者数日后形成脓肿，或伴恶寒发热头痛等全身症状。脓肿成熟穿破，流出脓液始愈。

## 【护理诊断】

| 1. 急性疼痛 | 2. 潜在并发症：眼睑蜂窝织炎、海绵窦脓毒血栓 |
| --- | --- |
| 与热毒炽盛有关。 | 与处置方法不当，毒素倒流有关。 |

## 【护理措施】

### 1. 生活起居护理

（1）保持居室环境安静，整洁舒适，通风良好，光线柔和。

（2）起居有时，避风寒，适寒暑，劳逸结合，避免剧烈活动。

（3）热毒内陷者应卧床休息，尽量少搬动或打扰患者。

（4）对于风热外袭患者居室宜清爽；热毒炽盛及热毒内陷患者，多喜凉而恶热，室温宜偏低；脾虚湿热患者，居室宜干燥凉爽。

### 2. 病情观察

（1）观察胞睑皮肤的颜色，是否有肿胀，肿胀的程度、范围等，以判断病情的程度与性质，是属于风热外袭还是热毒炽盛，或是热毒内陷，或是脾虚湿热。

（2）观察局部是否有硬结形成，硬结的部位、大小、范围，是否有压痛，拒按或喜按，有无脓点形成等表现。

（3）判断病情的发展程度，若硬结变软，脓点形成，则属针眼成熟。

（4）若突然出现头痛高热、烦躁或嗜睡等，应及时报告医生，采取措施。

### 3. 情志护理

通过解释、鼓励、安慰等方式进行正面说理，使患者了解疾病的发生、发展及治疗护理的情况，解除其不良情绪，使患者精神愉快，心情舒畅，气机条达，促使疾病早日康复。

### 4. 饮食护理

（1）饮食以清淡、易消化为宜，忌肥甘厚味，辛辣炙煿，生冷助湿生痰之品。

（2）热毒炽盛、热毒内陷者宜食半流质或流质，鼓励多饮水，多喝西瓜汁、梨汁、苹果汁等；偏食纳呆者，指导其合理搭配饮食；脾虚湿热，面色萎黄，倦怠乏力者，可用太子参、五指毛桃、茯苓、瘦肉适量煎汤服用，以健脾祛湿，促进针眼的消散；儿童患者可服用七星茶，以健脾清热祛湿。

### 5. 用药护理

（1）中药汤剂宜饭后温凉服。

（2）可用内服药渣再次煎水，用于熏蒸或温热外敷眼患处。

（3）本病具有传染性，注意做好消毒隔离。

（4）按时点滴眼药水（膏），操作前洗净双手，滴两种眼药水时，间隔2~3分钟，先滴眼药水，再涂眼药膏；先滴刺激性弱的眼药水，再滴刺激性强的眼药水。

（5）滴药时动作要轻，滴管离眼1~2cm，以免伤及角膜。

## 【健康教育】

### 1. 生活起居

（1）养成良好的生活习惯，慎起居，适寒暑，怡情志，劳逸结合，避免熬夜和过度疲劳，减少使用目力。勿用手、手帕、毛巾等揉擦眼部。

（2）如已发生针眼，禁止挤压针眼，以免热毒扩散，引起胞睑周围及颜面浮肿，形成胞肿入桃或眼丹等变症，甚至变生疔疮走黄等危及生命之重症。

### 2. 饮食

饮食以清淡、容易消化的食物为宜。脓溃之前，忌食鱼腥、肥腻以及羊肉、狗肉、肉桂、姜、蒜等辛辣厚味、气味芳香走窜之品；溃后不宜进食生冷、坚硬难消化之品。

### 3. 情志

仔细观察患者对疼痛的反应，耐心听取患者倾诉，解释疼痛的原因，给予支持与安慰，指导放松技巧，减轻疼痛。

### 4. 用药

使用外敷药物治疗时，注意勿将药物进入眼内，以免损伤结膜角膜。

### 5. 运动

积极锻炼身体，增强体质，防御外邪入侵。

### 6. 定期复诊

若病情反复发作，或病情严重者，应到门诊进行检查，发现异常应及时就诊治疗。

# 第八章 中医耳鼻咽喉科病症的护理

## 一、脓耳

脓耳是以鼓膜穿孔、耳内流脓、听力下降为主要临床表现的病证，因邪热犯耳、血腐化脓所致。病位在中耳，与肝胆、脾肾有关。脓耳有急慢性之分，急者为病之初起，可兼有发热、耳痛等症状，如及时治疗，可得痊愈；慢性者病程较长，症状时轻时重，可妨碍听力，且容易发生合并症。本病是耳科常见病、多发病之一，多发于小儿，可发生于任何季节，夏热季发病或慢性脓耳急性发作者较多。

西医学中的急、慢性化脓性中耳炎及乳突炎等病证，均可参考本病辨证施护。

### 【辨证分型及临床表现】

#### 1. 风热外侵

发病较急，耳痛并呈进行性加重，听力下降，或耳内流脓，耳鸣，伴发热，恶寒，鼻塞流涕，周身不适，舌质偏红，苔薄白或薄黄，脉弦数。

#### 2. 肝胆火盛

耳内剧痛，如钻如刺，耳内流脓，脓多而黄稠或带红色，伴发热，面红，口苦咽干，烦躁易怒，小便黄赤，大便秘结，舌质红，苔黄厚，脉弦数或滑数。小儿症状较成人为重，可有高热，烦躁不安，惊厥等症。

#### 3. 脾虚湿困

耳内流脓，脓水清稀，量多，无臭味，经年不愈，听力下降或有耳鸣，伴头晕，头重，四肢倦怠，面色少华，纳差，大便溏薄，舌质淡，苔白或腻，脉缓弱。

#### 4. 肾元亏虚

耳内流脓，脓量少，耳脓秽浊或呈豆腐渣样，有恶臭气味，经年不愈，反复发作，听力明显减退，伴头晕神疲，腰膝酸软，舌质淡红，苔少或无，脉细弱。

## 【治疗原则】

| 1. 风热外侵 | 2. 肝胆火盛 |
|---|---|
| 疏风清热，解毒消肿。 | 清肝泻火，解毒排脓。 |
| 3. 脾虚湿困 | 4. 肾元亏虚 |
| 健脾渗湿，补托排脓。 | 补肾培元，祛腐化湿。 |

## 【护理评估】

### 1. 评估脓耳的病因

风热湿邪侵袭或肝胆素有内热，循经上蒸；正气素弱或久病体虚；先天不足或劳伤肾精；小儿脏腑娇嫩，形体未充等致邪毒滞留或复感邪气，邪毒困于耳窍而成脓汁。

| 2. 评估脓耳的病位 | 3. 评估脓耳的病性 |
|---|---|
| 主要在耳窍，与肝、胆、脾、肾关系密切。 | 包括风热外侵、肝胆火盛、脾虚湿困、肾阴亏虚。 |

### 4. 评估脓耳的病程

耳部流脓为本病的主要特征。一般来说，急者流脓初起，脓液稠黏，脓色黄或红者，多属实证；缓者流脓日久，脓水清稀量多，脓色白或青黑者，多属虚证，或虚中挟实。

## 【护理诊断】

### 1. 急性疼痛

与风热外侵，肝胆火盛有关。

| 2. 体温过高 | 3. 焦虑 |
|---|---|
| （1）与热毒炽盛，邪热郁表有关。 | （1）与疾病不能得到及时控制有关。 |
| （2）与感染有关。 | （2）与患者对预后担忧有关。 |

### 4. 知识缺乏

与接触医学书刊和相关知识，及缺乏健康指导有关。

| 5. 语言沟通障碍 | 6. 自我形象紊乱 |
|---|---|
| 与听力下降影响语言交流有关。 | 与活动无耐力、皮肤完整性受损有关。 |

| 7. 潜在并发症 | |
|---|---|
| 与肝胆火毒炽盛或治疗不当有关。 | |

## 【护理措施】

| 1. 生活起居护理 | 2. 病情观察 |
|---|---|
| （1）居室宜空气清新，注意个人卫生，戒除不良挖耳习惯。<br>（2）肝胆火热者室温宜偏低，忌闷热；脾虚湿困者，居室应暖和，阳光充足，忌潮湿。<br>（3）注意休息，取患侧卧位，利于脓液的引流；擤鼻涕不能用力和同时压闭两只鼻孔，应交叉单侧擤鼻涕；患慢性脓耳者不宜游泳。 | （1）注意观察患者耳痛的程度、脓液的颜色、性质和量及患者的全身症状，及时了解病情发展趋势。<br>（2）观察伴随症状，如高热者要给予物理降温或遵医嘱给予退热药。<br>（3）小儿若反复发作脓耳可影响听力，故必须注意观察并预防。<br>（4）若见耳内流脓不畅，剧烈的耳痛、头痛、呕吐、发热和神志异常，尤其小儿和老人，应警惕并发症的发生，及时就医，采取中西医结合的治疗方法。<br>（5）若患者出现面肌运动丧失，不能提额、皱眉，眼睑不能闭合，口歪向健侧，不能鼓腮等症，为脓耳所致的口眼㖞斜，应及时治疗。 |

| 3. 体位与安全 | |
|---|---|
| （1）急性期适宜卧床休息，头位取患侧向下，便于脓液排出，但注意患耳勿受压。<br>（2）患儿自理能力较差，应设床档，避免坠床而发生意外。<br>（3）婴儿哺乳时应取坐位，睡眠时取侧卧位，避免啼哭时泪水流入耳内。 | |

| 4. 清洁护理 | |
|---|---|

保持床单的整洁，床铺的平整、干燥、无碎屑。注意耳道内外清洁、干燥。

## 5. 饮食护理

（1）饮食宜清淡而营养丰富，发热时脾胃运化失调，不思饮食，可进流质或半流质饮食，软食，以免咀嚼硬物时耳痛加剧。

（2）鼓励患者多饮水及饮料。

（3）恢复期或慢性期可给些瘦猪肉、青菜等，忌海鲜、鱼虾、羊肉、辛辣焦躁生热之食品。

（4）对平时有挑食习惯的患儿，则应引导说服其改变不良的饮食习惯。

（5）总之，应根据疾病不同阶段，随时调理饮食。

## 6. 用药护理

（1）中药汤剂以温热服用为宜，一般药物遵医嘱按时按量服用。

（2）风热外侵者所服中药多为辛散轻扬之品，有效成分易挥发，不宜久煎；肝胆火盛者中药宜饭后凉服或微温服；肾元亏损者中药宜饭前空腹服用，以利药物吸收。使用滴耳或吹耳外治药时，应注意正确的操作方法。

（3）滴入药液后轻轻牵拉耳郭，使药液易于流入耳道内，禁止使用粉剂，以免与脓液结块，影响引流。

## 7. 情志护理

邪热伤耳，耳窍不利，要耐心疏导，对话时适当提高语气，尽量适应患者的听力，讲明本病的发病因素治疗转归及预防措施等，使患者对自身疾病有正确认识，以减轻思想负担，特别是引起患儿对自身疾病的重视，认真对待，积极、乐意（愉快）的配合治疗与护理。

## 8. 排泄护理

由于高热，热病伤津，肠燥便结，卧床休息，活动量减少，因而肠蠕动减慢，控制排便的肌肉软弱无力，发生便秘。因此，饮食多进富含纤维素的蔬菜、水果及粗粮；注意多饮水及饮料，或协助患者顺时针方向做腹部按摩，促进肠蠕动，促使排便。也可用适量蜂蜜冲水服或番泻叶3g泡水代茶饮。

## 9. 并发症护理

（1）耳后骨膜下脓肿：观察脓耳流脓情况，耳痛有无加剧，耳后有无红肿热痛或波动感，耳部有无向前方耸起，或脓肿有无破溃流脓，发现异常报告医师处理。

（2）面瘫：观察患者面肌运动功能情况，嘴角有无歪斜，鼓腮、吹气有无漏气、有无不自主口涎外流，甚至发笑、闭眼时面容不对称，发现异常及时报告医师；如发生面瘫时，注意眼部护理，白天戴眼罩，晚上涂眼膏；面瘫日久要防止面部肌肉萎缩，指导患者适当按摩患侧面部肌肉数次。

（3）迷路炎：询问是否有脓耳病史及伴随症状，观察有无发生阵发性眩晕，眩晕是否在转身、低头屈体、挖耳、压耳屏时激发，有无伴有听力下降，眩晕发作时有无见自发性水平性眼震；眩晕发作时注意患者安全，给予卧床休息，避免声光等不良刺激，同时安慰患者，消除其恐惧心理。

（4）耳源性颅内并发症：观察患者神志、体温、脉搏、血压、呼吸情况，尤其注意观察有无烦躁不安或神昏，出现异常及时报告医师，发生抽搐时注意防止堕床、咬舌自伤等意外。

## 10. 临证（症）护理

（1）肝胆火盛：①病室宜通风、凉爽，肝火旺盛者应调畅其情志，劝其勿急躁，以保持心情平稳为佳；②宜食清热泻火之品；③可遵医嘱用3%过氧化氢溶液清除耳内脓液，用清热解毒的中药滴耳液滴耳，以消肿、镇痛、祛脓；④遵医嘱配合针刺治疗。

（2）脾虚湿困：①病室宜通风，避免潮湿、闷热环境；②宜食健脾祛湿之食物，忌食甘肥、油腻、荤腥之品，以免助湿生痰。

（3）肾元亏损：①患者注意休息，保持情绪稳定，避免因久病不愈而产生焦虑情绪；②忌食发物，以及燥热助火之品；③遵医嘱配合针刺治疗。

## 【健康教育】

### 1. 生活起居

（1）指导正确擤鼻及哺乳的卫生知识，指导母亲采取正确的哺乳姿势。

（2）戒除不良挖耳习惯，防止刺伤鼓膜导致脓耳。

（3）若有耳膜穿孔的患者，应禁忌游泳，以免水入耳中而加重病情或引起复发。若洗澡、洗发时有水入耳，可采取头侧转，使耳朝下，单足跳跃数次，排出耳道积水，并及时用棉签拭吸干净，保持耳道清洁、干燥。

（4）平时应保持外耳道清洁，掌握正确擤鼻方法，避免过度用力擤鼻，以防涕液通过咽鼓管进入耳窍，诱发本病。

（5）术后暂免长途开车，尽量避免乘坐飞机，如确实需要乘坐时，需要保持清醒多做吞咽动作。

### 2. 饮食

注意饮食，少食引发邪毒的食物。

### 3. 情志

耐心疏导，解释手术的作用、目的，使之了解本病的相关知识，减轻思想负担，取得配合。

### 4. 用药

滴耳药需在医师指导下用药，不可自行滥用。指导患者患侧卧位，合理使用滴耳药、吹耳药，采用3%过氧化氢洗耳，尽量清除分泌物，使外耳道引流通畅。

### 5. 运动

加强身体锻炼，增强体质，积极预防并及时治疗感冒、鼻及鼻咽部的慢性病变。

### 6. 定期复诊

（1）发现耳部异常症状应及时就医，以免延误小儿的病情。脓耳初起时，要及早彻底治疗，以免迁延日久，变成慢性或变生他证。

（2）密切观察病情变化，尤其小儿和老人，若见剧烈的耳痛、头痛、发热和神志异常，提示有变证的可能，要及时处理。

## 二、耳鸣、耳聋

耳鸣是指患者自觉耳中鸣响而周围环境中并无相应的声源。它可发生于单侧，也可发生于双侧，有时患者自觉鸣声来自头颅内部，可称为"颅鸣"或"脑鸣"。

耳聋是指不同程度的听力减退。程度较轻者也称"重听"。耳鸣与耳聋临床上常常同时或先后出现，二者的病因病机及辨证施治原则也基本相似，故本节将耳鸣与耳聋合在一起进行讨论。它们既是多种耳科疾病乃至全身疾病的一种常见症状，有时也可单独成为一种疾病。

西医学中的突发性聋、爆震性聋、传染病中毒性聋、噪声性聋、药物中毒性聋、老年性聋、耳硬化症以及原因不明的感音神经性聋、混合性聋及耳鸣等疾病均可参考本病辨证施护。

## 【辨证分型及临床表现】

### 1. 肝火上扰

发病突然，耳鸣如闻潮声、风雷声，其症状与情志的变化有关，常在郁怒之后发生或加重。伴有头痛或眩晕，面红目赤，口苦咽干，夜寐不安，烦躁不宁，急躁易怒，胁肋胀痛，便秘尿黄。舌红苔黄，脉弦数有力。

### 2. 痰火壅结

两耳内鸣响，如闻"呼呼"之声，头重头昏，耳内闭塞憋气感明显。伴有胸闷脘满，咳嗽痰多，口苦或口淡无味，二便不畅利。舌红苔黄腻，脉滑数。

### 3. 肾精亏虚

耳鸣如蝉，昼夜不息，夜间尤甚，听力逐渐下降。伴有头晕目眩，失眠，腰膝酸软，食欲不振。舌红少苔，脉细弱或细数。

### 4. 风热侵袭

起病急，症状轻微。耳内憋气作胀和阻塞感较明显，有外声难闻而自声增强的特点。伴有发热恶寒、头痛、口干。舌边尖红，苔薄白，脉浮数。

## 【治疗原则】

### 1. 肝火上扰

清肝泄热，开郁通窍。

### 2. 痰火壅结

清火化痰，和胃降浊。

### 3. 肾精亏虚

补肾益精，滋阴潜阳。

### 4. 风热侵袭

疏风清热，散邪通窍。

## 【护理评估】

### 1. 评估耳鸣、耳聋的病因

风热之邪侵袭；情志抑郁或暴怒伤肝；饮食不节，过食肥甘厚腻或思虑过度，伤及脾胃；跌仆爆震、突闻巨响等伤及气血；先天肾精不足，或后天病后失养，恣情纵欲，伤及肾精，或年老肾精渐亏等。

### 2. 评估耳鸣、耳聋的病位

主要在耳窍，与肝肾关系密切。

### 3. 评估耳鸣、耳聋的病性

有虚实之分，实者多因外邪或脏腑实火上扰耳窍，或瘀血、痰饮蒙蔽清窍；虚者多为脏腑虚损、清窍失养所致。

### 4. 评估耳鸣、耳聋的病程

一般来说，起病急、病程短者以实证为多见；起病缓慢、病程较长者以虚证为多见。

## 【护理诊断】

### 1. 感知改变：耳鸣、耳聋

与肝火上扰，听力减退有关。

### 2. 焦虑

与预感到有可能失去听力有关。

### 3. 语言沟通障碍

与耳聋影响语言交流有关。

### 4. 有外伤的危险

（1）与肝火上扰所致眩晕有关。

（2）与患者自我保护知识缺乏有关。

## 【护理措施】

### 1. 生活起居护理

（1）病室保持安静、舒适、整洁，光线明亮，使患者感到心情愉快，精神爽朗，食欲增加。

（2）注意避免噪声，根据病症调节相适宜的温、湿度。

### 2. 体位与安全

突发耳鸣、耳聋的患者，应卧床休息，协助其生活起居，对于年老体弱久病卧床的患者，应做好皮肤护理，防止压疮的发生。

### 3. 病情观察

（1）观察患者的耳鸣音调的高低，声音的强弱和耳聋的程度以及睡眠、二便情况。

（2）观察舌象、脉象及伴随症状。如遇外感风热所致的头痛、高热、全身症状严重者；肝火上炎引起头痛剧烈、面红、目赤、眩晕、呕吐、血压骤升；肾亏耳聋所致耳鸣严重，夜不成寐，应立即报告医生处理，并做好记录。

### 4. 饮食护理

（1）饮食宜清淡、富营养食物，如牛肉、猪肉、鸭肉、牛奶、鲫鱼、黄鱼、龟、豆制品，蔬菜适宜多吃白菜、菠菜、扁豆、黄瓜、茄子。

（2）水果如苹果、李子、柿子、香蕉等。对脾胃运化功能欠佳者，应少食多餐，忌咖啡、浓茶等刺激性食物。

### 5. 情志护理

（1）关心体贴患者，耐心疏导，因为耳鸣、耳聋与情绪息息有关，劝慰患者采用"自我防卫机制"，用转化方法可起到缓和心理紧张、减轻精神痛苦作用，也可用无声的语言，自我命令、自我提醒、自我暗示来调节自己的情绪，保持心情舒畅，安心养病。

（2）要尊重患者，与患者交流时，可借用文字和手势帮助交流，需真正让患者理解医生、护士的治疗、护理情况。如果因为患者唇读（看口形）而误解语义，会产生不良后果。

### 6. 用药护理

（1）中药汤剂应按证型掌握服药方法及适宜忌，一般于饭后1小时温服，服后观察效果及反应，并记录。

（2）遵医嘱给予改善内耳神经血供及促进细胞代谢药，如三磷酸腺苷、辅酶A等。

### 7. 临证（症）护理

（1）风热侵袭：①避免直接吹风，发热伴头痛，或头晕沉重者，宜卧床休息，减少活动；②可遵医嘱配合针刺治疗，高血压者，遵医嘱使用降血压药物。

（2）肝火上扰：①参见上文"风热侵袭证"护理常规处理；②避免激动情绪，调畅情志，以疏肝理气；③头痛眩晕，遵医嘱给予针刺治疗；④宜食清肝泻火的食物，亦可遵医嘱以栀子、黄芩、龙胆草煎汤内服。

（3）气滞血瘀：①保持环境清静，有利于睡眠休息，避免在潮湿寒冷、噪声大的环境久留；②宜食行气活血的食物，可用丹参、川芎、红花与肉类煲汤饮用，忌寒凉、刺激之品。

（4）肾精亏损：①患者要避免劳累，慎下蹲站起等动作，以免发生意外；②宜食补益肝肾之品，如核桃肉等；③耳鸣夜间加重致夜寐不安者，可于睡前用温热水泡足，并用手掌按摩足底部的涌泉穴，有引火归元，减轻耳鸣、促进睡眠的作用，必要时可遵医嘱使用镇静药；④遵医嘱配合针刺治疗。

（5）气血亏虚：①避免劳累，保证休息与睡眠；②宜食益气养血之品，忌寒凉、刺激性食物。

（6）痰火郁结证：①保持情绪平稳，避免过度思虑；②饮食有节，避免暴饮暴食及进食肥甘厚腻之品。

## 【健康教育】

### 1. 生活起居

（1）起居有常，防止风寒的侵袭，远离高分贝噪声场所。

（2）耳聋影响工作生活者，可在医生指导下佩戴助听器，平素注意出行安全。

（3）避免剧烈咳嗽，下蹲弯腰时需注意动作要协调，避免诱发本病。

（4）指导患者正确擤鼻，防涕液进入耳窍，引发本病。

### 2. 饮食

宜食清淡易消化之品，忌食辛辣肥甘厚味之品，忌浓茶、咖啡。

### 3. 情志

关心体贴患者，耐心疏导，耳聋耳鸣与情志相关，劝慰患者消除心里紧张等因素，保持心情舒畅，安心养病。可用文字和手势与其交流。

### 4. 用药

遵医嘱用药，应用避免服用可能损害听神经的药物，如氨基糖苷类药物（链霉素、卡那霉素、丁胺卡那霉素、妥布霉素）等。

### 5. 运动

打太极拳、做保健按摩操等，增强机体抵抗力。

### 6. 定期复诊

遵医嘱定期复诊，如出现症状加重随时就诊。

## 三、鼻渊

鼻渊是以鼻流浊涕，量多不止为主要特征的鼻病。临床上常伴有头痛、鼻塞、嗅觉减退等症状。多由于肺气虚寒、肝胆郁热、脾虚内湿生痰、清阳不升、肾及髓海空虚所致。本病是鼻科的常见病、多发病之一。多发生于感冒或急性鼻炎之后，有虚实之分。本病一年四季、男女老幼均可患病，但以青少年多见。本病发病率高，可引起严重并发症，导致不良后果，因此应积极防治。

西医学中的急性鼻窦炎、慢性鼻窦炎均可参考本病辨证施护。

## 【辨证分型及临床表现】

### 1. 肺经风热

鼻涕白黏或黄稠，嗅觉减退，鼻甲肌膜红肿，前额或颧部疼痛，伴有发热恶寒，咳嗽痰多，口干。舌红苔薄白，脉浮数或滑数。

### 2. 胆腑郁热

鼻涕黄浊如脓，量多，味臭，嗅觉减退，鼻窍肌膜红赤肿胀，头痛剧烈，或前额痛，或双侧太阳穴痛，或颧骨痛，伴有发热，口苦咽干，目眩，耳鸣耳聋。舌红苔黄，脉弦数。

### 3. 脾胃湿热

鼻涕黄浊而量多，涓涓长流，涕带臭味，鼻塞较甚，嗅觉消失，鼻窍肌膜红肿，伴有头痛剧烈，头重胀不适，肢体困倦，倦怠乏力，纳呆食少，小便黄。舌红苔黄腻，脉滑数或濡。

### 4. 肺气虚寒

鼻涕黏白量多，无臭味，嗅觉减退，鼻塞或轻或重，鼻窍肌膜肿胀淡红，遇风冷则症状加重。伴有头昏头晕，自汗恶风，气短乏力，懒言声低，咳嗽痰稀。舌淡苔薄白，脉缓弱。

### 5. 脾气虚弱

鼻涕白黏或黄稠，量多，嗅觉减退，鼻塞较重，可兼有食少纳呆，脘腹胀满，便溏，肢困乏力，面色萎黄，头昏重，或头闷胀，舌体胖，舌质淡，苔薄白，脉细弱。

## 【治疗原则】

### 1. 肺经风热

疏风清热，芳香通窍。

| 2. 胆腑郁热 | 3. 脾胃湿热 |
|---|---|
| 清泻胆热，利湿通窍。 | 清脾泻热，利湿祛浊。 |

| 4. 肺气虚寒 | 5. 脾气虚弱 |
|---|---|
| 温补肺脏，发散风寒。 | 健脾利湿，益气通窍。 |

## 【护理评估】

| 1. 评估鼻渊的病因 | 2. 评估鼻渊的病位 |
|---|---|
| 外邪侵袭；脏腑蕴热，蒸灼鼻窍；脏腑虚损、邪留鼻窦所致。 | 主要在鼻窍，与肺脾胃胆有密切关系。 |

| 3. 评估鼻渊的病性 | 4. 评估鼻渊的病程 |
|---|---|
| 包括肺经风热、胆腑郁热、脾胃湿热、肺气虚寒、脾气虚弱。 | 本病有实证与虚证之分，实证起病急，病程短，多发于感冒或急性鼻炎之后；虚证病程长，多由急性鼻窦炎治疗不彻底或反复发作而形成，缠绵难愈。 |

## 【护理诊断】

| 1. 清理呼吸道无效 |
|---|
| （1）与痰液黏稠咯吐困难有关。<br>（2）与痰量多有关。 |

| 2. 感知改变：嗅觉减退 | 3. 疼痛 |
|---|---|
| 与肝经风热，胆腑郁热，肺气虚寒，脾气虚弱有关。 | 与鼻涕多稠，堵塞鼻腔，鼻窍黏膜肿胀有关。 |

| 4. 自我形象紊乱 | 5. 有感染的危险 |
|---|---|
| 与流涕不止、经常擤鼻及皮肤完整性受损有关。 | 与鼻腔不通，过度擤鼻引起感染有关。 |

| 6. 焦虑 |
|---|
| 与鼻涕量多不止而影响休息和工作有关。 |

## 【护理措施】

### 1. 生活起居护理

（1）居室宜整洁舒适，温湿度适宜，起居有常，劳逸结合。

（2）肺经风热者室温宜清凉；胆经郁热者室温宜稍低，湿度稍高，防止干燥空气对鼻部刺激；脾胃湿热者忌潮湿闷热；虚证患者应防风寒邪毒侵袭，加强体育锻炼，增强防御能力；伴有头晕头胀不适，肢体乏力者，应卧床休息。

（3）注意鼻腔周围局部皮肤的护理，减少对局部皮肤的刺激。

（4）保持口腔清洁，防止并发症。

### 2. 病情观察

（1）观察患者头痛性质、部位、程度，鼻塞情况，鼻涕色、质、量、气味及嗅觉情况等。

（2）如出现鼻塞严重、张口呼吸、剧烈头痛、高热、局部皮肤红肿明显等症状时，立即汇报医生，配合处理。

### 3. 体位与安全

发热、头痛、流涕，食欲不振，全身不适者，应卧床休息，协助其生活起居。

### 4. 饮食护理

（1）饮食宜清淡、富营养，忌食肥甘厚腻及刺激性食物，戒除烟、酒。

（2）实证患者多食新鲜蔬菜、水果，多饮水；脾气虚弱者多食脾益气食物，如怀山药粥、莲子粥等，忌食生冷。

### 5. 清洁护理

（1）做好口腔护理，有口齿病者，应及时治疗，以防牙源性上额窦炎的发生。

（2）保持患者的鼻腔清洁，脓涕太多时，容易刺激鼻前庭及鼻唇沟周围，引起皮肤发红，甚则糜烂，尤以患儿常见。

（3）局部需经常保持干燥、清洁，并涂以黄连膏或其他药膏，以润滑和保护皮肤。

（4）保持鼻腔通畅，鼻塞时可滴1%麻黄碱等渗盐水，有利于鼻窦脓液排出，脓液排出后应及时处理，保持清洁无气味。

### 6. 情志护理

（1）头痛、鼻塞难受，引起患者焦虑不安，应尽力安慰，讲解本病是一种常见病，多发病。发病原因有解剖因素和感染因素两方面。

（2）讲解由于疲劳过度，营养不良，维生素缺乏，内分泌失调及变态反应因素，烟酒过度，气候湿凉，居住环境卫生不良，以及全身慢性疾病如贫血、结核等，可致机体抵抗力下降而感染发病。

（3）讲解局部因素，如急性鼻炎，鼻腔中的脓液由于打喷嚏或擤鼻进入鼻窦而促使其发炎。

（4）讲解其他因素，如跳水、潜水、游泳时方法不当均可导致急慢性鼻窦炎。

（5）讲解使患者了解，得了急慢性鼻窦炎一定要及时合理治疗，并注意休息及调护，以免并发其他疾病。使其安心配合医护人员做好治疗和护理。

## 7. 用药护理

（1）中药汤剂以温热服用为宜。

（2）实热证患者汤剂宜凉服或微温服，肺经风热者所服中药多为辛散轻扬之品，有效成分易挥发，不宜久煎；胆腑郁热者汤剂宜饭前冷服；脾胃湿热者中药宜饭后凉服或微温服；虚证患者服用补益药宜在早晚饭前空腹温服或热服；肺气虚寒者宜进温热饮食以加强药效。

（3）鼻塞严重者，可局部使用3%麻黄碱或滴鼻灵等滴鼻，或予冰连散吹鼻，或予中药制剂超声雾化经鼻吸入，以改善鼻腔通气。

## 8. 并发症护理

（1）喉痹：①保持口腔清洁，可遵医嘱予中药漱口、雾化吸入等治疗；②多饮开水，保持大便通畅；③注意休息，戒除烟酒。

（2）耳胀耳闭：①积极预防感冒和鼻部疾病；②保持鼻部清洁，伤风鼻塞时适当使用滴鼻药，防止强行擤鼻，以免将鼻腔病菌压入耳窍引起感染；③尽早彻底治疗，防止疾病进一步发作演变为它病。

## 9. 临证（症）护理

（1）鼻塞流涕时，指导患者按揉迎香穴，改善鼻窍通气。

（2）肺经风热证头痛时可行穴位按揉，取穴印堂、太阳、合谷、曲池等。

（3）胆经郁热证头痛严重时易有焦虑情绪，应多加安慰疏导。

（4）脾胃湿热证患者注意饮食调护，保持大便通畅。

## 【健康教育】

## 1. 生活起居

（1）避免过度劳累，流感季节出行时需戴口罩，避风寒，预防感冒。可采用冷水洗脸、鼻部按摩，以提高抗病能力。工作生活环境空气流通，粉尘多时戴口罩。积极防治牙病，减少牙源性上颌窦炎的发病。

（2）擤鼻时，先按紧一侧鼻窍，涕出后在擤另一侧，切不可两侧同时用力擤鼻。不可强行擤鼻，以防涕液逆入耳窍。

| **2. 饮食** | **3. 用药** |
|---|---|
| 宜低盐低脂、清淡易消化之食物，多食水果蔬菜，多饮水，忌食辛辣刺激之物和肥甘厚味。戒烟酒。 | 遵医嘱用药，不得随意停药或加减药量，尤其是麻黄碱，中西药间隔30分钟左右。 |
| **4. 情志** | **5. 运动** |
| 安慰、开导患者，排除忧郁，焦虑情绪，安心养病。 | 锻炼身体，增强体质，提高机体免疫力。 |

**6. 定期复诊**

遵医嘱定期复查。鼻塞、鼻流黏涕，或头痛、发热时及时就诊。

## 四、喉痹

喉痹是因外邪侵袭、肺胃热盛、上犯咽喉，或脏腑虚损、咽喉失养，或虚火上灼、咽部气血不畅所致，以咽部红肿疼痛或干燥、有异物感、咽痒不适等为主要临床表现。病位在咽，与肺、脾、肾有关。临床上有急性和慢性两个类型，急喉痹是因外邪客于咽喉所致，以咽痛、咽黏膜肿胀为特征；慢喉痹是因脏腑虚损，咽部失养，或邪滞于咽所致，以咽黏膜肿胀或萎缩为特征。本病一年四季皆可发病，各年龄均可发生，急性发作者多为实证。

西医学中的急性咽炎、慢性咽炎均可参考本病辨证施护。

### 【辨证分型及临床表现】

**1. 外邪侵袭**

咽部疼痛，吞咽不利，有异物阻塞感。偏风热者，咽痛较重，吞咽时痛增，伴发热，恶风，头痛，咳痰黄稠，舌质红，苔薄黄，脉浮数；偏风寒者，咽痛较轻，伴恶寒发热，头痛，无汗，身痛，咳嗽痰稀，舌质淡，苔薄白，脉浮紧。

| 2. 肺胃热盛 | 3. 肺肾阴虚 |
|---|---|
| 咽部疼痛较剧，吞咽困难，咽喉梗阻感，伴高热，头痛，口渴喜饮，口气臭秽，大便燥结，小便短赤，舌质红，舌苔黄，脉洪数。 | 咽部干燥，灼热疼痛不适，午后较重，或咽部哽哽不利，干咳痰少而稠，或痰中带血，伴手足心热，午后潮热，盗汗，舌红少津，脉细数。 |

| 4. 脾胃虚弱 |
|---|
| 咽部哽哽不利或痰黏着感，咽燥微痛，喉底有颗粒状突起，口干而不欲饮或喜热饮，易恶心，或时有呃逆反酸，若受凉、疲倦则症状加重，伴倦怠乏力，少气懒言，脘腹胀闷，纳呆便溏，舌体胖大，边有齿痕，舌质淡红，苔薄白，脉细弱。 |

| 5. 脾肾阳虚 | 6. 痰凝血瘀 |
|---|---|
| 咽部异物感，哽哽不利，痰涎清稀量多，伴面色苍白，畏寒肢冷，腰膝冷痛，腹胀纳呆，小便清长，五更泄泻，舌体胖，舌质淡嫩，苔白，脉沉细弱。 | 咽部异物感，痰黏着感，焮热感，咽微痛，痰黏难咯，咽干不欲饮，易恶心呕吐，胸闷不适，舌质黯红，或有瘀斑瘀点，苔白或微黄，脉弦滑。 |

## 【治疗原则】

| 1. 外邪侵袭 | 2. 肺胃热盛 |
|---|---|
| 疏风散邪，宣肺利咽。 | 清热解毒，消肿利咽。 |
| 3. 肺肾阴虚 | 4. 脾胃虚弱 |
| 滋养阴液，降火利咽。 | 益气健脾，升清利咽。 |
| 5. 脾肾阳虚 | 6. 痰凝血瘀 |
| 补益脾肾，温阳利咽。 | 祛痰化瘀，散结利咽。 |

## 【护理评估】

### 1. 评估喉痹的病因

风寒、风热之邪外袭；过食辛热煎炒、醇酒之类，肺胃蕴热；温热病后，或劳伤过度，耗伤肺肾阴液；思虑过度，或饮食不节，或久病伤脾；房劳过度，或操劳过甚，或久病误治，或过用寒凉之品，以致脾肾阳虚。

### 2. 评估喉痹的病位

主要位于咽喉，与肺胃脾肾有关。

### 3. 评估喉痹的病性

（1）外邪侵袭，上犯咽喉：气候骤变，起居不慎，肺卫失固，易为风邪所中。风邪多有夹寒夹热，风热外邪乘虚侵袭，邪从口鼻而入，内犯于肺，宣降失司，邪热上壅咽喉，而为喉痹；风寒之邪外袭，外束肌表，卫阳被遏，不得宣泄，壅结咽喉，亦可发为喉痹。

（2）肺胃热盛，上攻咽喉：外邪不解，壅盛传里；或过食辛热煎炒、醇酒之类，肺胃蕴热，复感外邪，内外邪热搏结，蒸灼咽喉而为病。

（3）肺肾阴虚，虚火上炎：温热病后，或劳伤过度，耗伤肺肾阴液，使咽喉失于滋养，加之阴虚则虚火亢盛，上炎而灼于咽喉，发为喉痹。

（4）脾胃虚弱，咽喉失养：因思虑过度，劳伤脾胃，或饮食不节，或久病伤脾，致脾胃受损，水谷精微生化不足，津不上承，咽喉失养，发为喉痹。

（5）脾肾阳虚，咽失温煦：因房劳过度，或操劳过甚，或久病误治，或过用寒凉之品，以致脾肾阳虚，肾阳虚则虚阳浮越，上扰咽喉；或脾肾阳气亏损，失去温运固摄功能，寒邪凝闭，阳气无以上布于咽喉而为病。

（6）痰凝血瘀，结聚咽喉：饮食不节，损伤脾胃，运化失常，水湿停聚为痰，凝结咽喉；或喉痹反复发作，余邪滞留于咽喉，久则经脉瘀滞，咽喉气血壅滞而为病。

### 4. 评估喉痹的病程

一般起病较急，病程较短，咽痛较剧者，多属急喉痹。病程较长，反复发作，咽部干燥者，多属慢喉痹。

## 【护理诊断】

### 1. 急性疼痛：咽痛

（1）与外邪客于咽喉有关。

（2）与脏腑虚弱、咽部失养，或邪滞于咽有关。

### 2. 体温过高

与肺胃热盛，上攻咽喉有关。

### 3. 潜在并发症

扁桃体周围脓肿、急性会厌炎、风湿热、急性肾炎。

### 4. 相关知识缺乏

与缺乏对本病的认识以及调护知识不足有关。

## 【护理措施】

### 1. 生活起居护理

（1）居室保持整洁卫生，避免尘埃及刺激性气体的刺激，注意温湿度适宜，防止干燥空气刺激而加重咽部不适。

（2）外感风寒者，常伴有恶寒，居室温湿度稍高；外感风热患者，室温以舒适为宜，避免对流风，服解表药后，避免汗出当风。

（3）肺胃实热者，室温宜稍低，湿度应稍高，避免高温干燥空气对咽部的刺激；肺脾气虚者，注意保暖，注意适当运动锻炼；痰热蕴积者，应注意劳逸结合，少用声，以减轻咽喉黏膜充血水肿。

（4）饭前饭后漱口，保持口腔清洁。

### 2. 病情观察

（1）注意观察患者咽部充血肿胀、疼痛不适程度和全身症状，观察舌苔、脉象，及时了解病情发展趋势。

（2）如出现发热、咽痛加剧，伴有呼吸困难者，为病情加重，应报告医生，及时采取措施，体温升高者可给予物理降温。

（3）急喉痹严重者可合并扁桃体炎、急性鼻窦炎等，严重者还可并发急性肾炎、风湿病等，若下行感染，可引起下呼吸道炎症，故应注意观察伴随症状，防止并发症的发生。

### 3. 体位与安全

急性期实证发热患者适宜卧床休息，慢性期适宜适当活动。避免过度疲劳，保证有足够的睡眠。

### 4. 清洁护理

（1）加强口腔护理，咽喉部经常以一枝黄花、野菊花或金银花甘草水含漱，每日数次，含漱时间适宜适当延长，使药液渗透于咽喉黏膜，有解毒消肿作用。

（2）痰杯要及时倒净消毒备用。

（3）急性期适宜适当隔离，执行消毒隔离制度。

### 5. 饮食护理

（1）饮食宜清淡，急性期给予流质或半流质饮食，勿食辛辣厚味食物，戒除烟酒。

（2）风热喉痹者，宜多饮水，多食新鲜水果，忌食煎炸食品。

（3）阴虚喉痹者，多食清润益津之物，如冰糖银耳羹。

（4）气虚喉痹者，可服用党参黄芪粥，伴有脾虚者可用炒焦麦芽泡汤代茶。

### 6. 情志护理

病情缠绵，久治不愈，反复发作要加强心理疏导：向患者耐心解释病情，使其对疾病有正确认识，鼓励患者树立战胜疾病的信心和毅力，积极配合治疗。

### 7. 用药护理

（1）中药汤剂以温热服用为宜。

（2）解表药不宜久煎。

（3）外感风寒者，汤药宜热服；风热犯肺和肺胃热盛者汤药宜饭后凉服或微温服。

（4）服药后观察病情变化，热退肿消，为病退之象，为避免损伤脾胃，应中病即止；肺脾气虚者，汤药宜饭后温服；脾肾阳虚者，中药宜饭前空腹温服。

### 8. 并发症护理

（1）耳胀耳闭：①积极预防感冒和鼻部疾病；②保持鼻部清洁，伤风鼻塞时适当使用滴鼻药，防止强行擤鼻；③及早彻底治疗，防止疾病进一步发作演变为它病。

（2）喉瘖：①急性发作期禁声，伴有全身症状时应适当休息。②饮食清淡，忌食辛辣食物及烟酒等。

### 9. 临证（症）护理

（1）肺胃实热证患者体温过高时，可遵医嘱予物理降温。

（2）虚证患者，遵医嘱予艾灸合谷、足三里等穴。

## 【健康教育】

### 1. 生活起居

（1）生活起居要有规律，宜早睡早起，减少或避免过度讲话发音，以防咽喉黏膜组织充血、水肿。

（2）改善生活与工作环境，保持室内空气清新，避免刺激性气体和尘埃等对咽喉的刺激。

（3）注意保暖，随季节变化及时增减衣服，防止各种诱发因素。

（4）防止外邪侵袭，积极治疗全身及邻近部位的疾病，以防诱发本病。

（5）在高发季节注意个体防护，如外出戴口罩，勤洗手等。

（6）积极治疗原发病灶，如鼻窦炎，改善鼻腔通气，减少分泌物，避免张口呼吸等，以利于喉痹的治疗和康复。

（7）睡前、餐后用盐水漱口，保持口腔及咽部清洁，预防感染。

### 2. 饮食

注意饮食调理，宜进食清润、富有营养且易消化的食物，多饮水，多食新鲜瓜果、蔬菜。戒除或节制吸烟饮酒，少食辛辣、油煎等刺激性食物。

### 3. 情志

关心体贴患者，耐心讲解疾病的相关知识，减轻焦虑情绪，树立战胜疾病的信心。

### 4. 用药

（1）中药汤剂宜频频含漱下咽。

（2）风寒外袭证者，汤药宜温服；风热外侵证者，汤药宜温凉服。

### 5. 运动

加强锻炼，增强体质，劳逸适度。

### 6. 定期复诊

遵医嘱定期复诊，如出现症状加重随时就诊。

# 第九章　常用中医护理技术操作

## 第一节　针刺疗法

### 一、毫针法

毫针法是临床上应用最广泛的一种针刺技术。

### 【评估】

1. 核对医嘱。了解既往史、当前主要症状、发病部位及相关因素。
2. 评估患者的年龄、文化程度、当前心理状态和对疾病的认识。
3. 评估患者的精神状态、体质、针刺局部皮肤情况。
4. 评估患者对此项操作技术的信任度。

### 【目标】

遵照医嘱进行治疗，解除或缓解各种急慢性疾病的临床症状。

### 【禁忌证】

1. 患者疲乏、饥饿或精神高度紧张时。
2. 皮肤有感染、瘢痕或肿痛的部位。
3. 有出血倾向或高度水肿患者。
4. 小儿囟门未闭合时，头顶腧穴不宜针刺。

### 【告知】

在针刺过程中出现头晕、目眩、面色苍白、胸闷、欲呕等属于晕针现象，及时通知医生。针刺时可能出现疼痛、血肿、滞针、弯针、酸麻、胀痛、沉、紧、涩。

## 【物品准备】

治疗盘，针盒（内备各种毫针），皮肤消毒液，棉签，棉球，镊子，弯盘，必要时备毛毯，屏风等。

## 【操作要点】

### 1. 进针法

（1）指切进针法：称爪切进针法。一般用拇指或示指端按在穴位旁边，另一只手持针，用拇指、示指、中指三指夹持针柄近针根处紧靠指甲面将针刺入。此法适宜于短针的进针。

（2）夹持进针法：或称骈指进针法。即用拇指、食指二指捏消毒干棉球，夹住针身下端，将针尖固定在所刺入腧穴皮肤表面位置，一手捻动针柄，将针刺入腧穴。此法适用于肌肉丰满部位及长针的进针。

（3）舒张进针法：将所刺腧穴部位的皮肤绷紧，另一只手持针，刺入。此法主要用于皮肤松弛或有皱褶部位的腧穴，如腹部的穴位。

（4）提捏进针法：将针刺腧穴的皮肤捏起，另一只手持针刺入，此法主要用于皮肉浅薄部位的腧穴进针，如印堂穴等。

### 2. 进针角度和深度

（1）角度：是指进针时针身与皮肤表面构成的夹角。①直刺：是针身与皮肤表面垂直刺入。此法适用于人体大部分腧穴。②斜刺：是针倾斜刺入。此法适用于肌肉较浅薄处或内有重要脏器或不宜于直刺、深刺的腧穴。③平刺：即横刺，是针沿皮刺入。此法适用于皮薄肉少部位的腧穴，如头部。

（2）深度：是指针身刺入皮肉的深度，一般根据患者体质、年龄、病情及针刺部位而定。①体质：身体瘦弱，宜浅刺；肌肉丰满者，宜深刺。②年龄：小儿及年老体弱者，宜浅刺；中青年身体强壮者，宜深刺。③病情：阳证、新病宜浅刺；阴证、久病宜深刺。④部位：头面和胸背皮肤的腧穴，宜浅刺；四肢、臀、腹及肌肉丰满处的腧穴，宜深刺。

### 3. 行针基本手法

（1）提插法：是当针刺入腧穴一定深度后，将针提到浅层，再由浅层插到深层，以加大刺激量，使局部产生酸、麻、胀、重等感觉。

（2）捻转法：是当针刺入腧穴一定深度后，将针身大幅度捻转，幅度愈大，频率愈快，刺激量也就愈大。当针刺部位出现酸、麻、胀、重等感觉时。术者手下也会有沉、紧、涩的感觉，即为"得气"，说明针刺起到了作用。

### 4. 补泻手法

（1）补法：进针慢而浅，提插轻，捻转幅度小，留针后不捻转，出针后多揉按针孔。多用于虚证。

（2）泻法：进针快而深，提插重，捻转幅度大，留针时间长，并反复捻转，出针时不按针孔。多用于实证。

（3）平补平泻法：进针深浅适中，刺激强度适宜，提插和捻转的幅度中等，进针和出针用力均匀。适用于一般患者。

## 【操作步骤】

1. 备齐用物，携物至床旁，再次核对医嘱。

2. 协助患者松开衣物。按针刺部位，取合理体位。

3. 选好腧穴后，先用拇指按压穴位，并询问患者有无感觉。

4. 消毒进针部位后，按腧穴深浅和患者胖瘦，选取合适的毫针，同时检查针柄是否松动，针身和针尖是否弯曲或带钩，术者消毒手指。

5. 根据针刺部位，选择相应进针方法正确进针。

6. 当刺入一定深度时，患者局部产生酸、麻、胀、重等感觉或向远处传导，即为"得气"。得气后调节针感，留针。

7. 在针刺及留针过程中，密切观察有无不适等情况。如出现意外，紧急处理。

8. 起针时一手按压针刺周围皮肤处，一手持针柄慢慢捻动将针尖退至皮下，快速拔出，随即用无菌干棉球轻压针孔片刻，防止出血。最后检查针数，以防遗漏。

9. 操作完毕。协助患者穿好衣裤，安置舒适体位，整理床铺，清理用物，归还原处。

10. 洗手，记录并签名。

## 【护理及注意事项】

1. 操作前检查用物是否备齐，对有硬弯、锈蚀、有钩等不符合要求的针具，应剔出不用。

2. 针刺前作好解释工作，消除患者紧张情绪，选择合理体位，以便于暴露腧穴，方便操作，注意保暖。

3. 严格执行操作规程，准确取穴，正确运用进针方法、角度和深度，勿将针身全部刺入，以防折针。刺激强度因人而异，急性病、体质强者宜强刺激；慢性病、体质弱者宜弱刺激；一般情况中等刺激。

4. 针刺中宜密切观察患者的反应，出现意外，应紧急处理。

5. 起针时要核对穴位及针数，以免将毫针遗留在患者身上。

6. 用过的针具，应经灭菌处理后再进行检针和修针，然后再次灭菌处理后备用。

7. 患者在过于饥饿、疲劳、精神高度紧张时不宜进针。

8. 对胸胁、腰背部的腧穴，不宜直刺、深刺，以免刺伤内脏。

9. 孕妇的下腹、腰骶部及合谷、三阴交、昆仑、至阴等通经活络的腧穴，禁止针刺。

10. 小儿囟门未合时，头顶部腧穴不宜针刺。

11. 皮肤有感染、溃疡、瘢痕或肿瘤的部位，不宜针刺。

## 【操作意外的护理与预防】

### 1. 晕针

针刺过程中患者出现头晕目眩，汗出肢冷，面色苍白，胸闷欲呕，甚至晕厥等称为晕针。

（1）原因：①精神过度紧张，惧怕针刺；②体质虚弱，经不起毫针刺激或手法过重，患者不能忍受；③患者饥饿、疲劳或大病初愈之时；④诊室内空气不流通。

（2）临床表现：患者在针刺过程中，突然出现精神疲倦，头晕目眩，面色苍白，恶心呕吐，汗出肢冷等。严重者立即晕厥，口唇青紫，二便失禁，血压下降，脉象微弱。

（3）护理：立即停止针刺，将针全部拔出，让患者平卧，注意保暖，轻者给饮热开水或糖水后，静卧片刻即能恢复；重者在上述处理基础上，遵医嘱指掐或针刺人中、内关、足三里等穴，也可艾灸百会。苏醒后休息片刻，即可恢复。若仍不省人事，可考虑配合其他治疗及抢救措施。

（4）预防：①对初诊、精神过度紧张及体弱者，应先做好解释，消除对针刺的顾虑，选择舒适体位，选穴宜少，手法宜轻。对饥饿、疲劳者，先令进食，休息后再行针刺。②注意室内通风，保持空气新鲜。③随时注意患者的神色，及早发现晕针先兆、及时处理。

### 2. 血肿

针刺部位出现皮下出血并引起肿痛，称为血肿。

（1）原因：①针刺时刺破小血管，或针尖带钩碰伤血管引起；②有出血倾向的患者，针刺后易发生血肿。

（2）临床表现：起针后，针刺部位肿胀疼痛，继则皮肤呈现青紫色。

（3）护理：①微量皮下出血而致小块青紫时，一般不必处理，可自行消退；②局部肿胀疼痛较剧，青紫面积较大时，可先冷敷止血后，再做热敷，以促进瘀血吸收；③刺伤腹腔内小血管引起腹痛者，休息数天即可痊愈，但应密切观察病情及血压变化，若误伤大血管引起严重出血导致的休克，因积极配合医师进行抢救。

（4）预防：①仔细检查针具，熟悉解剖部位，针刺时避开血管；②起针时应立即用消毒干棉球按压针孔。

### 3. 弯针

是指进针后针身在体内发生弯曲的现象。

（1）原因：①术者进针手法不熟练，猛力进针，使针尖触到骨面将针折弯；②针刺或留针时患者移动体位，或针柄受到某种外力压迫、碰撞等，造成弯针。

（2）临床表现：针柄改变了原有的刺入角度和方向，捻转不便，出针困难，患者感到疼痛。

（3）护理：针身轻度弯曲，可将针缓慢退出；若针身弯度较大，应顺着弯曲方向将针退出；若由体位改变引起者，应协助患者恢复原来体位，使局部肌肉放松，再行退针，切忌强行拔针。

（4）预防：手法指力须均匀，刺激不宜突然加强；体位要舒适，指导患者勿随意更动体位；防止外物碰撞、压迫。

### 4. 滞针

针刺后针下异常紧涩，不能提插或捻转的现象，称滞针。

（1）原因：①患者惧针紧张，或患处剧痛致使发生肌肉痉挛；②向单一方向捻针太过，导致肌纤维缠绕所致。

（2）临床表现：针身在体内提插、捻转困难，甚至不能退出，同时患者感觉疼痛。

（3）护理：①惧针者，应先与患者交谈，分散其注意力；或在滞针腧穴附近，进行循按，轻弹针柄；或在附近再刺 1~2 针，以宣散气血，待肌肉松弛后再起针。②因行针不当，单向捻针而致者，可向相反方向将针捻回。并用刮柄、弹柄法，使缠绕的肌纤维松解，即可消除滞针。

（4）预防：对精神紧张者，应先做好解释，消除顾虑。操作时捻针幅度不要过大，避免单向连续捻转。整理针具时，对不符合质量要求的针具应当剔除。

### 5. 折针

即断针，指针刺过程中，针身折断在患者体内。

（1）原因：①针身质量欠佳，针身或针柄有剥蚀，针刺前未检查。②针刺时将针身全部刺入；行针时强力提插、捻转，肌肉猛烈收缩；留针时患者随意变更体位或弯针、滞针未及时处理等。

（2）临床表现：针身折断，残端留在患者体内，或部分露出皮肤或完全陷于体内。

（3）护理：①发现折针，术者应立即处理，嘱患者不要移动体位，以防断针向深处陷入。②若针身尚有部分露在皮肤外，可用手指或镊子将残针拔出。若断端微露于皮肤表面时，可用拇、食两指垂直轻压针孔两旁，使残针显露后，用镊子取出。③残端全部陷入肌肉，应立即通知医师，需在 X 线下定位，手术取出。

（4）预防：①针具需要严格检查，凡不合格者，均应弃去；②针刺时，勿将针身全部刺入，应部分留在体表；③行针手法要正确，发生滞针及弯针时，及时处理，以防断针。

### 6. 气胸

指针刺时误伤肺脏，空气进入胸腔，发生气胸。

（1）原因：针刺胸背部及锁骨附近时，如针刺方向、深度不当或患者突然咳嗽，均可误伤肺脏，引起气胸。

（2）临床表现：轻者突然胸痛、胸闷、咳嗽等；重者则出现呼吸困难，气促，口唇、指甲发绀甚至休克。患侧听诊呼吸音明显减弱或消失，心率增速，脉搏细弱，血压下降，X 线胸部透视或摄片可发现气管向健侧移位。

（3）护理：①一旦发现气胸，应立即报告医师，绝对卧床休息，通常采取半坐位，避免咳嗽，遵医嘱给抗生素防止感染；②轻者可卧床休息，并给抗感染处理，常能自行吸收而痊愈；③重者应及时配合医师行胸腔减压穿刺术、给氧、抗休克等抢救措施。

（4）预防：凡对胸背部及锁骨附近部位各穴进行针刺治疗时，应严格掌握角度、深度，可采取斜刺、横刺，留针时间不宜过长。

## 二、电针法

电针是在针刺腧穴"得气"后，在针具上通以接近人体生物电的微量电流以防治疾病的一种技术操作。

此法在针刺基础上，加以脉冲电的治疗作用，可提高疗效。

## 【评估】

1. 核对医嘱，明确方法及所取穴位，局部皮肤情况。
2. 评估患者既往史、当前症状、发病部位及相关因素。
3. 评估患者年龄、文化程度、心理状态及对疾病的认识。
4. 评估患者对此项操作的信任度。

## 【目标】

遵照医嘱进行治疗。

## 【禁忌证】

心脏病患者慎用，安装起搏器者绝对禁忌。

## 【告知】

同针刺灸，同时具有局部肌肉抽动。

## 【物品准备】

电针仪，治疗盘，针盒（备各种毫针），镊子，棉签及干棉球，皮肤消毒液，弯盘，浴巾，屏风等。

## 【操作步骤】

1. 备齐用物，携至床旁，做好解释，取得合作。

2. 核对医嘱后，选好腧穴，进行皮肤消毒，按毫针刺法进针。

3. 有"得气"感应后，将电针仪输出电位器调至"0"，再将电针仪的两根导线分别连接在同侧肢体的两根针柄上。

4. 开启电针仪的电源开关，选择适当波型（密度：高频脉冲一般在50~100次/秒，能降低神经应激功能；疏波低频常为2~5次/秒，刺激作用较强，能提高韧带张力；其他尚有疏密波、断续波、锯齿波等），慢慢旋转电位器由小至大逐渐调节输出电流到所需量值（患者有酸麻感，局部肌肉有抽动，即是所需的强度）。

5. 通电过程中应观察导线有否脱落，并注意患者的反应，有无晕针、弯针、折针等情况，通电时间遵医嘱。

6. 需强刺激时，调节电流时应逐渐由小到大，切勿突然增强，以致发生晕针或引起肌肉痉挛，造成弯针、折针等意外。

7. 颈项、脊柱两侧及心前区等部位，针刺时不能横贯通电，避免电流回路通过脊髓和心脏。

8. 经温针灸过的毫针，针柄因烧黑氧化而不导电，应将输出导线接在针体上。

9. 电针完毕，将电位器拨回到"0"位，关闭电源，拆除输出导线，将针慢慢提至皮下，迅速拔出，用无菌干棉球按压针孔片刻。

10. 操作完毕，协助患者穿衣，安排舒适体位，整理床单位，清理用物，归还原处，洗手，记录并签名。

## 【护理及注意事项】

1. 参照毫针法的护理及注意事项。

2. 电针仪在使用前须检查性能，导线接触是否良好。如电流输出时断时续，应检修后再用。干电池使用过一段时间后，如电流输出微弱，需更换新电池。

3. 电针仪最大输出电压在 40V 以上者，最大输出电流应控制在 1mA 以内，避免发生触电事故。

4. 一组电针的两个穴位，应在同一侧，以避免电流通过心脏。一般以取用同侧肢体 1~3 对穴位（即是用 1~3 对导线）为宜。

5. 在延髓和脊髓附近使用电针时电流宜小。

## 三、埋针法

埋针法是将特制的图钉型或麦粒型针具刺入皮内固定留置一定时间，给皮肤以弱而长时间的刺激，以调整经络脏腑功能，以达到防治疾病的一种操作方法。

### 【评估】

1. 核对医嘱。了解既往史、当前症状、发病部位及相关因素。
2. 评估患者年龄、文化程度、当前心理状态及对疾病的认识。

### 【目标】

埋针法可以治疗慢性、顽固性疾病和经常发作的疼痛性疾病。如头痛、牙痛、胃脘痛、哮喘、痹证、不寐、遗尿以及痛经、月经不调等，以缓解症状。

### 【禁忌证】

局部皮肤有炎症、外伤或有出血倾向及水肿的患者。

### 【告知】

埋针部位可能出现疼痛感，埋针部位不可着水，以免感染。

## 【物品准备】

治疗盘，针盒（埋针），皮肤消毒液，棉签，镊子，胶布，弯盘。

## 【操作步骤】

1. 备齐用物，携至床旁，核对姓名、诊断、针刺部位。

2. 向患者讲明操作目的、方法及注意事项，取得合作。

3. 患者取合理体位，松开衣着，选定穴位，注意保暖。

4. 术者消毒手指后，按常规消毒局部皮肤。

5. 根据病情或遵医嘱，实施相应的埋针刺法。

（1）麦粒型埋针法：用镊子夹住针身对准穴位，沿皮肤横刺入皮内，针身埋入然后将留在皮肤表面的针柄用胶布固定。

（2）图钉型埋针法：用镊子夹住针圈，将针尖对准穴位刺入，使环状针柄平整地留在皮肤表面，用胶布固定。

6. 留针时间视季节而定。留针期间，每隔4小时左右用手指按压埋针部位，以加强刺激增进疗效。

7. 埋针期间，如患者感觉疼痛或肢体活动受限，应立即起针，进行适当处理，必要时改选穴位重新埋针。

8. 起针后，用于棉球按压针孔片刻，局部应做常规消毒，以防出血。

9. 操作完毕，协助患者着衣，安排舒适体位，整理床单位。清理用物，归还原处，洗手，必要时记录并签名。

## 【护理及注意事项】

1. 参照毫针法的护理及注意事项。

2. 留针时间视病情及季节不同而定，出汗较多，不宜留置时间太长。埋针处不可着水，以防感染。

3. 关节附近不宜埋针，因活动时会引起疼痛。胸腹部因呼吸时活动幅度较大，也不宜埋针。

4. 凡使用过的针具等物，需先经消毒液浸泡消毒，然后再清洗、检针、修针，最后进行灭菌处理。

## 四、梅花针法

　　梅花针又称七星针，是以 5~7 枚钢针集成 1 束，固定在针柄的一端，形如小锤，用之叩刺穴位的一种治疗方法。

　　此法是通过叩刺局部皮肤，以疏通经络，调节脏腑之气，达到防治疾病之目的。

## 【评估】

　　1. 核对医嘱。了解既往史、当前症状、发病部位及相关因素。

　　2. 评估患者年龄、文化层次、对疾病的认识及局部皮肤情况。

## 【目标】

　　遵照医嘱进行治疗高血压病、头痛、胁痛、斑秃、银屑病（神经性皮炎），减轻临床症状；改善近视眼及小儿麻痹后遗症等。

## 【禁忌证】

　　局部皮肤有破溃、瘢痕及有出血倾向者慎用。

## 【告知】

　　局部有轻度出血、疼痛。

## 【物品准备】

　　治疗盘，梅花针，皮肤消毒液，棉签，弯盘。

## 【叩刺部位】

| 1. 循经叩刺 | 2. 穴位叩刺 |
|---|---|
| 循经络路线叩刺。 | 在有关穴位处叩刺。 |

### 3. 局部叩刺

在患处叩刺。

## 【操作步骤】

1. 备齐用物，携至床旁。核对医嘱，做好解释工作，取得合作。为患者取合适体位，协助松开衣着，暴露叩刺部位，进行皮肤消毒。

2. 检查针具后，手握针柄后段，示指直伸压在针柄中段，针尖端对准叩刺部位，使用手腕之力，将针尖垂直刺在皮肤上，并迅速提起，反复进行。

3. 刺激的强度，根据患者体质、年龄、病情及叩刺部位的不同，分弱、中、强三种刺激强度。

（1）弱刺激：用较轻腕力进行叩刺，以局部皮肤略有潮红，患者无疼痛为度。适于老弱妇儿、虚证患者及头面部肌肉浅薄处。

（2）强刺激：用较重的腕力叩刺，局部皮肤可见隐隐出血，患者有疼痛感觉。适于身强体壮、实证患者及肩背、腰臀等肌肉丰厚处。

（3）中刺激：用力介于强弱两种叩刺之间，局部皮肤潮红，但无渗血，患者稍感疼痛。适于一般疾病除头面外，身体大部均可使用。

4. 在叩刺过程中，应观察患者面色、神情，询问有无不适反应，了解患者心理、生理。

5. 叩刺完毕，消毒局部皮肤，以防感染。协助患者衣着，整理床单位，安排舒适的体位。

6. 清理用物，归还原处，洗手、记录并签名。

## 【护理及注意事项】

1. 叩刺躯干时，应注意保暖，避免受凉。

2. 皮肤针针尖必须平齐、无钩、无锈，针柄与针尖连接处必须牢固，以防叩刺时滑动。

3. 叩刺时用力需均匀，针尖要垂直而下、垂直而起，避免斜、钩、挑，以减轻疼痛。

4. 使用过的针具，先经消毒液浸泡再清洗、检针，最后经灭菌处理后备用。

## 五、耳针法

耳针法是采用针刺或其他物品（如菜籽等）刺激耳郭上的穴位或反应点，通过经络传导，达到防治疾病目的的一种治疗方法。

### 【评估】

1. 核对医嘱。了解患者既往史、当前主要症状、发病部位及相关因素及耳部皮肤情况。
2. 评估女性患者的生育史，有无流产史，当前是否怀有身孕。
3. 评估患者年龄、文化程度、心理状态及对疾病的信心。

### 【目标】

遵照医嘱进行治疗，解除或缓解各种急慢性疾病的临床症状。

### 【禁忌证】

耳部有炎症、冻伤的部位或有习惯性流产史的孕妇禁用。

### 【告知】

有热、麻、胀、痛感。

### 【物品准备】

治疗盘，针盒（短毫针等）或菜籽等，碘酒，酒精，棉球，棉签，镊子，探棒，胶布，弯盘。

### 【操作步骤】

1. 备齐用物，携至床旁，做好解释，取合理体位。
2. 核对医嘱，探查耳穴，方法有以下三种。
（1）观察法：按疾病的部位，在耳郭上相应部位寻找到充血、变色、丘疹、脱屑、凹陷处，即是该穴。

（2）按压法：一手持住患者耳轮后上方，暴露疾病在耳郭的相应部位，另一手用探棒（或毫针柄、火柴梗等）轻巧缓慢、用力均匀地按压，寻找耳穴压痛点，压痛最明显处即为耳针治疗点。

（3）电测定法：应用耳穴探测仪测定到的反应点，就是针刺的部位（穴位）。

3. 核对穴位后，要严格消毒，消毒范围视耳郭大小而定。

4. 一手固定耳郭，另一手进针，其深度以刺入软骨，但不透过对侧皮肤为度，留针。

5. 为使局部穴位持续刺激，临床多采用菜籽、绿豆、磁珠等物，附在耳穴部位，以小方块胶布固定，俗称"埋豆"。留埋期间，嘱患者用手反复按压，进行压迫刺激，以加强疗效。

6. 在针刺中及留针期间，患者感到局部热、麻、胀、重或感觉循经络放射传导为"得气"，应密切观察有无晕针等不适情况。

7. 起针后用无菌干棉球按压针孔片刻，以防出血。并涂以碘酒或酒精消毒，预防感染。

8. 操作完毕，安排患者舒适体位，整理床位，埋豆者指导按压方法。清理用物，归还原处，洗手，记录并签名。

## 【护理及注意事项】

1. 严格执行无菌操作，预防感染。起针后如针孔发红，应及时处理，严防引起软骨膜炎。

2. 年老体弱及高血压患者，针刺前后应适当休息。发生晕针，应及时处理。

3. 对扭伤及肢体活动障碍的患者，进针后待耳郭充血发热时，应嘱患者适当活动患部，并在患部按摩、艾灸等，以提高疗效。

## 六、水针法

水针法又称穴位注射，是在穴位内进行药物注射的一种技术操作。

它是将针刺及药物对穴位的渗透刺激作用和药物的药理作用结合在一起，发挥综合效能，达到治疗疾病的目的。

## 【评估】

1. 核对医嘱，明确药物、穴位、患者体质及局部皮肤情况。
2. 评估患者既往史、当前主要症状、发病部位及相关因素。
3. 评估患者年龄、文化程度、当前心理状态和对疾病的认识。
4. 评估患者有无对某种药物过敏史。

## 【目标】

遵照医嘱进行治疗，解除或缓解各种急慢性疾病的临床症状。

## 【禁忌证】

患者疲乏、饥饿或精神高度紧张时慎用；局部皮肤有感染、瘢痕或有出血倾向及高度水肿者禁用。

## 【告知】

注射部位疼痛、酸胀，避免着水以免感染。

## 【物品准备】

治疗盘，药物，无菌注射器及针头，砂轮，皮肤消毒液，镊子，棉签等。

## 【操作步骤】

1. 三查七对，严格执行无菌操作。备齐用物，携至患者床旁。
2. 做好解释，以取得合作。取合理体位，协助松解衣着，暴露局部皮肤，注意保暖。
3. 再次核对，确定注射穴位，测试患者局部感觉反应，常规消毒局部皮肤。
4. 术者手持注射器（排出空气），另一手绷紧皮肤，针尖对准穴位迅速刺入皮下，然后用针刺手法将针身刺至一定深度，并上下提插，得气后若回抽无血，即将药液缓慢注入。如所用药量较多，可于推入部分药液后，将针头稍微提起再注入余药。

5. 在注射过程中，应密切观察患者病情，如出现弯针、折针等意外，应紧急处理。

6. 药液注完后快速拔针，用无菌棉签轻按针孔片刻，以防出血。再核对床号、姓名。

7. 操作完毕，协助患者衣着。整理床单位，安排舒适体位。清理用物，归还原处，洗手，记录并签名。

## 【护理及注意事项】

1. 严格执行三查七对及无菌操作规程，注意药物配伍禁忌。有毒副作用或刺激性较强的药物不宜采用。凡能引起过敏反应的药物，必须先做皮肤过敏试验，结果为阴性者，方可使用。

2. 按医嘱处方进行操作，要熟练掌握穴位的部位，注入的深度。每穴注射的药物遵照医嘱而定。

3. 药液不可注入血管内，注射时如回抽有血，必须避开血管后再注射。患者有触电感时针体往外退出少许后再进行注射。

4. 操作前应检查注射器有无漏气，针头是否有钩等情况。注射器的毁型与处理按消毒隔离的规范要求实施（一人一针一毁型，不可重复使用）。

## 第二节　艾灸疗法

### 一、艾条灸

艾条灸是指用纯净的艾绒（或加入中药）卷成圆柱形的艾卷，点燃后在人体表面熏烤的一种技术操作。

## 【评估】

1. 核对医嘱并评估体质及艾灸处皮肤情况。

2. 评估患者既往史、当前症状、发病部位及相关因素。

3. 评估患者年龄、文化层次、当前心理状态和对疾病的信心。

## 【目标】

1. 遵照医嘱进行治疗，解除或缓解各种虚寒性病证，如胃脘痛、泄泻、风寒痹痛、疮疡溃不敛、月经不调等的临床症状。
2. 预防疾病，保健强身。

## 【禁忌证】

凡属实热证、阴虚发热者不宜施灸；颜面部、大血管处、孕妇腹部及腰骶部不宜施灸。

## 【告知】

治疗过程中可能出现水疱。

## 【物品准备】

治疗盘，艾条，火柴，弯盘，小口瓶，必要时备浴巾，屏风等。

## 【操作步骤】

1. 备齐用物，携至床旁，做好解释，再次核对。
2. 取合理体位，暴露施灸部位，冬季注意保暖。
3. 根据病情或医嘱，实施相应的灸法。
（1）温和灸：点燃艾条，将点燃的一端，在相对距离施灸穴位皮肤处进行熏灸，以局部有温热感而无灼痛为宜。灸至局部皮肤红晕为度。
（2）雀啄灸：将艾条点燃的一端，在相对距离施灸皮肤部位，如同鸟雀啄食般，反复熏灸数分钟。
（3）回旋灸：将艾条点燃的一端，距离施灸部位的皮肤处，左右来回旋转移动，进行反复熏灸数分钟。
4. 施灸过程中，随时询问患者有无灼痛感，及时调整距离，防止烧伤。观察病情变化及有无因体位不适引起的机体痛苦；了解患者的生理、心理感受。

5. 施灸中应及时将艾灰弹入弯盘，防止烧伤皮肤及烧坏衣物。

6. 施灸完毕，立即将艾条插入小口瓶，熄灭艾火。清洁局部皮肤后，协助患者着衣，安置舒适卧位，酌情开窗通风。

7. 清理用物，归还原处，洗手，记录并签名。

## 【护理及注意事项】

1. 灸部位，宜先上后下，先灸头项、胸背，后灸腹部、四肢。

2. 采用艾炷灸时，针柄上的艾绒团必须捻紧，防止艾灰脱落烫伤皮肤或烧坏衣物。

3. 施灸后局部皮肤出现微红灼热，属于正常现象。如灸后出现小水疱，无需处理，可自行收敛。如水疱较大，可用无菌注射器抽去泡内液体，覆盖消毒纱布，保持干燥，防止感染。

4. 熄灭后的艾条，应装入小口瓶内，以防复燃，发生火灾。

5. 用过的针具，应经灭菌处理后再进行检针和修针，然后再次灭菌处理后备用。

## 二、艾炷灸

艾炷灸是指将纯净的艾绒搓捏成圆锥状（如麦粒大或如半截枣核，大小不等），直接或间接置于穴位上施灸的一种技术操作。分为直接灸和间接灸两种。

## 【评估】

1. 核对医嘱并评估体质及艾灸处皮肤情况。

2. 评估患者既往史、当前症状、发病部位及相关因素。

3. 评估患者年龄、文化层次、当前心理状态和对疾病的信心。

## 【目标】

1. 遵照医嘱进行治疗，解除或缓解各种虚寒性病证，如胃脘痛、泄泻、风寒痹痛、疮疡溃不敛、月经不调等的临床症状。

2. 预防疾病，保健强身。

## 【禁忌证】

凡属实热证、阴虚发热者不宜施灸；颜面部、大血管处、孕妇腹部及腰骶部不宜施灸。

## 【告知】

治疗过程中可能出现水疱。

## 【物品准备】

治疗盘，艾炷，火柴，凡士林，棉签，镊子，弯盘，酌情备浴巾、屏风等。间接灸时，备姜片或蒜片等。

## 【操作步骤】

1. 备齐用物，携至床旁。做好解释，核对医嘱。

2. 取合理体位。暴露施灸部位，注意保暖。

3. 根据医嘱实施相应的灸法

（1）直接灸（常用无瘢痕灸）：先在施灸部位涂以少量凡士林，放置艾炷后点燃，艾炷燃剩至2/5左右，患者感到灼痛时，即用镊子取走余下的艾炷，放于弯盘中，更换新炷再灸，一般连续灸数壮。

（2）间接灸（常用隔姜灸、隔蒜灸、隔盐灸和隔附子饼灸）：施灸部位涂凡士林，根据医嘱，放上鲜姜片或蒜片或附子饼1片（事先将鲜姜或独头蒜切成约0.6cm厚的薄片，中心处用针穿刺数孔；附子饼是附子研末以黄酒调和而成，厚0.6~0.9cm，中心用粗针穿数孔），上置艾炷，点燃施灸。当艾炷燃尽或患者感到灼痛时，则更换新炷再灸，一般灸数壮。达到灸处皮肤红晕，不起泡为度。

4. 艾炷燃烧时，应认真观察，防止艾灰脱落，以免灼伤皮肤或烧坏衣物等。

5. 施灸完毕，清洁局部皮肤，协助患者衣着。整理床单位，安置舒适体位，酌情通风，清理用物，归还原处。洗手、记录并签名。

## 【护理及注意事项】

1. 灸部位，宜先上后下，先灸头项、胸背，后灸腹部、四肢。

2. 采用艾炷灸时，针柄上的艾绒团必须捻紧，防止艾灰脱落烫伤皮肤或烧坏衣物。

3. 施灸后局部皮肤出现微红灼热，属于正常现象。如灸后出现小水疱，无需处理，可自行收敛。如水疱较大，可用无菌注射器抽去疱内液体，覆盖消毒纱布，保持干燥，防止感染。

4. 熄灭后的艾条，应装入小口瓶内，以防复燃，发生火灾。

5. 用过的针具，应经灭菌处理后再进行检针和修针，然后再次灭菌处理后备用。

# 第三节 刮痧疗法

刮痧疗法是应用边缘钝滑的器具，如牛角刮板、瓷匙等物，在患者体表一定部位反复刮动，使局部皮下出现瘀斑的一种治疗方法。此法可疏通腠理，使脏腑秽浊之气通达于外，促使周身气血流畅，逐邪外出，从而达到治疗疾病的目的。

## 【评估】

1. 核对医嘱。了解当前主要症状、发病部位及相关因素。

2. 评估患者体质及刮痧部位皮肤情况、当前心理状态。

3. 评估患者对此项操作技术信任度。

## 【目标】

缓解或解除外感时邪所致高热头痛、恶心呕吐、腹痛腹泻等症状。

## 【禁忌证】

患者体形过于消瘦、有出血倾向者、皮肤病变处禁用此法。

## 【告知】

治疗过程中可能出现瘀斑。

## 【物品准备】

治疗盘，刮具（牛角刮板、瓷匙等），治疗碗内盛少量清水或药液，必要时备浴巾、屏风等物。

## 【操作步骤】

1. 备齐用物，携至床旁，做好解释，再次核对。
2. 协助患者取合理体位，暴露刮痧部位，冬季注意保暖。
3. 根据病情或医嘱，确定刮痧部位。常用部位有头颈部、背部、胸部及四肢。
4. 检查刮具边缘是否光滑、有无缺损，以免划破皮肤。
5. 手持刮具，蘸水或药液，在选定的部位，从上至下刮擦皮肤，要向单一方向，不要来回刮。用力要均匀，禁用暴力。
6. 如刮背部，应在脊椎两侧沿肋间隙呈弧线由内向外刮，根据个体情况刮拭。
7. 刮动数次后，当刮具干涩时，需及时蘸湿再刮，直至皮下出现红色或紫红色为度。
8. 刮治过程中，随时询问患者有无不适，观察病情及局部皮肤颜色变化，及时调节手法力度。
9. 刮痧完毕，清洁局部皮肤后，协助患者衣着，安置舒适卧位。
10. 清理用物，归还原处，洗手，记录。

## 【护理及注意事项】

1. 室内空气要流通，忌对流风，以防复感风寒而加重病情。
2. 操作前务必检查刮具，其边缘必须光滑无缺，防止划破皮肤。

3．刮痧时要取单一方向，不宜来回刮，用力要均匀、适中。轻重以患者能忍受为度。

4．刮痧过程中要随时观察病情变化，发现异常应立即停刮，并报告医师，配合处理。

5．向患者及家属讲解"痧症"的预防保健知识及注意事项，刮痧后注意保暖，防止复感风寒。嘱患者卧床休息，保持情绪安定，饮食宜清淡，忌食生冷油腻之品。

6．体弱消瘦，出血性疾病及皮肤病变处禁止刮痧。

7．使用过后的刮具，应消毒后备用。

## 第四节　拔罐疗法

拔罐疗法是以罐为工具，利用燃烧热力，排出罐内空气形成负压，使罐吸附在皮肤穴位上，造成局部瘀血现象的一种治疗方法。

此法具有温通经络、祛风散寒、消肿止痛、吸毒排脓等作用。

## 【评估】

1．核对医嘱，了解患者体质及拔罐局部皮肤情况。

2．评估患者既往史，当前临床表现、发病部位及相关因素。

3．评估患者年龄，文化程度、目前心理状态和对疾病的认识。

## 【目标】

1．缓解风寒湿痹而致的腰背酸痛、虚寒性咳喘等症状。

2．用于疮疡及毒蛇咬伤的急救排毒等。

## 【禁忌证】

高热抽搐及凝血机制障碍患者；皮肤溃疡、水肿及大血管处；孕妇腹部、腰骶部均不宜拔罐。

## 【告知】

治疗过程中可能出现水疱。

## 【物品准备】

治疗盘，火罐（玻璃罐、竹罐、陶罐），止血钳，95%酒精棉球，火柴，小口瓶。

## 【操作步骤】

1. 备齐物品，携至床边，做好解释，再次核对医嘱。

2. 取合理体位，暴露拔罐部位，注意保暖。

3. 根据部位不同，选用合适火罐，并检查罐口边缘是否光滑。

4. 用止血钳夹住酒精棉球，点燃后在罐内中段绕1、2圈后（切勿烧罐口，以免罐口过热烫伤皮肤），迅速退出，立即将罐扣在所选部位，留罐10分钟。

5. 拔罐过程中要随时观察火罐吸附情况和皮肤颜色。

6. 起罐时一手扶住罐体，另一手以拇指或示指按压罐口皮肤，待空气进入罐内即可起去。起罐后，如局部出现小水疱，可不必处理，待自行吸收；如水疱较大，应消毒局部皮肤后，用注射器吸出液体，覆盖消毒敷料。

7. 操作完毕，协助患者着衣，整理床单位，安排舒适体位，清理用物，洗手、记录并签名。

## 【护理及注意事项】

1. 拔罐时，要选择适当体位和肌肉丰满的部位。若体位不当、移动或骨骼凹凸不平、毛发较多的部位均不适宜。

2. 拔罐时要根据所拔部位的面积大小而选择大小适宜的罐。操作时必须迅速，才能使罐拔紧，吸附有力。

3. 用火罐时应注意勿灼伤或烫伤皮肤。若烫伤或留罐时间太长而皮肤起水疱时，小疱无需处理，仅敷以消毒纱布，防止擦破即可。水疱较大时，常规消毒皮肤后用无菌注射器抽去疱内液体，或用消毒纱布包敷，以防感染。

4. 皮肤有过敏、溃疡、水肿和大血管分布部位，不宜拔罐。高热抽搐者和孕妇的腹部、腰骶部亦不宜拔罐。

5. 起罐时，手法要轻缓，以一手抵住罐边皮肤，按压一下，使空气进入罐内，即可将罐取下，切不可硬行上提或旋转提拔，以防拉伤皮肤。

# 第五节　穴位按摩疗法

穴位按摩疗法是在中医基本理论指导下，运用手法作用于人体穴位的一种技术操作。通过局部刺激，可疏通经络，调动机体抗病能力，从而达到防病治病、保健强身的目的。

## 【评估】

1. 核对医嘱。了解患者当前主要症状、发病部位及相关因素。
2. 评估患者体质及按摩部位皮肤情况。
3. 评估患者心理状态及对此项操作的信任度。

## 【目标】

缓解各种急慢性疾患如头痛、牙痛、胃痛、腹胀、便秘、失眠等证候的临床症状。

## 【禁忌证】

各种出血性疾患、妇女月经期；孕妇腰腹部、皮肤破损处、瘢痕等部位禁止按摩。

## 【告知】

按摩时相应穴位会出现酸、胀、痛的感觉。

## 【物品准备】

治疗巾。

## 【操作步骤】

1. 向患者讲明穴位按摩的作用、方法，以取得合作。
2. 进行腰腹部按摩时，嘱患者先排尿。
3. 安排合理体位，必要时协助松开衣着。冬季注意保暖。
4. 准确取穴，根据患者的症状、发病部位、年龄及耐受性，选用适宜的手法和刺激强度，进行按摩。
5. 操作过程中要随时观察患者对手法的反应，若有不适，应及时调整手法或停止操作，以防发生意外。
6. 操作后协助患者衣着，安排舒适卧位。
7. 洗手，必要时记录。

## 【护理及注意事项】

1. 操作前应修剪指甲，以防损伤患者皮肤。
2. 操作时用力要均匀、柔和、有力、持久，禁用暴力。
3. 各种出血性疾患、妇女月经期，孕妇腹部，腰骶部以及皮肤破损处、瘢痕等部位，忌用此法。

## 【按摩的基本手法】

### 1. 推法

用指、掌或肘部着力于一定部位上，进行单方向的直线摩擦。用指称指推法；用掌称掌推法。

操作时指、臂、肘要紧贴体表，用力平稳，速度缓慢而均匀，以能使肌肤深层透热而不擦伤皮肤为度。

此法可在人体各部位使用。能提高肌肉的兴奋性，促进血液循环，并有舒筋活络作用。

### 2. 一指禅推法

用拇指指腹或指端着力于推拿部位，腕部放松，沉肩、垂肘、悬腕，以肘部为支点，前臂做主动摆动，带动腕部摆动和拇指关节做屈伸活动。手法频率每分钟120~160次，压力、频率摆动幅度要均匀，动作要灵活，操作时要求达到患者有透热感。

常用于头面、胸腹及四肢等处。具有舒筋活络、调和营卫、健脾和胃、祛瘀消积的功能。

### 3. 揉法

用手掌大鱼际、掌根或拇指指腹着力，腕关节或掌指做轻柔缓和的摆动。操作时压力要轻柔，动作要协调而有节律，一般速度每分钟120~160次。

适用于全身各部位。具有宽胸理气、消积导滞、活血化瘀、消肿止痛等作用。

### 4. 摩法

用手掌掌面或手指指腹附着于一定部位或穴位，以腕关节连同前臂作节律性的环旋运动。此法操作时肘关节自然弯曲，腕部放松，指掌自然伸直，动作要缓和而协调。

此法刺激轻柔，常用于胸腹、胁肋部位。具有理气和中、消食导滞、调节肠胃蠕动等作用。

### 5. 擦法（平推法）

用手掌大鱼际、掌根或小鱼际附着在一定部位，进行直线来回摩擦。操作时手指自然伸开，整个指掌要贴在患者体表治疗部位，以肩关节为支点，上臂主动带动手掌做前后或上下往返移动。动作要均匀连续，摆动幅度要大，呼吸自然，不可进气。

此法用于胸腹、肩背、腰臀及四肢。具有温经通络、行气活血、消肿止痛、健脾和胃等作用。

### 6. 搓法

用双手掌面夹住一定部位，相对用力做快速搓揉，同时做上下往返移动。操作时双手用力要对称，搓动要快，移动要慢。手法由轻到重，再由重到轻，由慢到快，再由快到慢。

适用于腰背、胁肋及四肢部位，一般作为推拿结束时的手法。具有调和气血、舒筋通络作用。

### 7. 抹法

用单手或双手拇指指腹紧贴皮肤，做上下或左右往返移动。操作时用力要轻而不浮，重而不滞，本法适用于头面及颈项部。具有开窍镇静、醒脑明目等作用。

### 8. 振法

用手指端或手掌着力于体表，前臂和手部肌肉静止性强力地用力，产生振颤动作，操作时力量要集中在指端或手掌上，振动的频率较高，着力较重。

此法多用单手操作，也可双手同时进行。适用于全身各部位和穴位。具有祛瘀消积、和气理气作用。

### 9. 按法

用拇指端、指腹、单掌或双掌（双掌重叠）按压体表，并稍留片刻。操作时着力部位要紧贴体表，不可移动，用力要由轻而重，不可用暴力猛然按压。

指按法适用于全身各部穴位；掌按法适用于腰背及腹部。具有放松肌肉、活血止痛的作用。

### 10. 捏法

用拇指与示指、中指两指或拇指与其余四指将患处皮肤、肌肉、肌腱捏起，相对用力挤压。操作时要连续向前提捏推行，均匀而有节律。

此法适用于头部、颈项部、肩背及四肢。具有舒筋活络、行气活血作用。

### 11. 拿法

捏而提起谓之拿，即用拇指与示指、中指两指或拇指与其余四指相对用力，在一定部位或穴位上进行节律性地提捏。操作时用力要由轻而重，不可突然用力，动作要和缓而有连贯性。

临床常配合其他手法使用于颈项、肩部及四肢等部位。具有祛风散寒、舒筋通络等作用。

### 12. 弹法

用一手指指腹紧压住另一手指指甲，受压手指端用力弹出，连续弹击治疗部位。操作时弹击力要均匀。

此法可用于全身各部，尤以头面、颈项部最为常用。具有舒筋活络、祛风散寒的作用。

### 13. 掐法

用拇指指甲重掐穴位。掐法是强刺激手法之一，操作时要逐渐用力，达深透为止，不要掐破皮肤。掐后轻揉皮肤，以缓解不适。

此法多用于急救和止痛，常掐合谷、人中、足三里等穴。具有疏通血脉、宣通经络的作用。

# 第六节 熏洗疗法

熏洗疗法是用中药煎汤，先趁热在患处或全身进行熏腾，待药液不烫后再用药物淋洗或浸浴的一种治疗方法，具有疏通腠理、祛风除湿、清热解毒、杀虫止痒的作用。

## 【评估】

1. 核对医嘱及治疗卡。了解当前的主要症状、发病部位及相关因素。
2. 评估患者体质、病情、发病部位、相关因素及熏洗处皮肤情况。
3. 评估女患者的胎、产、经、带情况。
4. 评估患者年龄及心理状态。

## 【目标】

1. 缓解关节疼痛、肿胀、屈伸不利、皮肤瘙痒等症状。
2. 减轻眼结膜红肿、溃疡及妇科外阴疾病症状。
3. 促进肛肠疾患及伤口的愈合。
4. 缓解妇科会阴部瘙痒等症状。

## 【禁忌证】

月经期、孕妇禁用坐浴。

## 【告知】

告知患者感受药液温度，防止烫伤。

## 【物品准备】

治疗盘，药液，熏洗盆（根据熏洗部位的不同，也可各坐浴椅、有孔木盖浴盆及治疗碗等），水温计，必要时备屏风及换药用品。

**【操作步骤】**

1. 备齐用物携至床旁，做好解释，再次核对医嘱。
2. 根据熏洗部位安排患者体位，暴露熏洗部位，必要时用屏风遮挡，冬季注意保暖。
3. 眼部熏洗时，将煎好的药液趁热倒入治疗碗，眼部对准碗口进行熏腾，并用纱布蘸洗眼部，稍凉即换。
4. 四肢熏洗时，将药物趁热倒入盆内，患肢架于盆上，用浴巾或布单围盖后熏腾。待温度适宜时，将患肢浸泡于药液中泡洗。
5. 坐浴时，将药液趁热倒入盆内，上置带孔木盖，协助患者脱去内裤，坐在木盖上熏腾。待药液不烫时，拿掉木盖，坐入盆中泡洗。药液偏凉时，及时更换药液。
6. 熏洗过程中，密切观察患者的反应，了解其生理及心理感受。若感到不适，应立即停止，协助患者卧床休息。
7. 熏洗完毕，清洁局部皮肤，协助衣着，安置舒适卧位。
8. 清理用物，归还原处，洗手，记录。

**【护理及注意事项】**

1. 冬季注意保暖，暴露部位尽量加盖衣被。
2. 根据熏洗部位，选用合适物品，如眼部，用治疗碗内盛药液，上盖有孔纱布，患眼对准小孔进行熏洗，外阴部取坐浴盆、椅，上盖有孔木盖，坐在木盖上进行熏腾，必要时可在浴室内进行。
3. 熏洗药温不宜过热，一般为 50~70℃，以防烫伤。
4. 在伤口部位进行熏洗时，按无菌技术操作原则进行。
5. 包扎部位熏洗时，应揭去敷料，熏洗完毕后，更换消毒敷料。
6. 熏腾一般每天 1 次，每次 20~30 分钟，视病情也可以每天 2 次。
7. 患者不宜空腹洗浴，进餐前后半小时内不宜熏洗，年老，心、肺、脑病，体质虚弱，水肿患者不可单独洗浴且熏洗时间不宜过长，以防虚脱。
8. 孕妇及妇女经期不宜全身药浴、坐浴和阴部熏洗。
9. 向患者及家属讲解预防疾病及熏洗法的有关知识，熏洗过程中，防止烫伤。冬季注意保暖，避免受凉，颜面部熏腾者，操作后半小时才能外出，以防感冒。

10. 所用物品需清洁消毒，每人一份，避免交叉感染。

# 第七节 中药换药法

## 一、湿敷法

湿敷法是将无菌纱布用药浸透，敷于局部的治疗方法。此法可达到疏通腠理、清热解毒、消肿散结的作用。

### 【评估】

1. 核对医嘱，了解患者当前的主要症状、发病部位及相关因素。
2. 评估患者当前心理状态和对疾病的信心。

### 【目标】

减轻局部肿胀、疼痛、瘙痒等症状。

### 【禁忌证】

疮疡脓肿迅速扩散者不宜湿敷。告知注意药液温度，防止烫伤。

### 【物品准备】

治疗盘、药液、凡士林、盆、棉签、敷布（4~5层纱制成）、卵圆钳两把、弯盘、橡胶单、中单、纱布、绷带、胶布、水温表，必要时带毛毯、屏风。药液为多种药物的煎剂，根据辨证施治的原则配制。

### 【操作步骤】

1. 操作者衣、帽整洁，洗净双手，备齐用物至患者床旁。
2. 查对床号、姓名、药物，向患者解释治疗目的，关闭门窗，屏风遮挡。

3. 取合适体位，暴露湿敷部位，下垫橡胶单、中单，置弯盘于中单上，局部涂以凡士林。

4. 将药液倒入盆内，置敷布于药液中浸湿，用钳子拧干，以不滴水为度，抖开，在手腕掌测试温，以不烫手为度，折叠后敷于患处。

5. 每隔5~10分钟以卵圆钳夹纱布浸药后淋药液于敷布上，保持湿润及温度，以发挥药效，每次敷30~60分钟。

6. 擦干局部药液，取下弯盘、一次性治疗巾，协助患者穿好衣裤、整理床单位。

7. 整理用物，洗净双手。

8. 记录局部情况、效果、反应、湿敷时间，签名。

### 【护理及注意事项】

1. 操作前向患者解释其目的，方法，以取得患者合作。

2. 注意保暖、避风，暴露部位加衣盖被，室温在20~22℃为宜。

3. 药液温度不宜过热，避免烫伤。老年、儿童药液不得超过50℃。

4. 包扎部位湿敷时，应揭去敷料。湿敷完毕，更换消毒敷料，重新包扎。

5. 如有伤口部位进行湿敷疗法，应按无菌技术操作进行原则，操作后按换药法处理伤口。

6. 所用物品需清洁消毒，每人一份，避免交叉感染。

## 二、涂药法

涂药法是外治法之一。系指用羽毛、棉签、毛刷等将药水、药汁、药油、药酊、药绒软膏等，涂于体表患处局部或穴位的一种治法。其剂型有水剂、酊剂、油剂、膏剂等。

### 【评估】

1. 核对医嘱，了解发病部位、相关因素及当前主要症状。

2. 评估患者的年龄、文化层次及当前的心理状态。

## 【目标】

患处涂药后达到祛风除湿、解毒消肿、止痒镇痛等治疗效果。

## 【禁忌证】

婴幼儿及面部忌用此法。

## 【告知】

如有丘疹、奇痒或局部红肿立即通知医生。

## 【物品准备】

治疗盘、弯盘、药物、胶布或绷带、无菌棉签或毛笔或镊子、盐水棉球、干棉球、纱布、一次性治疗巾。

## 【操作步骤】

1. 操作者衣、帽、口罩整洁，洗净双手，备齐用物至患者床旁。
2. 核对床号、姓名、药物，向患者作解释。
3. 取合适体位，暴露患处，关闭门窗，注意保暖，必要时屏风遮挡。患处铺一次性治疗巾、上置弯盘。
4. 揭去原来的敷料，用盐水棉球擦净患处的药迹。
5. 用棉签蘸药物均匀地擦于患处，面积较大时，可用镊子夹棉球蘸药液涂布。蘸药干湿度适宜，以不滴水为度，涂药厚薄均匀。
6. 必要时以无菌纱布盖敷，以胶布（或绷带）固定。
7. 取下弯盘、橡胶中单，协助患者穿好衣裤，整理床单位。所用物品整理后归还原处，须清洗消毒后备用，洗净双手。
8. 记录所涂药物、时间，并签名。

## 【护理及注意事项】

1. 涂药前需清洁局部皮肤。
2. 涂药次数依病情、药物而定，水剂、酊剂用后需将瓶盖盖紧，防止挥发；混悬液必须先摇匀后再涂药；霜剂则应用手掌或手指反复擦抹，使之渗入肌肤。

3. 涂药不宜过厚、过多，以防毛孔闭塞，面部涂药时切勿误入口眼。

4. 刺激性强的药物，不可涂于面部。婴幼儿忌使用。

5. 涂药后密切观察局部皮肤，如有丘疹、奇痒或局部肿胀等过敏现象，应立即停用，并将药物拭净或清洗，必要时遵医嘱内服或外用抗过敏药物。

## 三、敷药法

敷药法，古代又称敷贴，是将所需药物研成粉，加适量赋形剂制成糊状（新鲜中草药则洗净后置乳钵内捣烂），敷布于患处或穴位的一种治疗方法。

## 【评估】

1. 核对医嘱，了解患者本次发病的主要症状、部位深浅度。致病相关因素，有否药物过敏史。

2. 评估患者的年龄、文化层次、当前精神、心理状态和对疾病治疗的信心。

## 【目标】

遵医嘱协助治疗，缓解或解除各种疮疡、跌打损伤等疾病引起的局部肿胀、红、热、疼痛及慢性咳嗽、腹泻等疾病的临床症状。

## 【禁忌证】

皮肤过敏者慎用。

## 【物品准备】

治疗盘，盐水棉球，药物，油膏刀，无菌棉垫或纱布，棉纸，胶布或绷带；或需临时配制药物，备治疗碗，药物，调合剂（如麻油或饴糖水，水，蜜，凡士林或姜汁）；若敷新鲜中药，需备乳钵，必要时备屏风。

## 【操作步骤】

1. 操作者衣、帽、口罩整洁，洗净双手，备齐用物至患者床旁。

2. 核对床号、姓名、药名，向患者做好解释工作。

3. 协助患者取合适体位，暴露患处，注意保暖。

4. 需临时调制药物时，将药末倒入治疗碗内，将调合剂调制成糊状，新鲜中草药洗净后置乳钵内捣烂。

5. 取下原敷料，以生理盐水棉球擦洗皮肤上的药迹，观察创面情况及敷药效果。

6. 根据敷药面积，取大小合适的棉纸（或纱布），用油膏刀将所需药物均匀地平摊于棉纸（或纱布）上，厚薄适中。

7. 将摊好药物的棉纸（或纱布）四周反折后敷于患处，以免药物受热溢出污染衣被，加盖敷料或棉垫，以胶布或绷带固定。

8. 如敷新鲜中草药，则将捣烂的药物加少许食盐拌匀后，平摊于棉纸（或纱布）上，敷于患处。

9. 如为冬病夏治时，根据病情选择好穴位，将药物调好均匀地平摊于纱布或专用敷料上，按选定的穴位敷药并固定。

10. 敷药完毕，协助患者着衣，整理床单。

11. 整理用物，洗手，记录并签名。

## 【护理及注意事项】

1. 皮肤过敏者慎用。

2. 敷药摊制厚薄要均匀，固定松紧适宜。

3. 对初起有头或成脓阶段的肿疡，以中间留空隙，围敷四周为宜，不宜完全涂布，以免阻止脓毒外泄。特殊部位如乳痈敷药时，可在敷料上剪孔或剪一缺口，使乳头露出，以免乳汁溢出，污染敷料。

4. 敷药面积需大于患处，并应保持一定的湿度；如药物较干时，应用所需的调和剂进行湿润。

5. 观察局部及全身情况，敷药后，若出现红疹、瘙痒、水疱等过敏现象，应暂停使用，并报告医师，配合处理。

6. 所用器械应消毒处理后备用。

## 四、贴药法

贴药法是将药物贴敷于患者体表或穴位上的一种方法。其剂型有膏贴、饼贴、叶贴、皮贴、花贴、药膜贴等。现临床使用较多的是膏贴，因膏药富于黏性，贴在患处能固定位置，同时依赖药物的作用，达到活血化瘀、消肿定痛、行气消痞、提脓祛腐、避风护肉的目的。

### 【评估】

1. 核对医嘱，了解当前的症状，发病部位及致病相关因素。
2. 评估患者贴药处的皮肤情况。
3. 评估患者的年龄、当前精神、心理状态和对治疗的信心。

### 【目标】

遵医嘱协助治疗，缓解或解除各种疮疡疔肿、跌打损伤、慢性咳嗽、慢性腹泻等疾病的临床症状。

### 【禁忌证】

皮肤过敏者慎用。

### 【告知】

如有丘疹、奇痒或局部红肿立即通知医生。使用过程中不要烘烤。

### 【物品准备】

治疗盘、药物、贴膏药时备酒精灯、火柴、剪刀、棉花，必要时备纱布、胶布、绷带、保险刀、滑石粉、汽油、棉签。

**【操作步骤】**

1. 操作者衣、帽整洁，洗净双手，备齐用物至患者床旁。

2. 核对床号、姓名、药物，向患者作解释。注意保暖，必要时屏风遮挡。

3. 根据贴药部位取合适体位，暴露患处，揭去原来贴药清洁皮肤（用棉签蘸汽油擦去原药迹），剃去毛发，范围应大于膏药面积。

4. 根据病灶范围，选择大小合适的膏药，剪去膏药周边四角，将其背面置酒精灯上加温，使之烊化。

5. 依病情掺入药粉，边加温边在膏药外面挤捏，使药粉与膏药均匀混合。

6. 先用背面（纸面或布面）接触患者的皮肤，当感觉不烫时，再将膏药贴于患处（外缘以棉花围绕一周）。必要时以胶布或绷带固定。

7. 如贴植物叶（玉簪叶、苦瓜叶等），则应用肥皂洗净患处后再贴，需用纱布覆盖胶布或绷带固定。

8. 协助患者穿好衣裤，整理床单位。所用物品带回治疗室处理并归还原处，洗净双手。

9. 记录所用药物、局部情况及疗效、反应等，并签名。

**【护理及注意事项】**

1. 贴药的时间一般视病情而定，用于肿疡，疮口溃疡，为了提脓拔毒、生肌收口，定时更换。

2. 膏药应逐渐加温，烊化为度，过久烘烤易烫伤皮肤或膏药泥外溢。

3. 使用膏药后，如出现皮肤发红，起丘疹、水疱、瘙痒、糜烂等，应停止使用膏药，并向医师汇报处理。

4. 膏药不可去之过早，以防疮面不慎受伤，再次引起感染。

5. 厚型贴药适用于病在里或肿疡，宜少换；薄型贴药适用于病在浅表或溃疡，宜勤换。皮肤湿烂疮口腐肉已尽者，宜贴油膏。根据医嘱要求加入香窜药物时（如麝香、丁桂散），不宜烘烤过久，以免降低药效。

# 参 考 文 献

［1］毕桂兰. 临床中医护理细节［M］. 北京：人民卫生出版社，2008.

［2］周仲英. 中医内科学［M］. 北京：中国中医药出版社，2007.

［3］张雅丽，季晓鹏，蔡俊萍，等［M］. 常见病症中医护理健康教育. 北京：军事医学科学出版社，2010.

［4］李曰庆. 中医外科学［M］. 北京：中国中医药出版社，2007.

［5］曾庆华. 中医眼科学［M］. 第2版. 北京：中国中医药出版社，2007.

［6］王士贞. 中医耳鼻咽喉科学［M］. 北京：中国中医药出版社，2007.

［7］汪受传，俞景茂. 中医儿科临床研究［M］. 北京：人民卫生出版社，2009.

［8］孙秋华，李建美. 中医护理学［M］. 北京：中国中医药出版社，2010.

［9］王琦. 中医临床病证护理学［M］. 北京：人民卫生出版社，2007.

［10］刘革新. 中医护理学［M］. 第2版. 北京：人民卫生出版社，2006.

［11］樊粤光. 中医骨伤科学［M］. 北京：高等教育出版社，2008.

［12］戴新娟. 中医护理常规［M］. 南京：东南大学出版社，2014.